全国中医药行业高等职业教育"十三五"规划教材

推拿治疗

（第二版）

（供针灸推拿专业用）

主　编◎吕选民

中国中医药出版社

·北　京·

图书在版编目（CIP）数据

推拿治疗/吕选民主编.—2版.—北京：中国中医药出版社，2018.6（2024.11重印）

全国中医药行业高等职业教育"十三五"规划教材

ISBN 978 7-5132-4860-0

Ⅰ.①推… Ⅱ.①吕… Ⅲ.①推拿-高等职业教育-教材 Ⅳ.①R244.1

中国版本图书馆CIP数据核字（2018）第065452号

中国中医药出版社出版

北京经济技术开发区科创十三街31号院二区8号楼
邮政编码 100176
传真 010-64405721
三河市同力彩印有限公司印刷
各地新华书店经销

开本 787×1092 1/16 印张 19 字数 391 千字
2018年6月第2版 2024年11月第7次印刷
书号 ISBN 978-7-5132-4860-0

定价 62.00元
网址 www.cptcm.com

服 务 热 线 010-64405510
购 书 热 线 010-89535836
维 权 打 假 010-64405753

微信服务号 zgzyycbs
微商城网址 https：//kdt.im/LIdUGr
官 方 微 博 http：//e.weibo.com/cptcm
天猫旗舰店网址 https：//zgzyycbs.tmall.com

如有印装质量问题请与本社出版部联系（010-64405510）

李伏君（千金药业有限公司技术副总经理）

李灿东（福建中医药大学校长）

李建民（黑龙江中医药大学佳木斯学院教授）

李景儒（黑龙江省计划生育科学研究院院长）

杨佳琦（杭州市拱墅区米市巷街道社区卫生服务中心主任）

吾布力·吐尔地（新疆维吾尔医学专科学校药学系主任）

吴　彬（广西中医药大学护理学院院长）

宋利华（连云港中医药高等职业技术学院教授）

迟江波（烟台渤海制药集团有限公司总裁）

张美林（成都中医药大学附属针灸学校党委书记）

张登山（邢台医学高等专科学校教授）

张震云（山西药科职业学院党委副书记、院长）

陈　燕（湖南中医药大学附属中西医结合医院院长）

陈玉奇（沈阳市中医药学校校长）

陈令轩（国家中医药管理局人事教育司综合协调处副主任科员）

周忠民（渭南职业技术学院教授）

胡志方（江西中医药高等专科学校校长）

徐家正（海口市中医药学校校长）

凌　娅（江苏康缘药业股份有限公司副董事长）

郭争鸣（湖南中医药高等专科学校校长）

郭桂明（北京中医医院药学部主任）

唐家奇（广东湛江中医学校教授）

曹世奎（长春中医药大学招生与就业处处长）

龚晋文（山西职工医学院／山西省中医学校党委副书记）

董维春（北京卫生职业学院党委书记）

谭　工（重庆三峡医药高等专科学校副校长）

潘年松（遵义医药高等专科学校副校长）

赵　剑（芜湖绿叶制药有限公司总经理）

梁小明（江西博雅生物制药股份有限公司常务副总经理）

龙　岩（德生堂医药集团董事长）

　　中医药职业教育是我国现代职业教育体系的重要组成部分，肩负着培养新时代中医药行业多样化人才、传承中医药技术技能、促进中医药服务健康中国建设的重要职责。为贯彻落实《国务院关于加快发展现代职业教育的决定》（国发〔2014〕19号）、《中医药健康服务发展规划（2015—2020年）》（国办发〔2015〕32号）和《中医药发展战略规划纲要（2016—2030年）》（国发〔2016〕15号）（简称《纲要》）等文件精神，尤其是实现《纲要》中"到2030年，基本形成一支由百名国医大师、万名中医名师、百万中医师、千万职业技能人员组成的中医药人才队伍"的发展目标，提升中医药职业教育对全民健康和地方经济的贡献度，提高职业技术院校学生的实际操作能力，实现职业教育与产业需求、岗位胜任能力严密对接，突出新时代中医药职业教育的特色，国家中医药管理局教材建设工作委员会办公室（以下简称"教材办"）、中国中医药出版社在国家中医药管理局领导下，在全国中医药职业教育教学指导委员会指导下，总结"全国中医药行业高等职业教育'十二五'规划教材"建设的经验，组织完成了"全国中医药行业高等职业教育'十三五'规划教材"建设工作。

　　中国中医药出版社是全国中医药行业规划教材唯一出版基地，为国家中医中西医结合执业（助理）医师资格考试大纲和细则、实践技能指导用书、全国中医药专业技术资格考试大纲和细则唯一授权出版单位，与国家中医药管理局中医师资格认证中心建立了良好的战略伙伴关系。

　　本套教材规划过程中，教材办认真听取了全国中医药职业教育教学指导委员会相关专家的意见，结合职业教育教学一线教师的反馈意见，加强顶层设计和组织管理，是全国唯一的中医药行业高等职业教育规划教材，于2016年启动了教材建设工作。通过广泛调研、全国范围遴选主编，又先后经过主编会议、编写会议、定稿会议等环节的质量管理和控制，在千余位编者的共同努力下，历时1年多时间，完成了83种规划教材的编写工作。

　　本套教材由50余所开展中医药高等职业教育院校的专家及相关医院、医药企业等单位联合编写，中国中医药出版社出版，供高等职业教育院校中医学、针灸推拿、中医骨伤、中药学、康复治疗技术、护理6个专业使用。

　　本套教材具有以下特点：

1. 以教学指导意见为纲领，贴近新时代实际

　　注重体现新时代中医药高等职业教育的特点，以教育部新的教学指导意

见为纲领，注重针对性、适用性以及实用性，贴近学生、贴近岗位、贴近社会，符合中医药高等职业教育教学实际。

2. 突出质量意识、精品意识，满足中医药人才培养的需求

注重强化质量意识、精品意识，从教材内容结构设计、知识点、规范化、标准化、编写技巧、语言文字等方面加以改革，具备"精品教材"特质，满足中医药事业发展对于技术技能型、应用型中医药人才的需求。

3. 以学生为中心，以促进就业为导向

坚持以学生为中心，强调以就业为导向、以能力为本位、以岗位需求为标准的原则，按照技术技能型、应用型中医药人才的培养目标进行编写，教材内容涵盖资格考试全部内容及所有考试要求的知识点，满足学生获得"双证书"及相关工作岗位需求，有利于促进学生就业。

4. 注重数字化融合创新，力求呈现形式多样化

努力按照融合教材编写的思路和要求，创新教材呈现形式，版式设计突出结构模块化、新颖、活泼，图文并茂，并注重配套多种数字化素材，以期在全国中医药行业院校教育平台"医开讲－医教在线"数字化平台上获取多种数字化教学资源，符合职业院校学生认知规律及特点，以利于增强学生的学习兴趣。

本套教材的建设，得到国家中医药管理局领导的指导与大力支持，凝聚了全国中医药行业职业教育工作者的集体智慧，体现了全国中医药行业齐心协力、求真务实的工作作风，代表了全国中医药行业为"十三五"期间中医药事业发展和人才培养所做的共同努力，谨此向有关单位和个人致以衷心的感谢！希望本套教材的出版，能够对全国中医药行业职业教育教学的发展和中医药人才的培养产生积极的推动作用。需要说明的是，尽管所有组织者与编写者竭尽心智，精益求精，本套教材仍有一定的提升空间，敬请各教学单位、教学人员及广大学生多提宝贵意见和建议，以便今后修订和提高。

国家中医药管理局教材建设工作委员会办公室

全国中医药职业教育教学指导委员会

2018 年 1 月

《推拿治疗》
编 委 会

主 编

吕选民（渭南职业技术学院）

副主编（以姓氏笔画为序）

丁 放（四川中医药高等专科学校）

汤群珍（江西中医药高等专科学校）

杨金锁（南阳医学高等专科学校）

周红军（沧州医学高等专科学校）

编 委（以姓氏笔画为序）

王 菁（北京卫生职业学院）

李 川（成都中医药大学附属医院针灸学校）

吴雷波（邢台医学高等专科学校）

何育凤（广西中医药大学第一附属医院）

张晶晶（渭南职业技术学院）

　　《推拿治疗》是"全国中医药行业高等职业教育'十三五'规划教材"之一。本教材依据习近平总书记关于加快发展现代职业教育的重要指示和《国家中长期教育改革和发展规划纲要（2010—2020年）》精神，为充分发挥中医药高等职业教育的引领作用，满足中医药事业发展对于高素质技术技能人才的需求，在全国中医药职业教育教学指导委员会、国家中医药管理局教材办公室统一规划、宏观指导下编写而成。

　　本教材力求职业教育专业设置与产业需求、课程内容与职业标准、教学过程与生产过程"三对接"，"崇尚一技之长"，提升人才培养质量，做到学以致用。教材编写强化质量意识、精品意识，以学生为中心，以"三对接"为宗旨，突出思想性、科学性、实用性、启发性、教学适用性，在教材内容结构、知识点、规范化、标准化等方面加以改革，从整体上提高教材质量，力求编写出"精品教材"。既可供高职高专针灸推拿专业教学使用，也可供职业培训和在职推拿人员晋级考试使用，还可用作推拿临床工作人员临证诊疗参考书。

　　本教材分上篇、中篇和下篇三篇，共十三个模块。上篇主要介绍推拿治疗绪论、推拿治疗知要、推拿诊法、推拿治则与治法、推拿整脊等推拿治疗应掌握的基本知识；中篇介绍脊柱骨盆、骨伤科、内妇五官科、儿科和康复科等推拿疗效良好的病症诊疗方案；下篇重点介绍全身保健推拿、减肥推拿、美容保健推拿、小儿保健推拿、常见不适症状保健推拿、踩跷、足部反射疗法、运动推拿和泰式、日式、港式3种海外保健按摩的操作方法。与已往的专业教材相比，本教材有以下特点：①紧扣培养目标，着眼于培养实用型、技术型高级推拿专业人才，故编写内容遵循"基本、必需、实用、够用"的原则，精简、融合和优化了历版大、中专教材的合理结构和内容，使其更适合高职高专教育的需要。②根据专业特点和实际需要，重点介绍了推拿治疗基本知识、诊法、推拿整脊、常见多发推拿适应病症的手法治疗和推拿保健。③重视推拿人员身心素质的培养，增加了推拿整脊和脊柱骨盆疾病的推拿治疗内容，扩充了保健推拿的项目，以适应推拿整脊学科和推拿保健产业快速发展的需要。④内容精炼，通俗易懂，图文并茂，增强了教材的可读性。

　　本教材编写分工如下：模块一、模块二由吕选民编写，模块三由李川编写，模块四、模块五由何育凤编写，模块六由周红军编写，模块七由汤群珍编写，模块八由杨金锁编写，模块九、模块十由丁放编写，模块十一由王菁编写，模块十二由张晶晶编写，模块十三由吴雷波编写。

在编写过程中，国家中医药管理局教材建设工作委员会和中国中医药出版社给予了很多指导和支持，全体参编人员努力认真、精诚合作、忘我工作，且得到了各参编院校的大力协助。此外，教材中还参阅借鉴了部分专家、学者的研究成果和论著，在此一并表示衷心感谢！

《推拿治疗》编委会

2018 年 1 月

▮中篇　各论▮

▌下篇　保健推拿与健体推拿▐

上篇　总　论

绪　论

扫一扫，看课件

【学习目标】
1. 掌握推拿治疗的基本概念、基本内容、基本特点。
2. 熟悉推拿治疗的起源。
3. 了解推拿治疗的发展。

推拿作为一种医疗和保健方法，在几千年的发展历史中，既为人类的健康发挥了不可磨灭的作用，又使自身发展成为一门独立的学科。随着科技的进步和社会的发展，人们在重新认识非药物疗法的优越性时，对推拿这种不药而愈的自然疗法越来越重视。然而，推拿并不是简单的"雕虫小技"，而是一门科学，一门艺术，是一门融汇了中医学、现代科学（包括西医学）和古今文化精华的医学艺术。要掌握这门以手法治疗为主要手段的祛病强身之术，掌握推拿治疗的基础知识是非常重要的。

项目一　概　述

一、推拿治疗的基本概念

推拿在汉代以前有"拊""按蹻""乔摩""挢引""案扤""按摩"等称谓，汉代至明代多称"按摩"，明代以后多是"推拿"与"按摩"并称，沿用至今。现代人习惯将用于医疗者称为"推拿"，而将用于保健者称为"按摩"。中医学科目前倾向于将具有医疗和保健作用的这一技术统称为"推拿"（除约定俗成的足底按摩、泰式按摩等之外，均称推拿）。"推"和"拿"均是推拿学中最常用、最具代表性的手法。作为一种疗法，推拿疗法是在中医学和现代科学（包括西医学）理论指导下，运用手法和功法作用于人体体表的特定部位、肢体关节和内脏官窍，以检查、调节机体的生理、病理状态，达到诊断、预防、治疗疾病，以及保健目的的一种医学技术，是中医的外治疗法之一，属自然疗法范畴。而推拿学则是在中医学和现代科学（包括西医学）理论指导下，研究运用手法和功法防治疾病、养生保健方法、作用原理和应用规律的一门临床医学学科，属中医学的分支学科之一。

手法和功法作为推拿学的重要内容，也是推拿治疗的主要技术，它们在医疗和保健两个方面相辅相成，相得益彰。手法是以医疗、康复、保健和养生为目的，术者用手或肢体的其他部位，或手持器械，在受术者身体特定部位进行各种具有规范化动作结构的操作技术，是推拿治疗技术的核心。功法古称"导引"，是术者以增强体质、提高手法技能的临床应用水平及指导受术者自我医疗、康复、保健为目的的有规律、科学的身体、呼吸和意念锻炼方法，其既是提高推拿治疗技术的重要途径，又是提高推拿医疗和保健作用的重要方法。

推拿治疗是指在中西医诊断的基础上，研究运用规范、熟练、适宜的手法和功法作用于受术者的经络、腧穴、病变部位甚至整个躯体，发挥调整脏腑、补虚泻实、疏通经络、行气活血、温养经脉、通利关节、理筋整复、消肿止痛、调畅心身、健身延年等基本作用，治疗脊柱骨盆、骨伤、内、妇、儿、五官等科疾病的一门医学学科。

二、 推拿治疗的基本内容

推拿治疗是推拿专业的一门实践应用课程，也是一门跨学科的应用学科，涉及中医学和现代科学（包括西医学）的许多领域。其基本内容如下：

1. 推拿治疗知要　主要介绍推拿治疗的适应证、禁忌证、注意事项、体位、反应、辅助要素和异常情况的处理。

2. 推拿诊法　主要介绍推拿治疗过程中基本的和常用的中西医诊断方法，如中医四诊、推拿临床西医常用检查等。

3. 推拿治则治法　主要介绍推拿治疗的基本原则、施术原则和推拿基本治法——推拿八法。

4. 推拿整脊　主要介绍推拿整脊的概念、原理、基本原则、基本作用、推拿整脊手法知要、适应证和禁忌证。

5. 各科疾病的推拿治疗　主要介绍 18 种脊柱骨盆疾病、22 种骨伤科疾病、24 种内妇五官科疾病、6 种儿科疾病和 5 种康复科疾病的诊断、推拿治疗和注意事项。

三、 推拿治疗的基本特点

推拿治疗作为一门临床医学学科，既不同于以内服药物为主的内治法，又与针灸、外用药物等外治法不完全相同，其基本特点如下。

1. 多元理论　推拿治疗属推拿专业的应用学科之一，其手法治疗和功法锻炼又属于物理疗法。因此，其理论依据呈现一种多元现象。例如，在治则、治法、施术穴区，以及内、外、妇、儿、五官科疾病的治疗等方面，以阴阳五行、脏腑经络、气血津液等中医基础理论为依据；在手法、功法的临床应用方面，重视运用现代生物力学、运动生理学等理论；在治疗脊柱骨盆、骨伤等运动系统疾病时，则应用现代解剖学、生理学和病理学等理论。这种理论学说上的多元性，催化了学科的形成和发展。

2. 手功并重　手法是推拿治疗技术的核心，在推拿临床中既是防病、治病和保健的主要手段，又是诊断疾病和研究、选取治疗部位的主要方法之一，在推拿专业领域有重要的学术地位。然而，手法技能的获得和应用水平的提高，必须通过练功来实现。到位的功法锻炼，既可以全面提高推拿者的身体素质，又可以使推拿医师学习并适应推拿治疗所需要的基本步法、架势和内力，提高着力部位的柔韧性、灵活性、敏感性、持久性和技巧性。所以，手法和功法都是推拿治疗的基本技能，二者相辅相成，互相促进。此外，从临床角度讲，指导患者练功，可以延伸、提高和巩固治疗效果，并具有预防和保健作用。

3. 适禁宽严　推拿治疗的适应证广泛，对运动、神经、消化、呼吸、循环、泌尿生殖等系统的疾病都有一定的疗效，其中疗效较好的 80 多种疾病，涵盖了脊柱骨盆、骨伤、内、妇、五官、康复及儿科等临床学科的许多常见病、多发病，甚至在急诊抢救中也常被应用。至于推拿减肥、美容、养生、保健等更是被广泛应用，备受钟爱。然而，并不是所有疾病都适宜用推拿治疗，推拿治疗在临床上有严格的禁忌证。

4. 亦医亦防　推拿治疗除了广泛用于临床治疗外，其预防疾病、保健养生、美容健美等作用的应用前景更为广阔，并且已成为新的产业——保健产业的重要内容。

5. 简便有效　推拿治疗不需要特殊的医疗设备，仅凭医生的双手或肢体的其他部位施行各种不同的手法技巧，因而不受设备条件和场所的限制，使用极其方便。至于其疗效，不仅对脊柱、骨盆、四肢关节和软组织等疾病有独特疗效，为其他疗法所不及，而且还可以作为辅助手段补充其他疗法之不足，用于脊柱骨盆、骨伤、内妇儿五官科、康复科疾病和部分急症的治疗。

6. 舒适安全　规范、科学的推拿治疗不仅具有显著的医疗和保健作用，而且术后受术者感觉舒适、畅快，易于接受，很少有不良反应和副作用，是一种较为理想的祛病强

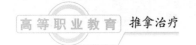

身、延年益寿的自然疗法。

7. 容易推广　推拿治疗内容丰富多彩，既能用于疾病的治疗和预防，又能用于康复、健美、休闲、娱乐等许多方面，而且大多数手法治疗技术易于操作，便于推广应用。

四、 学习推拿治疗的要求和方法

推拿治疗作为一门极具特色的手法治疗技术课程，要求学员在掌握相关医学基本理论、基本知识和推拿基本技能的基础上，练就适应推拿治疗需要的体能素质、高度技巧性的规范操作，并能将其熟练地运用于适应病症的治疗和保健工作中。所以，在学习方法上要把握好三个重要环节：一是掌握中医学、现代科学（包括西医学）的基础理论、知识和技能，打好解剖学、生理学、生物力学、生物物理学、病理学和中、西医诊断学等基础。二是刻苦持久进行功法锻炼和手法的学习应用，在具备充沛的精力、强健的体力、灵活的关节、敏锐的指感等基础上，练好手法的基本技能和临床规范运用。三是掌握好各科推拿适应证的推拿治疗原则、基本操作和辨证施术，并经常在实训课、课间、假期进行健康人体的模拟练习，遇到患者可在老师的指导下尝试治疗，努力做到理实结合、知行合一。

推拿治疗是对手法的综合运用过程，是在身体内外协调一致的情况下通过手等部位来完成的。规范的推拿治疗既要有合理的手法结构和技术要求，又要有严格的施术程序，就像打字员、书法家、琴师等用手作业者一样，需要一定的训练方式和较长的训练时间才能掌握。因此，作为一名推拿专业人员，不但要掌握手法操作技能，同时要加强体力及腰、腿、臂、腕、指力的锻炼——即功法锻炼和各种适应病症的推拿治疗操作程序练习。经过一段较长时间的手法和功法的艰苦训练，加之不断的临床实践，才能使身体素质提高，使手法技术由生到熟，由熟到巧，乃至运用自如。此外，在整个学习过程中，还应时刻注意培养自己勤奋好学、认真负责、严谨求实的学习和工作态度，培养自己良好的医德医风。只有具备高尚的人格、品德和精湛医术的人，才能成为一名好的推拿医生。

项目二　推拿治疗的起源和发展

推拿治疗是人类最古老的一门医术，源远流长。正如恩格斯《自然辩证法》一书所说："摩擦生热在实践上是史前的人就已经知道的了，因为他们也许在 10 万年前就发现了摩擦起火，而且他们在更早就用摩擦使冷冻了的肢体温暖。"也就是说，在远古时代，人类在肢体冷冻或因撞击、扭挫、跌损等引起疼痛或心理受挫需要治疗、安慰和交流时，都会不自觉地自己或让同伴搓摩、按揉、抚摩不适部位以抵御寒冷、减轻伤痛和得到宽慰，于是便逐渐认识了推拿的治疗作用，产生了原始的推拿治疗技术。经过长期的实践和不断的总结，就由自发的本能行为发展到自觉的医疗行为，形成了一种最古老的疗法。因此，可以说自从有了人类就有了推拿治疗。就世界范围来讲，在古希腊、古罗马、美洲和波利尼亚的传统文化中，均有推拿治疗的史迹，而尤为突出的是中国的推拿治疗。

先秦时期，推拿是主要的治疗和养生保健手段。据甲骨卜辞记载，殷商时期，原始巫吏盛行，他们常利用包括按摩在内的一些民间疗法的效验来印证其神力，使按摩这一疗法得到发展。卜辞中反复出现用于治疗腹疾和保健的推拿手法——拊，并多次提到擅长推拿治疗的巫医尹、娲、臭、拊（跗）。后世《史记》对此也有记载："上古之时，医有俞跗，治病不以汤液醴酒，（而以）镵石、挢引、案扤、毒熨。"其中"挢引""案扤"即是推拿疗法。可见，当时已有医术高明的专职推拿医师。1935 年安阳殷王墓发掘的陶搓、玉牙头梳等，不仅是卫生用具，而且是自我推拿医疗和保健的工具。殷商时期（约公元前 17 世纪至公元前 11 世纪）推拿治疗已作为医疗保健的重要手段在宫廷及民间生活中有着不可低估的地位。殷商王朝地处中央（黄河中游地区），对照《素问·异法方宜论》"导引按跷者，亦从中央出也"，可以说殷商时期是将推拿和导引运用于疾病治疗的第一个盛世。

春秋战国时期，巫医流入民间并成为拥有实际医疗技术的医者，从而促进了推拿治疗的进一步发展。这从诸子百家的著述和 20 世纪考古的几大发现中可见一斑。诸子之书《老子》《庄子》《孟子》《荀子》《墨子》等都有推拿治疗方面的记载，而《周礼注疏》则描写了名医扁鹊运用推拿等方法成功抢救尸厥："扁鹊治虢太子暴疾尸厥之病，使子明饮汤，子仪脉神，子术按摩。"考古方面，1973 年长沙马王堆汉墓出土的帛画《导引图》描绘了 44 种导引姿势，其中捶背、抚胸、搓腰、揉膝等是最早的自我推拿治疗和保健图谱，同时出土的《五十二病方》除记载了 10 种推拿手法，还记载了推拿治疗 17 种内、外、伤、儿科病症及药摩、膏摩等推拿治疗方法，并提到当时运用的木椎、筑、钱币、羽毛、药巾等推拿治疗器械。

湖北省江陵县张家山出土的《引书》是一部导引术专著，除记述了多种摩、摇、举手法和导引方法外，还描写了治疗颞颌关节脱位的口内复位法、治疗落枕的仰卧位颈椎拔伸法、治疗肠澼（痢疾）的腰部踩踏法和腰部后伸扳法、治疗喉痹的颈椎后伸扳法等骨伤、脊柱及脊柱相关疾病的推拿治疗方法，是骨伤病推拿和推拿整脊的最早文献。

秦晋汉时期，来自经验积累的推拿疗法已摆脱了经验医学的桎梏，成为一门有民族特色和理论基础的学科，在中医学中占有极其重要的地位。其显著标志，首先是推拿专著《黄帝岐伯按摩》10 卷的问世（已佚）和现存最早的中医经典巨著《黄帝内经》对推拿治疗起源、手法、工具、作用、原理、应用、适应证、禁忌证及推拿治疗教学等的论述。《黄帝岐伯按摩》首次将推拿治疗（当时称按摩等）作为一门学科对待，此观念沿用至今，对推拿治疗学的发展做出了历史性的贡献。受《黄帝内经》的影响，推拿疗法在临床应用中得到了快速发展，表现在治疗范围的扩大、治疗手法的多样化、自我推拿的套路化及对膏摩法的发展和应用。东汉张仲景《金匮要略》详细记载了救治自缢的胸外心脏按摩术、按腹人工呼吸法、颈部牵引法、四肢关节屈伸法等推拿治疗技术，运用手法多达 7 种。书中还提出用膏摩、导引、吐纳等治疗四肢重滞。《汉书·苏武传》记载用足踩背救醒昏迷的苏武。《史记·扁鹊仓公列传》记载淳于意以寒水推头治疗头痛、身热、烦满等症，而武威汉简《治百病方》中已有了膏摩方药。三国名医华佗擅长用膏摩治疗伤寒及肌肤浮淫、举体风残；董奉用端提摇转头颈手法配合药物救治交州刺史杜燮暴亡。东晋葛洪《肘后备急方》不仅记载了用掐按人中、拇指按胃脘、抓脐上 3 寸、抄举法、捏脊法、背法、口内复位法等治疗昏厥、溺死、卒心痛、卒腹痛、颞颌关节脱位等急症，而且首次系统总结了膏摩的方、药、症、法和摩膏的制法。《刘涓子鬼遗方》记载了用擦法和拓法（以药布在患处反复熨擦）治疗皮肤病及痈疽，记述了不同膏摩手法在治疗中的辨证选用。南北朝时期的《养性延命录》《太清道林摄生论》等，除详细介绍了许多导引与自我保健推拿的套路外，前者还记载了一些诊断用推拿手法和曲折法治疗风痹不授等病症，后者还强调了蹻法（踩跷法）的全身保健作用，并首次记述了"老子按摩法"。

隋唐时期是推拿治疗发展的又一盛世，推拿治疗在医学领域具有较高的地位和重要的作用。

一是推拿治疗得到政府的认可，成为医学教育的四大科目之一，并有了规范的治疗范围。据《隋书·百官志》记载，隋文帝开皇元年（公元 581 年），在太常寺统辖下的太医署中设置按摩博士 2 人，按摩师 120 人，按摩生 100 人，医教规模宏大。唐承隋制，太医署四大科目中设有按摩科，并开始了有组织的推拿教学和较规范的推拿医疗。教学上规定按摩博士在按摩师和按摩工的辅助下，教授按摩生"导引之法以除疾，损伤折跌者正之"。医疗上，《唐六典·太常寺》提出按摩导引的治疗范围："除人之八疾：一曰风，二曰寒，三曰暑，四曰湿，五曰饥，六曰饱，七曰劳，八曰逸。凡人肢节脏腑积而疾生，宜导而宣之，使内疾不留，外邪不生；若损伤折跌者，以法正之。"即将推拿用于内科和骨伤疾病的常规治疗。孙思邈《千金要方》《千金翼方》用推拿治疗腰痛、下颌关节脱位、子宫脱垂、脱肛、难产（倒产）等。王焘《外台秘要》用推拿治疗噎症、瘰疬、便秘、霍乱转筋等。

二是推拿已成为骨伤疾病的常规疗法，应用于软组织损伤及骨折脱位的整复。除了《唐六典》的规定外，蔺道人《仙授理伤续断秘方》作为现存最早的骨伤科专著，第一次系统地将推拿运用于骨伤病的治疗，提出用"揣摸、拔伸、搏捺、捺正"四大手法治疗闭合性骨折和用手法整复肩、髋关节脱位等，对骨伤推拿的发展做出了重大贡献。

三是小儿推拿成为特色疗法。孙思邈《备急千金要方》甚为推崇小儿推拿的医疗和保健作用，认为小儿"中客忤项强欲死""鼻塞不通有涕出""夜啼""腹胀满""不能哺乳"等十余种病症均可按摩治疗，并提出"小儿无病，早起常以膏摩囟上及手足心，甚辟风寒"，以及摩小儿心口、脐等推拿保健方法。

四是自我推拿（导引）得到充分的发展，广泛用于预防保健和医疗。隋代巢元方《诸病源候论》50卷中几乎每卷都附有导引按摩法，尤以摩腹保健法更具特色；孙思邈《千金要方》中详细介绍了"天竺国按摩法""老子按摩法"及面部按摩法、腰背痛导引法、踏背保健法、食后按摩导引法等自我推拿导引的保健和治疗方法。

五是推拿整脊有了进一步发展。《外台秘要》用三指按脊法和屈指推脊法等治疗噎症、痃癖，乃是继《引书》和《黄帝内经》之后用推拿整脊治疗脊柱相关内脏疾病的发展。

六是膏摩盛行。《备急千金要方》《外台秘要》收录了大量的膏摩方，如莽草丹、丹参膏、乌头膏、野葛膏、苍梧道士陈元膏、木防己膏等，临床可辨证选用。特别是孙思邈用膏摩于儿科疾病的治疗和小儿保健，推动了后世膏摩的快速发展。

七是推拿工具在《五十二病方》和《黄帝内经》的基础上有所发展。沈汾《续仙传》记述了唐代杭州县吏马湘以"竹杖打之"治疗"腰、脚曲"等病"应手便愈"，是器械拍打手法的最早记载。

八是推拿开展了对外交流。盛唐时期对外文化交流欣欣向荣，推拿疗法也随着中医学传到朝鲜、日本等国和阿拉伯地区，促进了这些国家和地区推拿医学的发展。如日本的"大宝律令"即将推拿治疗作为医学生的必修课程之一。与此同时，国外的推拿方法也流入我国，如"天竺国按摩法"等。

宋金元时期，比较重视推拿手法的研究和推拿作用的分析，使推拿的适应范围更加广泛，推拿治疗逐渐向专业化发展，推拿学术体系因而愈益丰富和完善。这一时期，国家医学机构中虽然没有设置推拿专科，但北宋末年政府组织编写的《圣济总录》却是一部收录现存最早、最完整推拿专论的医学著作。书中阐述了按摩的含义及按与摩的区别，分析和批判了将按摩与导引混为一谈的现象，提出了推拿"开达抑遏"的作用机制和推拿治疗中手法的辨证应用理论，并且将宋以前十余家养生学派的保健按摩方法整理成一套完整的养生功法——14式"神仙导引法"。此外，《圣济总录》的膏摩方、生铁熨斗摩顶治风热冲目，《太平圣惠方》的摩腰膏、摩风膏、摩顶膏等系列膏摩方，集宋以前膏摩之大成，其摩顶膏尤擅长治疗目疾、鼻塞及诸痛症；《宋史》记载庞安时的按摩催产；苏轼、沈括《苏沈良方》记载的掐法治疗新生儿破伤风；张杲《医说》记载的搓滚竹管治骨折后遗症；《宋史·艺文志》记载宋代有《按摩法》和《按摩要法》各一卷（已佚）等，均从不同侧面反映了宋代的推拿治疗学成就。金代张从正《儒门事亲》认为按摩具有汗、吐、下三法的作用，对推拿的治疗作用提出了新的见解；朱丹溪则将摩腰膏的应用推向了一个新的高潮，使其沿用至清代不衰。元代是骨伤推拿发展和完善的重要时期，除因国家医学机构中设有正骨科外，主要与各位医学家努力创新有关，如危亦林《世医得效方》首创用患者自身重量牵引整复来替代拔伸手法，李仲南《永类钤方》用多人牵拉下肢配合同步按压腰部治疗腰椎骨折，《回回药方》中"脚踏法""擫面椎于脱出的骨上"治疗脊柱骨折法等，都是正骨推拿史无前例的创新和发展。

明代是推拿治疗发展的第三个盛世，推拿疗法得到较全面的创新、总结和发展。

一是受到国家的重视，太医院医术十三科中既有接骨，也有按摩。

二是沿用2000多年的"按摩"之名开始有"推拿"之称。该词首见于龚云林《小儿推拿方脉活婴秘旨全书》，为学科的定名奠定了基础。

三是小儿推拿专著的诞生和小儿推拿独特体系的形成。惊症是儿科的危重症，小儿推拿的发展与当时推拿治疗惊症的独特效果是分不开的，这从现存最早的小儿推拿专题文献"秘传看惊掐筋口授心法"（徐用宣《袖珍小儿方》）和当时民间对推拿的称谓——"推筋（惊）""掐筋（惊）"及推拿诊治惊症多用推法、拿法、掐法等，即可看出端倪。明代有不少小儿推拿专著问世。四明陈氏《小儿按摩经》（原名《保婴神术》）是我国现存最早的推拿专著，也是第一部小儿推拿专著，其后有龚云林《小儿推拿方脉活婴秘旨全书》（又名《小儿推拿秘旨》）和《小儿推拿方脉全书》、周于蕃的《小儿推拿秘诀》（又名《推拿仙书》）、罗洪先的《万育仙书》（又名《万寿仙书》）。至此，小儿推拿治疗作为推拿学的一个学术分支已经形成，并在辨证、手法、穴位、治疗等方面形成了独特的体系。

四是正骨推拿持续发展。朱棣《普济方》记载正骨手法27种，王肯堂《证治准绳》记载了15种骨折脱位的整复手法，使正骨手法不断丰富。

五是推拿人员身心素质、推拿手法的技术要求和推拿治疗中的反应等问题开始引起重视。张景岳《类经·官能》指出："导引者，但欲运行血气而不欲有所伤也，故惟缓节柔筋而心和调者乃胜是任，其义可知。今见按摩之流，不知利害，专用刚强手法极力困人，开人关节，走人元气，莫此为甚。病者亦以谓法所当然，即有不堪，勉强忍受，多见强者致弱，弱者不起，非惟不能去病，而适以增害。用若辈者，不可不慎。"由此可见，手法的安全性和有效性问题可能是明代中后期太医院取消按摩科的一个因素。

六是推拿疗法在民间和武林中广泛流传，使保健推拿和伤科推拿进一步分化和完善。在民间，推拿流传于洗浴业、理发业和养生群体，使保健推拿更加职业化、规范化和个性化。罗真人《净发须知》（又名《江湖博览按摩修养净发须知》）及《按摩修养歌诀》等详述了人体各部位保健推拿方法；王延相《摄生要义》论述了自我养生按摩和全身保健按摩法——"大度关法"；曹士珩《保生秘要》论述了各种疾病的自我推拿导引法。在武林，推拿被用于骨伤科疾病的预防和治疗，而且形成点法和按法等特色手法。对此，异远真人《跌损妙方》、张景岳《景岳全书》均有论述，而薛己的《正体类要》则对推拿整脊有较多论述。

七是推拿器械的广泛运用。《韩氏医通》的"木拐按节法"，《易筋经》的木杵、木槌、石袋拍打法，徐春甫《古今医统》的木梳梳法和翎扫法，龚廷贤《寿世保元》的铁物压法，《景岳全书》的刮痧法等，反映了这一时期推拿器械的发展和应用概况。

八是推拿在妇产科和五官科疾病治疗中得到广泛应用。《景岳全书》记述了难产、胞衣不下、乳痈及耳鸣、耳聋等病的推拿治疗方法。

清代太医院未设推拿专科，但延承明代强势基础，在小儿、骨伤、内科、五官科病症推拿和膏（药）摩及流派形成上取得了不少成就。清代初、中叶，一批对后世影响较大的小儿推拿专著问世。熊应雄的《小儿推拿广义》、骆如龙的《幼科推拿秘书》、张振鋆的《厘正按摩要术》、钱怀邨的《小儿推拿直录》、夏云集的《保赤推拿法》等，都是小儿推拿治疗实践和理论的总结，尤其对推拿治疗儿科杂病有很大贡献。徐宗礼的《推拿三字经》和夏禹铸《幼科铁镜》中的"推拿代药赋"则增进了当时医家和患者家属对小儿推拿的理解和推广。在骨伤推拿方面，正骨推拿也形成相对独立的学科体系。吴谦等的《医宗金鉴》对伤科手法进行了总结和分类，将"摸、接、端、提、按、摩、推、拿"列为正骨八法，提出了手法的临证要求、技术要求和注意事项。陈士铎《石室秘录》"摩治法""动治法"中记载用手法和推拿器械治疗脊柱和四肢关节疾病，发展了推拿整脊疗法。汪启贤的《济世全书》在脊柱病分类和推拿整脊方面更为系统和全面。江考卿的《江氏伤科方书》、赵廷海的《救伤秘旨》对伤科推拿均有一定的贡献。五官推拿方面，唐元瑞《推拿指南》中载有各种目疾的治疗手法及操作方法61条，是一部眼科推拿专著；吴尚先《理瀹骈文》中载有"面部按摩补五脏法"，颇具特色。内科方面，王文口授《推按精义》，其中腹部经络推拿和穴位推拿长于内科疾病的治疗。膏摩方面，《理瀹骈文》作为外治法专著，不仅介绍了推拿、针灸、刮痧等数十种外治法，而且对膏摩疗法的理法方药进行了一次系统总结和提高，使膏（药）摩得到了较大发展。徐大椿《兰台轨范》则记述了膏摩盛况："有人专用丹溪摩腰膏方治形体之病，老人虚人极验，其术甚行。"

由于明代中后期太医院取消按摩科，推拿便广泛传向民间和武林，推拿之术师徒相传，疏于交流，加之我国地域广阔，习惯相异，便逐渐形成各具特色的推拿流派。其中除小儿推拿流派和点穴推拿流派成于明而传于清外，像一指禅、内功、正骨、腹诊、脏腑经络、捏筋拍打等推拿流派多形成于清代。

民国时期，中医不受重视，推拿也只能以分散的形式在民间存在和发展，各种推拿流派因而得到了较宽松的发展空间，出现了地域特征，如鲁东湘西的儿科推拿、北方的正骨推拿、江浙的一指禅推拿、山东的武功推拿、川蓉的经穴推拿、上海的𢫆法推拿等。小儿推拿和成人推拿也有所发展。钱祖荫《小儿推拿补正》、马玉书《推拿捷径》、赵熙《按摩十法》、彭慎《保赤推拿秘术》（又名《窍穴图说推拿指南》）及《推拿全书》《推拿指掌》《幼科推拿术》《推拿秘要》等书，充实了小儿推拿和成人推拿的内容。西医和国外一些推拿书籍的传入，促进了中西推拿的交流，丰富了中国推拿疗法。如丁福保译，日本河合杏平著的《西洋按摩术》，首次系统介绍了西方按摩术。其后曹泽普的《按摩术实用指南》、杨华亭的《华氏按摩术》均重视将近代西医学知识与中国传统推拿疗法融会贯通。谢剑新的《按脊术专刊》扼要介绍了西方的按脊术，并将其与我国的伤科推拿进行比较研究，对我国的推拿整脊疗法的发展起到了一定的推动作用。

中华人民共和国成立后，中央人民政府为中医学创造了空前发展的大好环境，也为推拿治疗的发展注入了新的生机和活力。推拿治疗在基础理论研究、临床医疗、保健、教学、科研、学科建设、著作出版、队伍建设和对外交流等方面得到了全面快速的发展。具体表现为以下 3 个方面。

基础理论研究有较大进展：如 20 世纪 50 年代开始的推拿生理作用和治疗机理的生物力学研究，60 年代进行的推拿对脑电波、胃蠕动、胃液分泌、体温、皮肤电阻、血象等影响的实验研究，70 年代推拿对心功能、心脏电生理、血液循环、镇痛机理、肿瘤治疗等方面的研究，80 年代借助中西医理论和现代科学技术对推拿的生理作用、与气功导引的区别和关系等的深入探讨，90 年代迄今关于推拿对人体各大生理解剖系统的作用机理的研究等，越来越多地揭示了推拿治疗的科学奥秘。

医疗保健全面发展：在医疗机构建立推拿科及在骨伤、脊柱骨盆、内妇五官和康复科许多疾病的治疗上均有新的突破，在医疗各领域发挥推拿独特的治疗作用。一些不治或难愈性疾病，如糖尿病、高血压病等，逐渐被临床实践证明推拿治疗有良好效果；一些急腹症，如扭转性肠梗阻、蛔虫性肠梗阻、胆道蛔虫病、尿路结石等，常用推拿作为辅助治疗。1958 年，第一所推拿门诊——上海中医推拿门诊部成立，20 世纪 70 年代初开展甲状腺摘除、疝修补、剖腹产、胃大部切除等手术的推拿麻醉，20 世纪 80 年代迄今的推拿整脊治疗脊柱及脊柱相关疾病等，都说明推拿治疗的发展和其适应证的迅速扩大。保健推拿是推拿治疗的重要组成部分之一，属于预防性推拿的范畴，具有平衡阴阳、疏经通络、行气活血、调理脏腑等作用，在恢复亚健康状态、抗衰老、减肥、美容及康复方面具有重要的价值，并随着社会的进步和人们生活水平的提高，越来越受到人们的喜爱，进入了人们的日常生活。从 20 世纪 80 年代起，保健推拿逐渐在全国盛行，迄今为止，县以上的行政区域几乎均有保健推拿场所，极大地保障了人民群众的身心健康。

推拿教育逐渐规范：20 世纪 50 年代初一些地方就开办推拿疗法培训班；1956 年，第一所推拿专科学校——上海中医学院附属推拿学校成立，并于次年整理编著了《中医推拿学》，于 1960 年受卫生部委托举办了全国首届推拿师资训练班，开始有计划的推拿治疗正规教育；1961 年，上海中医学院编著《中医推拿学》讲义作为中医学院试用教材；1974年，上海中医学院编著《推拿学》作为上海地区的大学教材；1975 年，由上海中医学院主编，全国 24 所医学院校协编了全国中医院校《推拿学》正式教材；1979 年，上海中医学院针推系成立并招收本科生，同年首届全国推拿学术交流会在上海召开，首次提出"推拿学术流派"的概念；1982 年，安徽芜湖中医学校作为中等中医学校第一个开办推拿专业；1985 年，教育部正式批准推拿学为一门独立学科，同时卫生部组织编写《推拿学》

统编教材并成立了中国传统医学手法研究会，上海中医学院于同年率先开设推拿专业；1986 年，上海中医学院推拿系成立并招收硕士研究生；1987 年，中华全国中医学会推拿学会成立，同年卫生部组织编写了中等中医学校《推拿学》统编教材。此后，除正规推拿治疗教学之外，全国各地及一些军队医学院校还开设各种形式的推拿治疗培训班，有力地推动了推拿医疗事业的蓬勃发展。1991 年，国内首家专业推拿研究机构——上海市中医药研究院推拿研究所成立；1992 年，湖南科学技术出版社出版了百万字的推拿巨著《中国推拿》，分历史、基础、经穴、手法、药膏、功法、治疗、保健、医话歌赋 9 篇对中国推拿学进行了全面系统的总结和介绍；1993 年 7 月 1 日《中华人民共和国国家标准·学科分类与代码》正式将该学科命名为"按摩推拿学"，代码为 360·1051；1997 年，上海中医药大学首次招收推拿博士生；2001 年，人民卫生出版社出版了全国高等中医药院校 21 世纪课程教材《推拿手法学》《推拿治疗学》；2002 年，中国中医药出版社出版了全国中等中医药教育规划教材《推拿学》；2003 年，中国中医药出版社出版了新世纪全国高等中医药院校规划教材《推拿学》《推拿手法学》；2006 年，中国中医药出版社出版了新世纪全国中医药高职高专规划教材《推拿学》；2004 年 11 月，陕西人民出版社出版了国内第一部推拿整脊专著《中国整脊学》，同月首届全国整脊学学术交流会在北京召开，开创了脊柱推拿医疗和学术研究的新局面。

复习思考

1. 简述推拿、推拿学、推拿疗法的基本概念和异同。

2. 推拿治疗的基本特点有哪些？

3. 学习推拿治疗的基本要求和方法有哪些？

4. 最早的推拿专著和现存最早的推拿专著是哪本书？

5. 推拿治疗的三个盛世是什么？各有何特点？

扫一扫，知答案

扫一扫，看课件

模 块 二

推拿治疗知要

【学习目标】

1. 掌握推拿治疗的适应证和禁忌证。
2. 熟悉推拿治疗的注意事项、体位和推拿治疗反应与异常情况。
3. 了解推拿治疗的辅助要素。

推拿疗法是一种简便验廉、舒适安全的外治技术。然而，为了杜绝不良反应的发生，提高推拿治疗的安全性和有效性，严格掌握推拿治疗的适应证、禁忌证、注意事项、体位、反应和辅助要素等是十分必要的。

项目一　推拿疗法的适应证

推拿疗法除了用于保健养生、减肥美容、消除疲劳外，临床还广泛应用于脊柱骨盆、骨伤、内、妇、儿和五官等科许多疾病的治疗。其主要适应证如下。

1. **脊柱骨盆疾病**　如颈椎病、颈椎关节脱位、寰枢关节紊乱症、颈椎间盘突出症、胸椎后关节紊乱症、第三腰椎横突综合征、腰椎间关节综合征、腰椎间盘突出症、腰椎椎管狭窄症、退行性脊柱炎、强直性脊柱炎、退行性腰椎滑脱症、骶髂关节紊乱症（损伤与错位）、腰椎骶化及骶椎腰化、脊柱骨骺骨软骨病（小儿驼背症）、小儿功能性脊柱侧弯症、骨盆移位综合征及尾骨挫伤等。

2. **骨伤科疾病**　如落枕、颈部扭挫伤、项背肌筋膜炎、急性腰扭伤、腰肌劳损、棘上棘间韧带损伤、髂腰韧带损伤、梨状肌综合征、臀上皮神经损伤、肩周炎、肩峰下滑囊炎、肱骨外上髁炎、神经卡压综合征、桡骨茎突狭窄性腱鞘炎、退行性膝关节炎、踝关节损伤、颞颌关节脱位、肩关节脱位、肘关节脱位、小儿桡骨小头半脱位和髋关节脱位等。

3. 内科疾病　如感冒、头痛、失眠、胸痹（心痛）、风眩、肺咳、肺胀、呃逆、胃脘痛、胃缓、伤食、久泻、气腹痛、肠郁、脾约、胆胀、胆石、癃闭、消渴、尪痹及阳痿等。

4. 妇科疾病　如痛经、闭经、乳腺增生及绝经前后诸证等。

5. 五官科疾病　如近视、目倦、伤风鼻塞、鼻窒及喉痹等。

6. 儿科疾病　如发热、咳嗽、泄泻、呕吐、便秘、腹痛、积滞、疳证、夜啼、惊风、遗尿、维生素 D 缺乏性佝偻病、小儿肌性斜颈、小儿脑瘫、斜视等。

7. 康复科疾病　如偏瘫、脊髓损伤后遗症、骨及关节术后功能障碍、肌萎缩及截肢术后等。

项目二　推拿疗法的禁忌证

1. 各种急性传染病。

2. 各种恶性肿瘤的局部或体表投影部位。

3. 烧伤、烫伤及各种溃疡性皮肤病的局部。

4. 各种感染性、化脓性疾病，如丹毒、骨髓炎、化脓性关节炎、脓毒血症等。

5. 各种血证、血液病或有出血倾向者，如便血、尿血、外伤出血、软组织损伤早期瘀血肿胀及较重要部位骨折早期、截瘫初期、急性胃十二指肠穿孔等。出血性中风患者，应在出血停止 2 周后才可进行推拿治疗。

6. 严重的心、脑、肺、肾等器官的器质性疾病及年老体弱的危重病患者。

7. 月经期、妊娠期妇科疾病（尤其需要腹部操作者）。

8. 诊断不明确的急性脊柱损伤（尤其是伴有脊髓刺激和压迫症状者）、骨折、骨裂和椎体脱位等。

项目三　推拿治疗的注意事项

1. 治疗前应先辨病，后辨证，辨病与辨证相结合，全面了解患者病情，严格排除推拿禁忌证。

2. 术者手指要保持清洁，手上不得佩戴戒指及其他装饰品，指甲要经常修剪，冬季手要保持温暖，以免给患者带来不适甚或损伤患者皮肤。

3. 施术时，术者要态度严肃、从容沉着、全神贯注，做到"手随心转，法从手出"，不能边操作边嬉笑或左顾右盼、心不在焉，更不能谈论与治疗无关的话题或随意中断操作，远离受术者。

4. 施术有序。推拿治疗的一般顺序为自上而下，从前到后，由浅入深，循序渐进，并可依据病情适当调整。局部治疗，则按手法的主次进行。手法强度应遵循先轻后重、由重转轻进而结束的施术原则。

5. 施术过程中要随时观察和询问患者的反应，尤其是儿童和年老体弱者，应根据患者的反应适时调整手法及其刺激量，真正做到使患者不知其苦。

6. 久病体虚、极度疲劳及过饥过饱、剧烈运动、暴怒之人，一般不予立即施术。

7. 每次施术 10～40 分钟，每日或隔日 1 次，10～15 次为 1 个疗程，疗程间隙 2～3 日。

项目四　推拿治疗的体位

推拿时，术者和受术者均应选择一个恰当的体位，以利手法操作。选择体位时应以受术者感到舒适、安全，被操作的肢体尽可能得到放松并且能保持较长时间接受操作，以及术者在施行各种手法时感到发力自如、操作方便，并能持久操作为原则。

一、 受术者的体位

1. 仰卧位　头下垫薄枕，仰面而卧，上肢自然置于身体两侧，下肢伸直，肌肉放松，呼吸自然。亦可根据操作需要，上肢或下肢采取外展、内收、屈曲等。在颜面、胸腹及四肢前侧等部位施术时常选此体位。

2. 俯卧位　俯伏而卧，下颌及前颈垫薄枕，头转向一侧或面向下对着呼吸孔，上肢自然置于身体两旁或屈肘向上置于头部两侧，双下肢伸直，肌肉放松，呼吸自然。在肩背、腰臀及下肢后侧施术时常选此体位。

3. 侧卧位　侧向而卧，下肢屈曲，或上侧下肢屈曲而下侧下肢伸直；上侧上肢自然伸直置于身体上，下侧上肢屈肘置于床面或枕于头下。在臀部、下肢外侧施术及做腰部斜扳时选用此体位。

4. 端坐位　端正而坐，两脚分开与肩同宽，大腿与地面平行，两上肢自然下垂，两手置于两膝上，全身放松，呼吸自然。在头面、颈项、肩及上背部施术常选此体位。

5. 俯坐位　端坐后，上身前倾，头略低，屈肘支撑于膝上或两臂置于床面、桌面或椅背上，全身放松，呼吸自然。在项部、肩部及上背部操作时常选此体位。

6. 仰坐位　小儿受术者多取仰坐于家长怀中的体位。

二、 术者的体位

根据受术者的体位和被操作的部位，术者应选择一个合适的体位、步态和姿势。一般来说，受术者取坐位、俯卧位时，术者应取双脚开立或丁字步站立位；受术者取仰卧位、仰坐位时，术者可取坐位；进行揉法、按法、推法和运动关节类手法操作时多取站位；进行一指禅推法、揉法、拿法操作时可取坐位。此外，术者的体位与姿势应根据手法操作的需要随时调整变换，做到进退自如、转侧灵活、动作协调，这也是推拿工作者的一项基本功。

项目五　推拿治疗辅助要素

一、推拿治疗工具

推拿时借助工具有悠久的历史。从殷商的陶搓、玉梳到现代的治疗棒、锥、拍子、槌子，历代均有发展。推拿工具虽然是推拿治疗的辅助因素，但如果合理设计、正确使用，对提高推拿疗效大有帮助。常用推拿工具有推拿巾、推拿床、椅、凳和各种推拿用棒、锥、拍子、槌子、刮板等各类推拿按摩器械。此外，日常生活用具，如瓷勺、擀杖、棒、刷等，也可作为推拿治疗工具酌情使用。

二、推拿治疗用药

推拿治疗用药是指推拿操作前、中、后在施术部位局部用药以辅助治疗的方法。常用的药物有推拿介质和中药热敷等。

（一）推拿介质

介质是在手法操作前涂搽在施术部位的药物粉剂或其他功能物质。

1. 推拿介质的基本作用

（1）发挥与利用药物的作用，提高推拿疗效。

（2）便于手法操作，减少对皮肤的损伤。

2. 推拿介质的种类

（1）药膏　用中药浸液或煎液加适量的赋形剂，如凡士林、猪油等，调制而成的膏剂。由于药物组成不同，其治疗作用各异。推拿前将其涂搽在施术部位，然后进行手法操作，称为膏摩。有关膏摩的组方、制备和作用。

（2）药水　用新鲜的中药，如葱白、生姜、薄荷等，捣碎取汁，或干药用开水浸泡后放凉去渣，如木香水等，在推拿时使用。葱、姜汁温通散寒，常用于秋冬季及虚寒证；薄荷水清凉解表、清利头目，常用于风热表证；木香水行气、活血、止痛，常用于急性扭挫伤及肝气郁结，两胁疼痛等症。

（3）酊剂　将新鲜中药，如葱白、生姜切片或取中药制剂，如5%薄荷脑等，浸泡于

15

75%乙醇中配制而成，具有较强的温经散寒止痛作用。

（4）油剂　用药用植物油为主料配制而成，如红花油（冬青油、红花、薄荷脑）、传导油（玉树油、松节油、甘油、酒精、蒸馏水等）、麻油（食用麻油）等。红花油、传导油均有消肿止痛的作用，常用于急慢性软组织损伤，传导油还能祛风散寒，用于痹症。

（5）酒剂　常用的有食用白酒及其浸泡剂（外用药酒）。前者活血通经活络、祛风散寒除湿，多用于急性扭挫伤及发热患者的物理降温；后者因浸泡药物不同而作用各异。

推拿治疗慢性软组织损伤、骨关节退行性病症常用药酒方：归尾、桂枝各30g，乳香、没药、马钱子、川乌、草乌各20g，广木香、血竭、生地黄各10g，冰片1g，浸泡于1.5kg高度白酒中，2周后使用，具有行气活血、化瘀通络的作用。

（6）其他　①清水：能增强清凉退热作用，常用于小儿热证。②滑石粉：有润滑作用，夏季和小儿推拿常用。③爽身粉：有润滑、吸汗、吸水作用，可代替滑石粉应用。④按摩乳：有润滑滋养皮肤的作用。⑤蛋清：有清凉去热、祛积消食的作用，适用于小儿外感发热、消化不良等。

（二）中药热敷

中药热敷是根据病情组方，把药装入袋内，煎汤浸毛巾热敷患部，或炒热置于患部的一种外治法，前者称为湿热敷，后者称为干热敷。临床既可作为推拿辅助疗法，亦可单独使用。其主要作用是透热和药物的联合治疗作用，适用于阴证、寒证、扭挫伤和骨关节退行性病变等。

1. 湿热敷　一般在手法操作后使用，既可加强手法疗效，也可减轻手法的不适感。

（1）操作方法　①将中药装入布袋，扎紧袋口放入锅内，加适量清水煮沸10~15分钟，趁热将毛巾浸透后绞干，根据治疗部位需要折成方形或长条形敷于患部，不热即更换。一般换2~3次即可，一日敷1~2次。敷前可在患部先施擦法，敷中可施行轻拍法，以增强疗效。②将中药用水或酒或醋拌湿软，入袋封口，隔水蒸10~15分钟。先在患部施用擦法，然后垫上热毛巾，将蒸热药袋置毛巾上热敷，待药袋不烫时去掉所垫毛巾。为了延长透热时间，药袋上可盖塑料布及衣被，不热即更换，敷60分钟左右即可，一日敷1~2次。

（2）注意事项　①热敷时必须暴露患部，但要保持室内温暖无风，以免感受风寒。②毛巾必须折叠平整，既可使透热均匀，又不易烫伤皮肤。③热敷后切勿施用手法，以免破皮。④热敷温度应以患者能够忍受为限，防止烫伤。对皮肤感觉迟钝者尤需注意。

（3）常用湿热敷方　①传统方：红花、乳香、没药、宣木瓜、钻地风各10g，桂枝、紫草、伸筋草、路路通、千年健15g，苏木、香樟木各50g。适于扭挫伤、风湿疼痛、关节酸痛、局部怕冷等。②简化方：香樟木、桑枝、虎杖根各50g，豨莶草30g。适于扭挫伤疼痛肿胀及肢体酸楚等。

其他尚有海桐皮汤、散瘀和伤汤、五加皮汤、八仙逍遥汤等。

2. 干热敷　多用于内科、妇科疾病，推拿前、后均可应用。

（1）操作方法　将中药炒热装袋或用布包好，置于病变部位，并可根据病情移动。

（2）注意事项　同湿热敷。

（3）常用干热敷方　①理气止痛方：食盐 500g。主治胸腹满闷疼痛或胀痛。先热敷胸部，再缓慢由胸移向腹部，如此往返数次。②祛积滞方：枳壳、莱菔子各 30g，大皂角 1 个，食盐 15g，共为末，白酒炒热，敷于胃脘，主治食积痰滞结于胃脘。③暖痰方：生附子 1 枚，生姜 30g，一起捣烂炒热入袋，先敷背部，后敷胸部。至不太热时，取出姜、附做成圆饼，贴于胸口。主治小儿胸有寒痰，一时昏迷，醒则吐痰如绿豆粉，浓厚色青。

三、 推拿治疗中的局部固定

骨伤科疾病是推拿治疗的主要适应证，遵循骨伤疾病"动静结合"的治疗和康复原则，临床上推拿的动与局部固定的静要紧密结合，特别是对四肢关节扭挫伤、常见关节脱位、椎间盘突出症、椎体滑脱症等的治疗，在损伤局部采取适当的固定尤为重要。

局部固定分为内固定和外固定。推拿临床常配合使用外固定，即根据病情需要对损伤局部用小夹板、绷带、颈托、腰围等加以固定，以增强和巩固手法治疗的效果，保护受伤肢体，促进组织修复，有利于功能锻炼的早期进行，加快损伤肢体康复，减少并发症与后遗症的发生。

局部固定时要特别注意固定的松紧、固定的时间和固定后的异常反应。过松则失去固定的意义，过紧则会产生肢体循环障碍和神经受压，时间过长则影响局部血运而容易发生肌力下降甚或肌肉萎缩，时间过短则达不到辅助治疗的效果。

四、 推拿治疗中的牵引

牵引是治疗骨伤科疾病的常用物理疗法之一，也是推拿整脊的重要组成部分。其运用力学的作用与反作用力原理，通过人体重量与牵引重量（砝码等）的拮抗作用，使软组织的紧张和回缩得到缓解、椎间隙增宽、椎间孔增大、滑脱和错位椎体复位、畸形纠正、椎间盘内髓核还纳，有利于损伤组织的制动和修复，以及脊柱结构位置异常的恢复等，是辅助推拿治疗脊柱病和四肢关节损伤的有效方法，常用于各种脊柱骨盆疾病和骨折、脱位的治疗。

（一）牵引方法

1. 手法牵引　见《推拿手法》运动关节类手法中的拔伸手法。

2. 器械牵引

（1）枕颌布带牵引法　分为前屈牵引和后伸牵引，主要用于颈椎病：①前屈牵引：是最常用的颈椎牵引方法，具有较好的牵引效果和椎管内减压作用，但对颈曲变直、后凸和"S"形颈曲无效。一般取仰卧位和坐位，牵引力 3~6kg，每次牵引 20~30 分钟，每日 1~3 次，10~15 次为 1 个疗程，适用于颈椎病（脊髓型禁用或慎用）、颈椎间盘突出症、寰枢椎半脱位、痉挛性斜颈等。②后伸牵引：主要用于颈曲变直（<40°）、后凸和"S"形颈曲，是恢复颈椎生理曲度的主要手段。但牵引后常有不适感或寰枕、颈胸交界处疼痛，甚至出现颈脊髓和脑部症状，如定向障碍、识别能力丧失、眩晕、轮替动作障碍及第 Ⅴ~Ⅻ 对脑神经功能异常。所以，临床要严格掌握适应证和禁忌证。若抬头或后伸头颈即眩晕、恶心或出现单侧视力丧失等不适时，不宜后伸牵引。后伸牵引取仰卧位，颈后垫一高度适宜的圆枕，牵引力约 3kg 为宜，每次 20 分钟，每日 1~3 次，10~15 次为 1 个疗程。

（2）骨盆牵引法　分为单纯骨盆牵引和腋下骨盆对抗牵引。为增强牵引力，患者取头低足高位俯卧或仰卧（床尾垫高 10~15cm），每侧牵引重量 8~12kg，每次牵引 30~60 分钟，每日 1~2 次，10~15 次为 1 个疗程，适用于腰椎间盘突出症、腰椎滑脱错位、腰椎椎管狭窄症等。

（二）注意事项

1. 枕颌布带牵引前术者可用颈部拔伸手法试牵引，若患者感觉症状减轻或有舒适感，则适应该法牵引；若有不适或头晕、恶心、心慌、颈肩臂麻木疼痛则不宜用该法。

2. 牵引器械应科学、实用、简便、牢固、安全。

3. 牵引期间应密切观察患者的反应，随时调整牵引力线和重量，及时处理不良反应。

4. 严重的高血压、心脏病及眩晕患者慎用。

5. 病程较长的脊髓型颈椎病、脊髓损伤和脊柱骨质增生等牵引后可能症状加重，应先推拿一段时间，再酌情牵引。

除以上推拿辅助要素之外，临床上，推拿疗法还常配合功能锻炼、针灸、外敷膏药、小针刀、内服中药和温热水、磁、光、电等理疗方法以提高疗效。

项目六　推拿治疗反应与异常情况

与其他疗法相比，推拿是一种对人体基本无害、无副作用和损伤的自然疗法。但在临床实践中，或出于身体的正常反应，或手法应用不当，或适应证选择不当，受术者也会产生不适性反应、损伤性反应甚至受到较严重的伤害。

一、推拿治疗反应

1. 良性反应　是指在正常手法刺激下，受术者出现的某些一过性反应，如术后疲劳、嗜睡、手脚出汗、饥饿及疼痛由深而浅、由集中而扩散或暂时加重等。这种反应不会对人体造成任何伤害，也不会留下任何后遗症，有些良性反应甚至是取得良好效果或是病情好转的征兆。良性反应多在第 1 ~ 3 次施术后发生，以后施术中多不再出现，并随着病情好转而消失。

推拿的良性反应一般不需特殊处理，可让受术者多喝些开水，适当补充营养，也可任其自然，并且一定要嘱咐受术者坚持继续推拿治疗，一般在 2 ~ 3 天后会自然消失，并会产生明显疗效。

2. 不良反应　是指由于手法操作不当造成受术者的损伤性反应，如施术部位的瘀斑、破皮、擦伤、肿痛等，或出现头晕、恶心等不适现象。这种反应虽不会对人体造成明显的伤害，但常引起受术者不适或痛苦，并且需要暂停施术，等待不适或损伤性反应消失后再行推拿治疗。

二、 推拿治疗异常情况

推拿治疗异常情况又称推拿意外，是指由于适应证选择不当或手法操作不当造成受术者机体的较重损伤甚至危及生命，如晕厥、神经挤压及掭伤、关节半脱位、骨折甚或闭合性肾挫伤、脊髓损伤、椎动脉挤压伤、脑梗死，更严重者可危及受术者生命。

对于异常情况，若适宜推拿处理的，如神经挤压及掭伤、关节半脱位或脱位，应按现症推拿整复；若不适宜推拿处理的，如骨折、肾挫伤、脑梗死，应立即停止施术，及时送往相关科室治疗，必要时还应现场抢救，并要妥善安排和处理患者康复事宜。

复习思考

1. 简述推拿疗法的适应证、禁忌证和推拿治疗的注意事项。
2. 推拿治疗时受术者的体位有哪些？各适应于哪些部位的操作？
3. 推拿介质的作用有哪些？
4. 推拿治疗中的牵引应注意什么？
5. 常见推拿治疗异常情况有哪些？如何正确处理？

扫一扫，知答案

扫一扫，看课件

模 块 三

推拿诊法

【学习目标】

1. 掌握四诊内容。
2. 熟悉骨伤科特殊检查、常见神经系统检查和影像学检查方法。
3. 了解实验室及其他检查方法。

推拿疗法适应范围广，临床诊治要以中医学理论为指导，结合西医学理论和诊疗技术，通过四诊及必要的理化检查，全面了解患者的全身情况和局部症状，对疾病进行综合分析，得出正确诊断，并在此基础上，辨证施治结合辨病施治，选择相应的治疗部位和手法进行治疗。在整个诊疗过程中，诊法起着关键作用。只有做出正确的诊断，才能制定正确、完善的治疗方案。本章就推拿临床常用的中、西医诊断方法做系统扼要地介绍。

项目一　四　诊

一、望诊

望诊居四诊之首。在推拿诊法中，望诊主要是观察患者的神色与形态。

（一）望神色

神色是脏腑气血显现于外的标志。因此，望诊从神色的盛衰变化，可知脏腑气血的虚实和疾病的轻重。一般来说，神色憔悴、晦暗多为重症，神色正常多为轻症。

（二）望形态

形是外形，态是动态。由于某些疾病在形体上表现异常，某些疾病在动态上失于正常，故观察形态在诊断上是十分重要的。一般望形态，主要是观察肢体有无异常，局部有无畸形，如脊柱是否有错位畸形，四肢是否有长短粗细的异常改变等。形态正常是人体气血、筋骨、脏腑、经络等生理功能正常、协调的基本反映，形态异常则反映各种不同的疾病，尤其是骨伤科病症与诸痛症。如下肢损伤，多不能站立行走；腰部扭伤多向患侧伛偻，且用手支撑腰部；小儿肌性斜颈，头多向患侧歪斜等。这些形态的改变，为临床诊断提供了重要的依据。

（三）望畸形

畸形是肢体的外形发生异常改变，为骨伤科疾病的典型体征之一，并且在一些先天发育不全，或因某些疾病而引起的发育障碍的患者中也可出现。如骨折、脱位后肢体所出现的各种畸形。临床上脊柱前凸畸形多由姿势不良或小儿麻痹症引起；脊柱后凸畸形，表现为成角如驼峰状，多见于小儿佝偻病和脊柱结核；姿势不良引起的侧突畸形，可在平卧位及弯腰时消失；腰椎间盘突出症常造成脊柱侧突；脊柱后凸畸形为圆弧状多属驼背；姿势强直多见于类风湿关节炎、强直性脊柱炎；小儿麻痹症可引起患肢肌肉萎缩、膝关节过伸及小儿先天性内翻马蹄足等。

（四）望肿胀

肿胀是骨伤科疾病的主要体征。肢体受伤后，筋骨损伤、气血凝滞、瘀积不散，则成肿胀。临床检查时，需观察肿胀的程度与色泽的变化，以便了解损伤的轻重与时间长短。如肤色青紫者，多为新伤；肿胀较轻，青紫带黄者多为陈伤。

（五）望肢体功能

肢体的活动功能正常与否，是反映人体健康的一个重要方面。肢体活动功能障碍，是肢体某一部位受到损伤所致。所以，认真观察肢体的活动情况，查明肢体活动功能障碍的程度是十分必要的。除观察上肢能否上举、下肢能否行走之外，还应进一步检查关节能否进行屈伸旋转等活动及其活动范围是否正常。

附：量法

量法是利用带尺及量角器对肢体长短、粗细以及关节活动角度大小等进行测量的一种诊断方法。

（一）测量方法

1. 肢体长度（图3-1）

（1）上肢长度　从肩峰至桡骨茎突或中指尖。其中：①上臂长度：肩峰至肱骨外上髁。②前臂长度：肱骨外上髁至桡骨茎突。

（2）下肢长度　从髂前上棘至内踝下缘，或脐至内踝下缘。其中：①大腿长度：从髂前上棘至膝关节股骨内髁。②小腿长度：膝关节股骨内髁至内踝下缘。

2. 肢体周径　两下肢取相对应的同一水平测量。其中：①上肢周径：以肱骨外上髁向上或向下 5~10cm 处测量上臂或前臂周径。②下肢周径：从髌上缘向上 10~15cm 处测量大腿周径；从胫骨结节向下 10~15cm 处测量小腿周径。

3. 关节活动范围测量　可用特制的量角器来测量关节活动范围（图 3-2 ~ 图 3-9）。

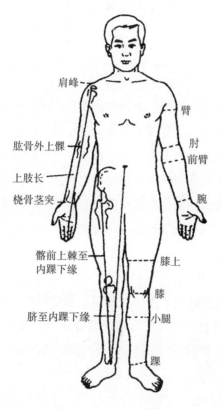

图 3-1　肢体长度测量

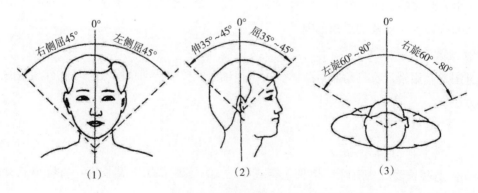

（1）　　　　　　　（2）　　　　　　　（3）

图 3-2　头颈段活动范围

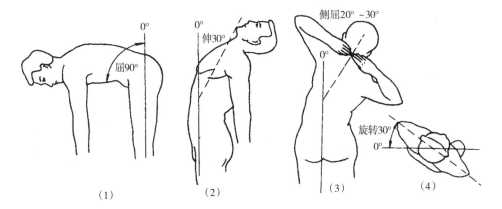

图 3-3　腰颈段活动范围

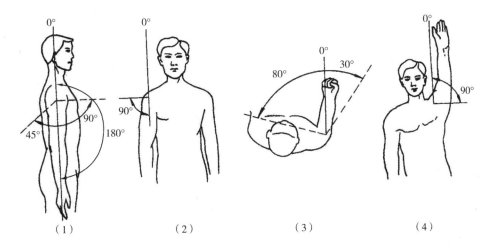

图 3-4　肩关节活动范围

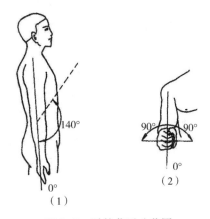

图 3-5　肘关节活动范围

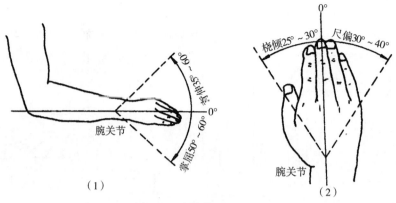

图 3-6 腕关节活动范围

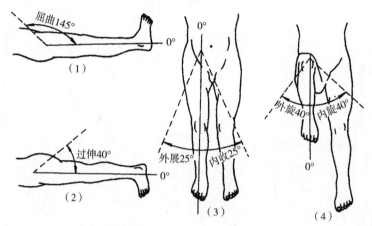

图 3-7 髋关节活动范围

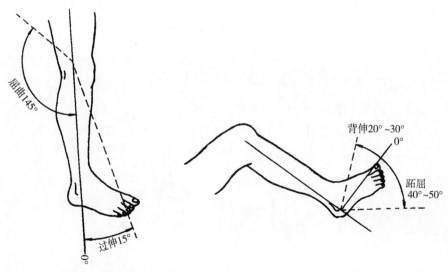

图 3-8 膝关节活动范围　　　　图 3-9 踝关节活动范围

（二）注意事项

量法在使用时应注意：①有无先天或后天畸形，以防其与病变混淆。②肢体两侧须放在完全对称的位置上。③定点要准确，带尺要拉紧。④在起、止点要做好标记，防止测量时移动或滑动。

二、问诊

问诊是临证之首务，也是我们了解疾病发生、发展过程的主要手段，为历代医家所重视。通过问诊可以更全面地把握患者的发病状况，更准确地辨证论治，从而提高疗效、缩短疗程、减少损伤后遗症。在问诊中，除中医学基础中已介绍的十问内容外，须重点询问下述几个方面。

（一）问病因

详细询问疾病发生最根本的原因，对临床诊断非常重要，特别是骨伤科疾病，不同的受伤原因及体位，可导致不同性质的损伤。如伤者因高空作业坠落，足跟着地，则损伤可能发生在足跟、脊柱或颅底；平地摔倒者，则应问清着地的姿势，如肢体处于屈曲位还是伸直位，何处先着地等。

（二）问发病时间

询问损伤发生的日期与时间，可以初步判断是新鲜损伤或是陈旧损伤，突然损伤或突然发病的，多为急性损伤或慢性损伤的急性发作；如发病缓慢，多为慢性损伤及劳损。了解发病时间的长短，一则可以判断疾病的轻重，二则可以分析疾病的性质。

（三）问疼痛及肢体功能

了解疼痛的起始时间、部位、性质、程度及肢体功能活动情况，对于诊断和鉴别诊断具有重要的临床意义。应问清患者疼痛的性质；疼痛是持续性还是间歇性；痛处固定不移还是游走不定，有无放射痛，放射至何处；服止痛药后能否减轻；各种不同的动作（负重、咳嗽、喷嚏等）对疼痛有无影响；与气候变化有无关系；劳累、休息及昼夜对疼痛程度有无影响等。如有功能障碍，应问明是受伤后立即发生的，还是经过一段时间才发生的。一般骨折或脱位后，功能大都立即发生障碍或丧失，骨病则往往是得病后经过一段时间才影响肢体的功能。

（四）问治疗经过

详细询问治疗经过和效果，以及目前的病情，可以帮助我们进一步分析疾病，掌握病情变化，排除一些不必要的怀疑，判断以往所做诊疗是否恰当，对于确定今后的治疗方案有很大的帮助。

（五）问过去史

自出生起详细询问，按发病的年月顺序记录。对可能与目前病变有关的内容，应详细

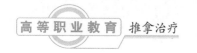

询问并记录。

（六）问个人史

应询问患者从事的职业或工种及其年限，劳动的性质、条件和常处体位及家务劳动、个人嗜好等。

（七）家庭史

询问家族内成员的健康状况。如已死亡，则应询问其死亡原因、年龄及有无可能影响后代的疾病。

其他如问二便、月经、妊娠、饮食、环境等也是比较重要的。

三、 闻诊

闻诊在推拿诊法中除中医学基础中论述的听呻吟、语言、呼吸、咳嗽等声音与嗅气味（包括二便、呕吐物、创口分泌物或其他排泄物等）之外，尤应注意以下几点。

（一）听筋响声

部分伤筋或关节病在检查时可有特殊的摩擦音或弹响声，最常见的有以下几种。

1. 关节摩擦音　医者一手放在患者关节上，另一手移动其关节远端的肢体，可闻及关节摩擦音或感到有摩擦感。一些慢性或亚急性关节疾患可出现柔和的关节摩擦音；骨性关节炎可出现粗糙的关节摩擦音。如在关节运动至某一角度，关节内经常出现尖细的声音，表示关节内有移位的软骨或游离体。

2. 腱鞘摩擦音　屈指肌腱狭窄性腱鞘炎患者在做屈伸手指的检查时可听到弹响声，多系肌腱通过肥厚的腱鞘所产生的摩擦音。所以，习惯上把这种狭窄性腱鞘炎称为弹响指或扳机指。腱周围炎在检查时常可听到似捻干燥头发时发出的声音，即"捻发音"。其多在有炎性渗出液的腱鞘周围听到，好发于前臂的伸肌群、股四头肌和跟腱部位。

3. 关节弹响声　膝关节半月板损伤或关节内有游离体时，在做膝关节屈伸、旋转活动时，可听到较清脆的弹响声。

4. 气肿摩擦音　创伤后皮下组织有大片不相称的弥漫性肿起时，应检查有无皮下气肿。检查时手指分开，轻轻揉按患部，可出现一种特殊的捻发音或捻发感。肋骨骨折后，若断端刺破肺脏，空气渗入皮下组织可形成皮下气肿；开放性骨折合并气性坏疽时也可出现皮下气肿，也常有气肿摩擦音。

（二）听骨擦音

骨擦音是骨折的主要体征之一，为骨折后骨的两断端相互摩擦所发出的音响或摩擦感。注意听骨擦音不仅可以帮助辨明是否存在骨折，而且还可进一步分析骨折属于何种性质。但应注意的是，骨擦音多数是医者触诊检查时偶然感觉到的，不宜主动去寻找，以免增加患者的痛苦和加重损伤。

（三）听入臼声

关节脱位在整复成功时，常能听到"格得"的响声。此时应立刻停止手法，以免牵拉过度引起关节周围软组织的再损伤。

四、 切诊

切诊主要包括切脉与摸诊两个方面。

（一）切脉

历代医家都很重视切脉，通过切脉能够判断疾病的表里、寒热、虚实及正气的盛衰、邪气的性质等，切脉在中医学基础课程中已做详细介绍，故此从略。

（二）摸诊

摸诊又称触诊、按诊，即医生用手触摸患处，以判断病情的轻重、性质、范围的大小、部位的深浅、肌肤的冷热燥湿、皮肤张力的大小等。摸诊主要是通过触摸、挤压、叩击、旋转、屈伸等方法来了解肢体的畸形、局部的压痛点、肤温、异常活动、弹性固定、肿块等情况。下面择要介绍脊柱触诊、腹部触诊及经穴按诊内容。

1. 脊柱触诊　需先确定脊椎位置。利用脊椎和相邻结构的解剖关系和体表标志，通过触摸来确定脊椎节段：两侧肩胛骨上角的连线相当于第2胸椎水平，两侧肩胛骨下角连线相当于第7胸椎水平，两侧髂嵴最高点连线相当于第4腰椎水平，剑突与脐孔连线中点对第1腰椎，下肋缘对第2腰椎，髂后上棘对骶髂关节上部。拇指或食、中指沿脊柱棘突自上而下触摸，注意棘突有无隆起或凹陷，棘突间隙是否相等，棘突有无偏歪，棘间韧带及棘上韧带有无增厚、肿胀、压痛。一般来说，浅压痛表示棘间或棘上韧带损伤，深压痛表示椎体、小关节或椎间盘病变。腰椎间盘突出症，病变椎间盘患侧棘突旁有深压痛和放射痛。如果腰部只有酸痛，活动正常，压痛不明显或没有压痛，往往是妇科病、肾下垂或神经衰弱引起的症状性腰痛。第三腰椎横突综合征常在横突尖部有压痛和肥厚感，或有肌肉痉挛，或有索状结节。对比两侧背肌、腰肌是否对称，有无肿胀、痉挛、包块等。如果一侧或两侧腰部或背部肌肉紧张，有压痛，说明支配该部的脊髓节段或椎体有病理改变或浅部肌肉损伤或劳损。

2. 腹部触诊　检查重点应注意有无脏器损伤。肝脾损伤和空腔脏器损伤，均有明显的腹肌紧张。先触摸肝区、脾区有无压痛；肝浊音界是否消失；有无移动性浊音；肠鸣音是否存在及有无亢进或减弱。其他部位触痛应注意有无膀胱、尿道及肾实质损伤，并结合全身情况尽早判断有无活动性出血。如触及腹腔肿物，除创伤血肿以外，临床与骨伤科有关的最常见病症为腰椎结核形成的寒性脓肿和椎体肿瘤。

3. 经穴按诊　推拿临床上还用触摸、切按等手法，在经脉、腧穴部位寻找异常变化作为诊断依据。对经脉、腧穴的按诊要遵循中医经络腧穴理论，根据经络的循行、腧穴的分布及其主治作用循经选穴进行。除按近处取穴、远处取穴、对症取穴以外，还特别强调对五输穴、原穴与络穴、背俞穴与募穴、八会穴、郄穴等穴位进行按诊。（详参《针灸学》有关内容）

项目二 推拿临床常用检查

一、骨伤科特殊检查

（一）上肢部

1. 搭肩试验 正常人手搭在对侧肩上，肘关节能贴紧胸壁。如有肩关节脱位，则患者侧手不能搭到对侧肩部，或患者手能达到对侧肩部，但肘部不能紧靠胸壁（图3-10）。此试验又称"杜格征"。

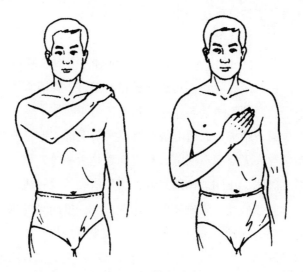

图3-10 搭肩试验

2. 肱二头肌抗阻力试验 嘱患者屈肘90°，检查者一手扶住患者肘部，一手扶住其腕部，嘱患者用力屈肘及前臂旋后，检查者拉前臂抗屈肘，如果结节间沟处疼痛，提示肱二头肌肌腱滑脱或肱二头肌长头肌腱炎。

3. 直尺试验 以直尺贴上臂外侧，正常时不能触及肩峰，若直尺能触及肩峰，提示肩关节脱位或其他因素引起的方肩畸形，如三角肌萎缩等（图3-11）。

4. 肩关节外展试验 此试验对肩部疾病能做出大致的鉴别（图3-12）。

（1）如肩关节只能轻微外展，并引起肩部剧痛者，可能为肩关节脱位或骨折。

（2）肩关节炎时从外展到上举过程皆有肩部疼痛。

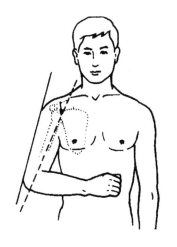 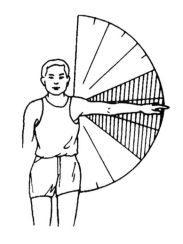

图 3-11 直尺试验　　　图 3-12 肩关节外展试验

（3）外展开始时不痛，越接近水平位时肩部越痛，可能为肩关节粘连。

（4）外展过程中肩部疼痛，上举时反而不痛，可能为三角肌下滑囊炎。

（5）从外展到上举过程中，在 60°～120° 范围内有疼痛，此范围之外反而不痛，可能为冈上肌肌腱炎。

（6）外展动作小心翼翼，并有突然肩锁部位疼痛者，可能为锁骨骨折。

5. 肘三角检查　肱骨内上髁、外上髁和尺骨鹰嘴突起在肘关节屈曲时，呈一底边向上的等腰三角形，称为肘三角；当肘关节伸直时，三点在一直线上。肘关节脱位或组成肘三角的骨骼发生骨折并移位时，这种解剖关系发生改变。

6. 网球肘试验　前臂旋后位时伸直肘关节，患者不痛。如前臂在旋前位并将腕关节屈曲后再伸肘，此时桡侧腕长肌张力较大，引起肱骨外上髁处剧痛，则提示肱骨外上髁炎（图 3-13）。

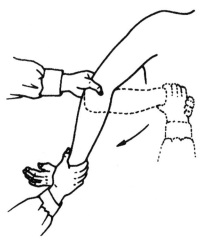

图 3-13 网球肘试验

7. 腕伸肌紧张试验 患者坐位，医者位于其前方，一手握患者肘部，屈肘呈 90°，前臂旋前位，掌心向下半握拳，另一手握住手背使之被动屈腕，然后在患者手背施加阻力，嘱患者伸腕。如肱骨外上髁处疼痛，提示肱骨外上髁炎。

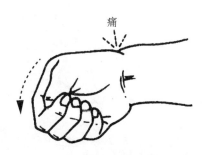

8. 握拳试验 患手握拳，做腕关节内收，则桡骨茎突处发生疼痛，为桡骨茎突狭窄性腱鞘炎（图 3-14）。

图 3-14 握拳试验

（二）下肢部

1. 站立屈髋屈膝试验 可先由健侧下肢负重，另一侧下肢屈曲抬起，由于负重侧的髋外展肌群的收缩，使另一侧骨盆向上倾斜高于负重侧。如臀中肌麻痹或髋关节脱位，当患侧下肢负重，健侧下肢屈曲抬起时，非但不能使健侧骨盆向上倾斜，反而下降低于负重侧，则该试验阳性（图 3-15）。

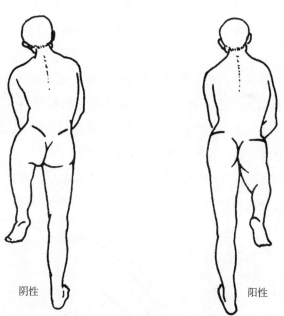

阴性   阳性

图 3-15 站立屈髋屈膝试验

2. 髂前上棘与坐骨结节连线检查 患者侧卧，患侧在上屈髋至 90°~120°，将髂前上棘与坐骨结节连成一线。在正常情况下，大转子的尖端应在此线以下，最多也不高过此线 1cm（图 3-16）。若超过以上范围时，说明大转子已向上移动，提示股骨颈骨折或髋关节脱位。

3. 掌跟试验 患者仰卧，下肢伸直，患侧足跟放在医者的掌面上。在正常情况下，足直竖在掌面上，如有股骨颈骨折、髋关节脱位或截瘫患者的髋关节松弛时，则足向外倒呈外旋位（图3-17）。

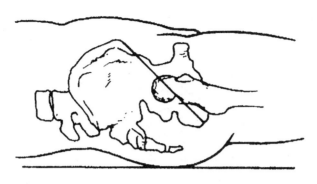

图3-16 髂前上棘与坐骨结节连线检查

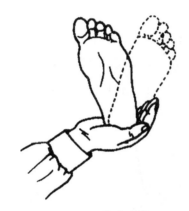

图3-17 掌跟试验

4. 髋关节过伸试验 患者俯卧，两下肢伸直，医者一手压住其骶后部固定骨盆，另一手抬起患侧小腿，使患侧髋关节过伸（图3-18）。如髋关节或骶髂关节有病变，则不能后伸；若用力后伸则骨盆也随之抬起，并出现臀部疼痛。

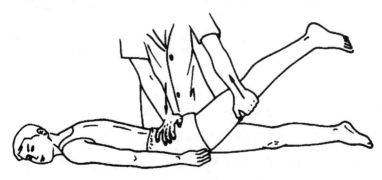

图3-18 髋关节过伸试验

5. 屈髋挛缩试验 患者仰卧，两下肢伸直（如腰椎有代偿前凸，医者应以一手掌插入其腰椎下），屈曲健侧下肢的髋、膝关节，使腰椎与床面或医者手掌接触为止。如有髋关节结核、髋关节增生性关节炎和骨性强直等，则患侧髋关节呈屈曲位，患腿离开床面（图3-19）。

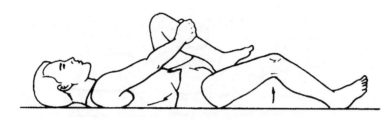

图3-19 屈髋挛缩试验

6. 足跟叩击试验 患者仰卧，两下肢伸直，医者用一手将患肢抬起，另一手以拳叩击其足跟，如髋关节处发生疼痛，说明该处有病变（图3-20）。

7. 屈膝屈髋分腿试验 患者两下肢屈曲外旋，两足底相对紧贴，将两下肢外展外旋，如有股内收肌综合征，则大腿不易完全分开，若被动分开即产生疼痛（图3-21）。

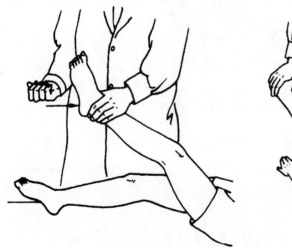

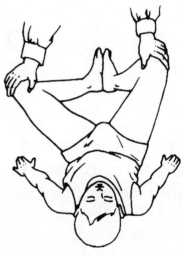

图3-20 足跟叩击试验 　　 图3-21 屈膝屈髋分腿试验

8. 浮髌试验 患者平卧，膝部伸直，医者右手拇、食指放于髌骨两侧上缘，左手食指下压髌骨时，右手如有波动感即提示关节腔内有明显液体存在（图3-22）。

9. 侧向运动试验 患者仰卧，将下肢伸直，股四头肌放松。医者一手握踝部，另一手在膝关节内侧或外侧作为支点，使小腿内翻或外翻（图3-23）。正常时无活动亦无疼痛。如韧带完全撕裂，则施力时关节出现"开口"样活动；若被动内翻膝关节，膝外侧痛时，则提示膝外侧副韧带损伤；若被动外翻膝关节，膝内翻痛时，考虑膝内侧副韧带损伤的可能。

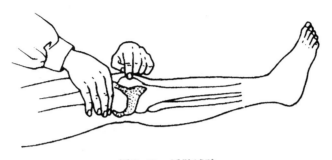

图3-22　浮髌试验

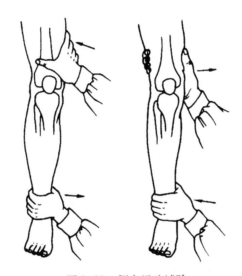

图3-23　侧向运动试验

10. 抽屉试验　患者仰卧，患腿屈膝90°。医者一手握患者踝部，一手握小腿上端将其向前和向后反复拉推（图3-24）。正常时无活动，如有向前滑动，提示前交叉韧带损伤；如有向后滑动，则提示后交叉韧带损伤。

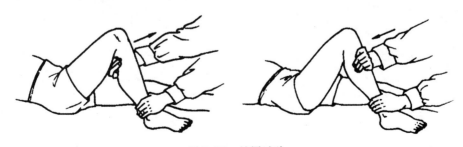

图3-24　抽屉试验

11. **膝关节旋转试验** 患者仰卧,医者一手握住膝部,使膝关节过度屈曲,另一手握足,将小腿内收外旋,然后慢慢伸直膝关节。如膝关节内侧疼痛或有响声,则说明内侧半月板损伤;反之,将小腿外展内旋,出现上述反应,则为外侧半月板损伤(图3-25)。

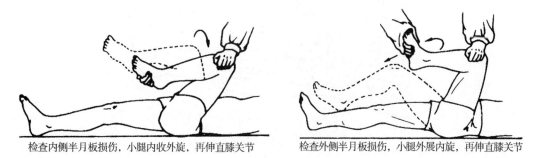

检查内侧半月板损伤,小腿内收外旋,再伸直膝关节　　检查外侧半月板损伤,小腿外展内旋,再伸直膝关节

图3-25　膝关节旋转试验

12. **研磨试验** 此试验为鉴别侧副韧带损伤与半月板破裂的方法。患者俯卧,下肢伸直,患膝屈曲至90°,助手将其大腿固定,医者用双手握住患足下压,使膝关节面靠近,然后旋转小腿(图3-26)。如有疼痛,则为半月板损伤。反之,将小腿提起,使膝关节间隙增宽,再旋转小腿时发生疼痛,则为侧副韧带损伤。

(三)骨盆和骶髂关节部

1. **双膝双髋屈曲试验** 患者仰卧,医者将患者屈曲的两下肢同时压向腹部。如活动受限、疼痛,提示该处的椎间关节有病变;如将一侧屈曲的下肢压向对侧腹部引起骶髂关节疼痛,说明有骶髂韧带损伤或关节病变(图3-27)。

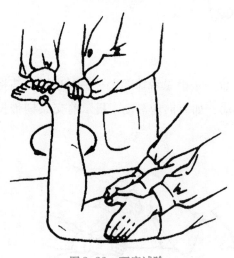

图3-26　研磨试验

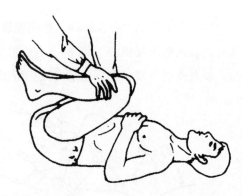

图3-27　双膝双髋屈曲试验

2. **骨盆分离或挤压试验** 患者仰卧,医者用两手各压于一侧髂骨翼上,并用力向外按或向内挤压。有疼痛者为阳性,提示骶髂关节有病变。

3. **"4" 字试验**　患者仰卧，健侧下肢伸直，患肢屈曲外旋，将足置于健侧膝上方，医者一手压住患侧的膝上方，另一手压住健侧髂前上棘，使患侧骶髂关节扭转（图 3-28）。若产生疼痛为阳性，提示髋关节或骶髂关节有病变。

4. **床边试验**　患者仰卧，患侧臀部靠床边，健侧下肢屈膝屈髋以固定骨盆，医者将其患肢移至床外并使之尽量后伸，使骶髂关节牵张和转动（图 3-29）。若此侧骶髂关节有疼痛，则提示有骶髂关节病变。

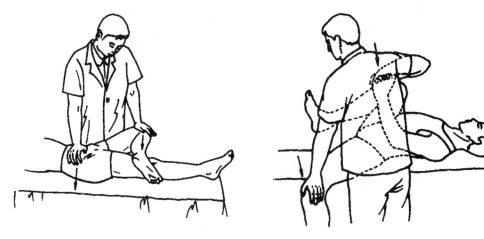

图 3-28　"4" 字试验　　　　　　　　　　图 3-29　床边试验

5. **梨状肌紧张试验**　患者俯卧，屈曲患侧膝关节。医者一手固定其骨盆，另一手握持患侧小腿远端，推小腿向外，使髋关节内旋。如有臀痛及下肢放射痛，为阳性，提示梨状肌综合征（图 3-30）。

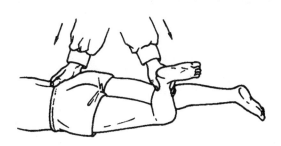

图 3-30　梨状肌紧张试验

6. **斜扳试验**　患者侧卧，下面腿伸直，上面腿屈髋、屈膝各 90°，医者一手将患者肩部推向背侧，另一手扶臀部将骨盆推向腹侧，并内收内旋该侧髋关节。若发生骶髂关节疼痛即为阳性，提示该侧骶髂关节或下腰部有病变。

（四）颈腰背部

1. **压顶试验（颈椎间孔挤压试验）**　　患者坐位，医者用双手重叠按压患者头顶，并控制颈部在不同角度下进行按压（图3-31）。如引起颈痛和放射痛为阳性，提示颈神经根受压。

2. 叩顶试验　患者坐位，医者一手掌面置于患者头顶，另一手握拳叩击掌背（图3-32）。如引起颈部或上肢部疼痛或麻木，提示颈椎病变或颈神经根受压。

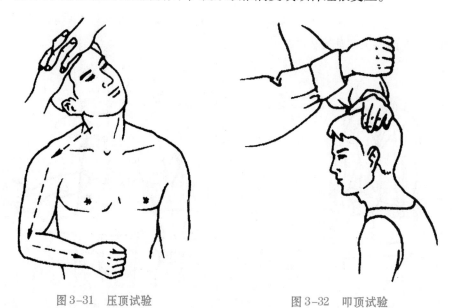

图3-31　压顶试验　　　　　　　　　　图3-32　叩顶试验

3. 仰卧屈颈试验　患者仰卧，主动屈颈1～2分钟（图3-33）。引起腰腿痛为阳性，提示腰神经根受压。

4. 臂丛神经牵拉试验　患者坐位，头微屈，医者立于被检查侧，一手将患者头部推向对侧，另一手握该侧腕部做相反方向牵引，使臂丛神经受到牵拉（图3-34）。如患肢出现放射痛、麻木，提示臂丛神经受压。

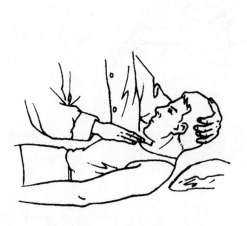

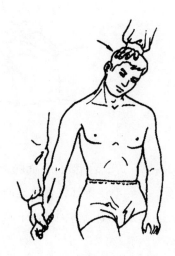

图3-33　仰卧屈颈试验　　　　　　　　图3-34　臂丛神经牵拉试验

5. 挺腹试验　患者仰卧，将腹部挺起，腰部离开床面，同时咳嗽一声。如引起腰腿痛为阳性，提示腰部神经根受压（图3-35）。

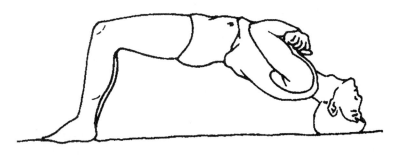

图3-35　挺腹试验

6. 直腿抬高试验　患者仰卧，将患侧下肢伸直高举，测定高举时无痛的范围。正常可达90°，如腰部神经根受压时，可出现直腿抬高明显受限，一般在60°以下即出现受压神经根分布区的疼痛，为直腿抬高试验阳性。骶髂关节和腰骶关节有病时，直腿抬高试验也能出现阳性，但疼痛的部位不同，抬腿的高度也比坐骨神经痛时高，这是因为直腿抬高不仅能牵拉坐骨神经，而且在骶髂关节产生旋转扭力。如果抬高超过90°，还能影响腰骶关节。此外，股后肌群的紧张也可引起直腿抬高试验假阳性（图3-36）。

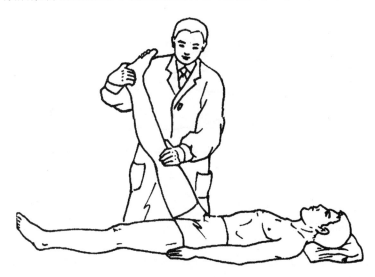

图3-36　直腿抬高试验

7. 直腿抬高加强试验　直腿抬高到出现腰腿痛的角度时，将腿放低5°~10°则腰腿痛消失，然后背屈踝关节，又引起疼痛，即可排除股后肌群紧张引起的假阳性，提示单纯性坐骨神经受压（图3-37）。

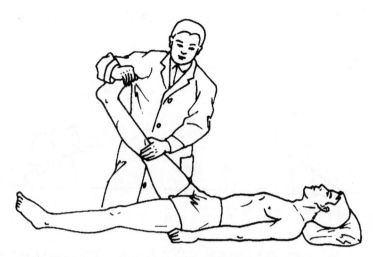

图 3-37　直腿抬高加强试验

8. 跟臀试验　患者俯卧，两下肢伸直、肌肉放松，医者握其足部屈膝使足部接触臀部（图 3-38）。如腰椎或腰骶关节有病变，则引起腰痛，病变严重者骨盆甚至腰部也随之抬起。

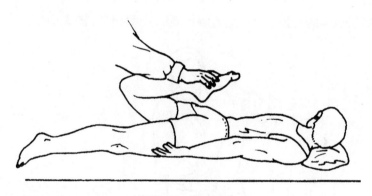

图 3-38　跟臀试验

二、　常用神经功能检查

在推拿治疗的一些常见疾病中，常伴有神经功能的损伤。因此，神经功能的检查在推拿临床上极为重要。

（一）神经反射检查

1. 生理反射

（1）深反射　刺激肌腱、骨膜等引起的反应，因系通过深感觉感受器（本体感觉）传导，故称深反射（本体反应），又称腱反射。深反射的检查最好用较软的橡皮叩诊锤叩击有关肌腱以引起反射。常检查的深反射有肱二头肌反射、肱三头肌反射、桡骨膜反射、膝腱反射和跟腱反射。深反射的记录方法为：消失（-），减退（+），正常（++），增强（+++），亢进甚至出现阵挛（++++）。深反射的减弱或消失，见于反射弧的抑制或中断。上运动神经元的损害亦可使反射增强或消失。

（2）浅反射　刺激皮肤或黏膜引起的反应称为浅反射。临床上常检查的浅反射有腹壁反射、提睾反射和角膜反射。腹壁反射可能因腹壁松弛、肥胖或腹胀而消失，提睾反射可因年老和阴囊、睾丸疾患而消失，正常情况下亦可两侧不对称。浅反射的记录方法为：消失（-），迟钝（+），活跃（++），亢进（+++）等。浅反射的减弱或消失表示反射弧的抑制或中断。上运动神经元损害时，浅反射亦表现为减弱或消失。

2. **病理反射**　病理反射指在正常情况下不出现，仅在中枢神经系统损害时才发生的异常反射。脊髓性和脑性的各种病理反射主要是由锥体束受损后失去对脑干和脊髓的抑制所产生。临床上常检查的病理反射有以下几项：

（1）划跖试验　又称巴彬斯基（Babinski's）征。患者平卧，全身放松，髋、膝关节伸直，足跟放于诊疗床上或坐位适当伸直膝关节，检查者用手握住踝关节，用火柴棒、棉签或大头针等在足底外缘从脚跟部向脚前轻划皮肤，至足趾根部转向内侧，直到踇趾附近。开始刺激宜轻，如无反应，则可逐渐增加刺激的强度，但要避免刺痛而引起逃避反应。典型的阳性反应为踇趾背伸，其余各趾呈扇形散开，其反应较跖反射缓慢，此乃锥体束损害的重要体征，可见于大脑皮质运动区及其向下投射的皮质脊髓束的损害，也可见于各种原因引起的昏迷及深度麻醉和癫痫大发作后。

（2）压擦胫试验　又称奥本海姆（Oppenheim's）征。以拇指用力沿胫骨前嵴内侧面从上而下压擦，阳性反应同划跖试验。

（3）捏腓肠肌试验　又称戈登（Gordon's）征。用手捏压腓肠肌，阳性反应同划跖试验。

（4）踝阵挛　检查者一手托住患者腘窝，一手握其足部，用力使其踝关节突然背伸，然后放松，如产生踝关节连续的交替屈伸运动，则为阳性。

（5）髌阵挛　患者仰卧，检查者一手拇、食二指抵住髌骨上极，用力向下急促推动髌骨，然后放松，如引起髌骨连续交替的上下移动即为阳性。

（6）弹手指征　又称霍夫曼（Hoffmann's）征。患者腕部略伸，手指自然微屈，检查者快速弹压被夹住的患者中指指甲，如引起其余手指的掌屈反应则为阳性。

对患者神经反射的检查必须两侧对比进行，对称性神经反射的增强或减弱，不一定是神经损害的临床表现，不对称性的神经反射的增强或减弱才更有临床意义。

3. **脑膜刺激征**　脑膜刺激征多见于脑膜炎症、蛛网膜下腔出血，或脑脊髓压力增高。重要的脑膜刺激征有以下几种：

（1）颈强直　表现为颈部屈曲有阻力，下颌不能抵及胸部。其特点为颈部僵直而被动运动时有抵抗，试图活动时有疼痛和痉挛，在颈部的各个方向运动时都可能有阻力。颈强直还可见于颈椎关节炎、颈肌炎、颈淋巴腺病、咽后壁脓肿、外伤、颈椎脱位、颈椎结核等颈部其他疾病。

（2）屈髋伸膝试验　又称Kernig's征。患者仰卧，髋、膝关节屈曲90°，然后伸直膝关节。由于屈肌痉挛，伸膝受限，并有疼痛及阻力，即为屈髋伸膝试验阳性。

（3）抬颈试验　患者仰卧，将其头用力向胸部屈曲，阳性者可见两侧大腿及小腿屈曲抬起。

（4）坐位低头试验　取坐位，双下肢伸直，上身前俯使下肢与躯干呈直角，嘱患者低头，如下颌不能触及前胸并产生疼痛即为阳性。

（二）神经感觉检查

神经感觉检查主要有浅感觉检查和深感觉检查。

1. 浅感觉检查　浅感觉是指皮肤及黏膜的触觉、痛觉及温度觉。

（1）痛觉检查　一般是用圆头针针尖以均匀的力量轻刺患者皮肤，嘱患者回答"尖的""钝的""痛""不痛"。为了避免患者主观的不实回答，间或用圆头针针帽钝端触之，或将针尖提起而用手指尖触之，以判断患者回答正确与否。痛觉障碍有痛觉减退、痛觉缺失和痛觉过敏等。检查时应把握刺激强度，可自无痛觉区向正常区检查，自上而下，两侧对比。

（2）触觉检查　一般是用捻成细条的棉花，轻触患者皮肤，嘱患者回答"有""无"或说出触到之次数。每次给予的刺激强度应一致，但刺激的速度不能有规律，避免患者未受刺激而顺口答复。触觉分为粗触觉和精细触觉，分别在脊髓内通过对侧脊髓丘脑束及同侧后索的薄束和楔束两条通路传导，故在脊髓病变时其他感觉明显障碍而触觉仍可存在。

（3）温度觉检查　包括温觉和冷觉，方法是用分别盛有冷水（5～10℃）和热水（40～45℃）的试管两支，轮番接触皮肤，嘱患者回答"冷"或"热"的感觉。测定温度觉的试管温度过高或过低均会在刺激时引起痛觉反应。

2. 深感觉检查　深感觉是指身体深部组织（肌肉、韧带、肌腱、骨骼及关节等）的感觉，包括震动觉、关节觉和深部痛觉。

（1）震动觉检查　方法是用震动着的音叉柄置于骨突起处（内外踝、髂嵴、棘突、锁骨、胸骨、腕关节等），正常情况下即有震动的感觉。骨骼具有共鸣震动，在骨突起处相对容易测定，如放于提起皮肤的皱褶上亦可有震动觉，这是因为皮肤、皮下组织、肌肉、骨骼等均有深感觉感受器。脊髓后束损害时，下肢震动觉丧失往往较上肢早。下肢震动觉减退或上、下肢震动觉不同，可能具有临床意义。然而震动觉可随年老而出现进行性减退，甚或完全丧失。

（2）关节觉检查　有被动运动觉和位置觉两种，临床通常将两者结合起来检查。测定被动运动觉时，嘱患者闭目，检查者轻轻握住患者手指或足趾的两侧，做伸或屈的动作，由患者说出活动后与活动前静止位置的方向关系，如"向上""向下"等。检查时幅度由小到大，以了解其感觉程度。如测定共济运动的指鼻试验、踝膝胫试验、站立或行走步态等。

（3）深部痛觉检查　深部痛觉是指机体深部组织所感到的疼痛。它不像浅感觉性疼痛那样局限，多表现为弥散性，其传导通路与深感觉不同，不是通过后索的薄束和楔束，而与浅感觉的痛觉一样经脊髓丘脑束传导。深部痛觉的检查一般是用挤捏肌肉、肌腱，或压迫睾丸、眼球等方法，用力宜逐渐增加。周围神经炎患者的肌肉、肌腱及周围神经的压痛增加，肌炎患者的肌肉压痛亦增加。

复合感觉（皮质感觉）：复合感觉是指利用上述两种以上的感觉进行辨认的感觉，但不是以上感觉的混合，而是需要大脑皮质（顶叶皮质）的综合、分析、统计和判断，故又称为皮质感觉。如果单纯感觉正常，而复合感觉障碍，则提示丘脑以上，特别是顶叶有损害。常用的复合感觉有皮肤定位觉、两点辨别觉、实体觉、图形觉等。

（三）周围神经损伤的检查

周围神经常因挤压、打击、牵拉和药物等原因造成损伤，神经损伤后即可发生感觉、运动和神经营养障碍，此种障碍症状同时出现几个，亦可在相隔一定时间后出现第二个、第三个障碍症状。主要周围神经损伤的检查如下。

1. 正中神经损伤　临床表现为：①手握力减弱，拇指不能对指对掌。②拇、食指处于伸直位，不能屈曲，中指屈曲受限。③大鱼际肌及前臂屈肌萎缩，呈"猿手"畸形。④桡侧3个半指掌面及其背面的末二节皮肤感觉缺失。

2. 桡神经损伤　临床表现为：①腕下垂，腕关节不能背伸。②拇指不能外展，拇指间关节不能伸直或过伸。③掌指关节不能伸直。④手背桡侧皮肤感觉减退或缺失。⑤高位损伤时肘关节不能伸直。⑥前臂外侧、上臂后侧的伸肌群及肱桡肌萎缩。

3. 尺神经损伤　临床表现为：①拇指处于外展位不能内收。②五指呈"爪状"畸形，无名指、小指尤其明显。③手尺侧（包括掌侧面的一个半手指和背侧面的两个半手指）皮肤感觉缺失。④骨间肌、小鱼际肌萎缩。⑤手指内收、外展受限，夹纸试验阳性。⑥Forment试验阳性（双手拇、食指夹持同一纸片，患侧拇指末节出现屈曲，说明拇内收肌麻痹）。

4. 股神经损伤　临床表现为：①大腿前侧和小腿内侧皮肤感觉缺失。②膝腱反射减弱或丧失。③膝关节不能伸直，股四头肌萎缩。

5. 坐骨神经损伤　临床表现为：①膝以下坐骨神经损伤出现腓总神经或胫后神经症状。②膝关节屈曲受限，股二头肌、半腱肌、半膜肌无收缩功能。③髋关节后伸、外展受限。④小腿及臀部肌肉萎缩，臀皱襞下降。

6. 腓总神经损伤　临床表现为：①足下垂，走路呈"跨阈步态"。②踝关节不能背伸及外翻，足趾不能背伸。③小腿外侧及足背皮肤感觉减退或缺失。④胫前及小腿外侧肌肉萎缩。

7. 胫神经损伤　临床表现为：①踝关节不能跖屈和内翻。②足趾不能跖屈。③足底及足跖面皮肤感觉缺失。④小腿后侧肌肉萎缩。⑤跟腱反射消失。

（四）肌力检查

1. 肌容量　观察肢体外形有无肌肉萎缩、挛缩、畸形。测量肢围（周径）时，应根据患者年龄段及病情等情况规定测量的部位。如测量肿胀时取最肿处，测量肌萎缩时取肌腹部。

2. 肌张力　在静止状态时肌肉保持一定程度的紧张度称为肌张力。检查时嘱患者肢体放松，做被动运动以测其阻力，亦可用手轻捏患者的肌肉以体验其软硬度。如肌肉松软、被动运动时阻力减低或消失、关节松弛且活动范围扩大，即为肌张力减低；反之，肌肉紧张、被动运动时阻力很大，即为肌张力增高。

3. 肌力　指肌肉主动运动时的力量、幅度和速度。检查方法及测定标准如下。

（1）检查方法　肌力测定一般不用任何特殊设备，仅通过对关节运动加以阻力（对抗）的方法。嘱患者做抗阻力运动，就能大致判断肌力正常、稍弱、甚弱或完全丧失。检查时应两侧对比，观察和触摸肌肉、肌腱，了解其收缩情况。肌力检查可以测定肌肉的发育情况和神经损伤的部位，对神经和肌肉疾病的预后和治疗有重要临床意义。

（2）测定标准　分6级：①0级：肌肉无收缩（完全瘫痪）。②Ⅰ级：肌肉有轻微收缩，但不能够移动关节（接近完全瘫痪）。③Ⅱ级：肌肉收缩可带动关节水平方向运动，但不能对抗地心引力（重度瘫痪）。④Ⅲ级：能抗地心引力移动关节，但不能抵抗阻力（轻度瘫痪）。⑤Ⅳ级：能抗地心引力运动肢体，且能抵抗一定强度的阻力（接近正常）。⑥Ⅴ级：能抵抗强大的阻力运动肢体（正常）。

三、　影像学检查

（一）X线检查

1. X线检查应用原理　X线检查是骨伤科临床检查、诊断的重要手段之一。骨组织是人体的硬组织，含钙量多，密度高，X线不易穿透，与周围软组织形成良好的对比条件，使X线检查时能显出清晰的影像。通过X线检查，不仅可以了解骨与关节损伤的部位、类型、范围、性质、程度、与周围软组织的关系，进行一些疾病的诊断和鉴别诊断，为治疗提供参考；而且还可以知道治疗过程中骨折脱位的手法整复、牵引、固定等的效果及病变的发展和预后的判断等。此外，还可以通过X线检查观察骨骼生长发育情况及某些营养和代谢性疾病对骨骼的影响。

2. X线检查的投照位置

（1）正位　又分为前后位和后前位。X线球管在患者前方，照相底片在体后是前后位；若球管从患者后方向前投照，则为后前位。

（2）侧位　X线球管置患者侧方，底片置另一侧，投照后获得侧位照片，与正位照片结合起来，即可获得被检查部位的较完整影像。

（3）斜位　侧位片上重叠阴影太多时，可申请斜位片。为显示脊椎椎间孔或椎板病变，在检查脊柱时可申请斜位片。骶髂关节在解剖上是偏斜的，也只有斜位片能显示骶髂关节间隙。

（4）开口位　第1~2颈椎正位与门齿和下颌重叠，无法看清。开口位X线片可以看到寰枢关节脱位、齿状突骨折、齿状突发育畸形等病变。

（5）脊椎运动检查　颈椎或腰椎除常规X线检查外，为了解椎间盘退变和椎体间稳定情况等，可将X线球管由侧方投照，令患者过度伸展和屈曲颈椎或腰椎，拍摄X线侧位片。

（6）断层摄影检查　利用X线焦距的不同，使病变分层显示影像，减少组织重叠，可以观察到病变中心的情况，在肿瘤、椎体爆裂骨折检查中采用。

3. X线检查在推拿科的应用

（1）X线片的质量评价　首先要评价X线片的质量。质量不好的X线片常常会使一些病变显示不出，或无病变区看似有病变而引起误判。高质量的X线片黑白对比清晰，骨小梁、软组织的纹理清楚。

（2）骨骼的形态及大小比例　因为X线检查对各部位检查的焦距和片距是一定的，故X线片上的影像大体也一致，只要平时掌握了骨骼的正常状态，阅片时对异常情况很容易分辨出来。大小比例因年龄有所不同，但大致可以看出正常与否，必要时可与健侧对比。

（3）骨结构　骨膜在X线下不显影，若在骨质外有骨膜阴影，提示表面有骨过度生长。炎症、恶性肿瘤可有骨膜阴影；雅司病、青枝骨折或疲劳性骨折等骨膜下有血肿，或骨膜下新骨形成时，也会出现阴影。骨膜阴影可见葱皮样、放射状改变及Codman三角样改变。骨皮质是致密骨，呈透亮白色，骨干中部厚，两端较薄，表面光滑，但肌肉韧带附着处可有局限性隆起或凹陷，是解剖上的凹沟或骨崤，不要误认为是骨膜阴影。长管状骨的内层或两端，扁平骨如髂骨、椎体、跟骨等处均系松质骨，X线片上可以看到按力线排列的骨小梁。若排列紊乱可能有炎症或新生物；若骨小梁透明、皮质变薄，可能是骨质疏松。有时在松质骨内可见局限的疏松区或致密区，可能是无临床意义的软骨岛或骨岛，但要注意随访。在干骺端看到有一条或数条横形、白色的骨致密阴影，这是发育期发生疾病或营养不良等原因产生的发育障碍线，无明显的临床意义。

（4）关节及关节周围软组织　关节面透明软骨不显影，故X线片上可看到关节间隙。此间隙有一定宽度，过宽可能有积液，变窄提示关节软骨有退行性改变或破坏。骨关节周围软组织，如肌腱、肌肉、脂肪等，虽显影不明显，但它们的密度不一样，若X线片质量好，可以看到关节周围脂肪阴影，并可判断关节囊是否肿胀、腘窝淋巴结是否肿大等，对诊断关节内疾患有帮助。

（5）脊柱　上颈椎开口位要看齿突有无骨折线，侧块是否对称；颈椎侧位观察寰椎的位置。一般寰椎前弓和齿突前缘的距离，成人不超过3mm，幼儿不超过5mm。若超过可能有脱位。寰椎后弓结节前缘和第2颈椎棘突根前缘相平，否则可能是脱位。齿突后缘和第2颈椎椎体后缘成一直线，否则可能是齿状突骨折脱位。其他颈椎正位两侧稍突起者为钩状突。若钩椎关节突起较尖而高，或呈鸡嘴样向侧方突出，临床上可刺激或压迫神经根或椎动脉。侧位片先看椎体和小关节的排列，全颈椎生理弧度是否正常，有无中断现象，次看椎间隙有无狭窄，椎体缘有无增生，屈伸位动态照片上颈椎弧度有无异常，椎体间有无前后错位形成台阶状。侧位片还可测量椎管的前后径和椎弓根的横径，前后径过大可能是椎管内肿瘤，过小可能是椎管狭窄。颈椎前方为食道和气管，侧位片上椎体和气管间软组织阴影有一定厚度，若增厚应怀疑有血肿或炎症。

胸、腰椎正位片要注意椎体形态、椎弓根的厚度和间距。若椎弓根变狭窄，根间距增大，可能椎管内有新生物。此外还要注意脊柱全长、椎体形态是否正常，有无异常的半椎体，并注意两侧软组织有无阴影。寒性脓疡常使椎旁出现阴影或腰大肌肿胀。下腰椎正位片还要注意有无先天异常，如隐形骶裂、钩棘、腰5横突不对称、腰椎骶化或骶椎腰化等。

侧位片观察胸、腰椎椎体排列弧度和椎间隙有无狭窄。下腰椎有时会看到过度前凸，这可能是腰痛的原因之一。如有滑脱，可能是椎间盘退变的结果。下胸椎多个楔形或扁平椎可能是青年性骨软骨炎形成的椎体。单个的变形以外伤多见，但要注意排除转移病变。质量好的X线片，椎体骨小梁清晰可见，若看不见骨小梁或出现透明样变，可能有骨质疏松症。骶尾部侧位片应注意腰骶角是否正常，有无尾骨骨折及移位。

斜位片上可以看到胸、腰椎小关节及其对合情况。如果小关节面致密或不整齐，可能是小关节创伤性关节炎或小关节综合征。腰椎侧位动态X线片可发现椎体间某一节段有过度运动或不稳定情况。

（二）CT检查

1. CT图像形成的原理　CT即电子计算机X线横断体层扫描（computed tomography，CT）。X线通过人体时，因人体组织的吸收和散射而衰减。X线衰减的程度取决于组织密度，密度高的人体组织比密度低的能吸收更多的X线。CT图像中黑的区域表示低吸收区，即低密度区；白的表示高吸收区，即高密度区。CT图像就是由几万到几十万个由黑到白不同灰度的微小方块按矩阵排列而组成，检测器将此信息由光电转换器转变为电信号，并通过模拟/数字转换器（analog/digital converter）转变为数字信号，经计算机处理形成吸收系数矩阵，再由数字/模拟转换器（digital/analog converter）把数字矩阵中的每个数字转为由黑到白不同灰度的小方块，即像素（pixel），并按矩阵排列，构成 CT 图像。

2. CT 在骨伤科临床的应用　高分辨率 CT 能够从躯干横断面图像观察脊柱、骨盆、四肢关节等较复杂的解剖部位和病变，还有一定分辨软组织的能力，并且不受骨骼重叠及内脏器官遮盖的影响，有利于骨伤科疾病的定位和诊断，为区分疾病性质、范围等提供一种非侵入性辅助检查手段。临床可根据病变选择适宜的扫描厚度和间距。一般病变小需要薄的断层，如正常腰椎间盘厚度为 8～15mm，检查时断层厚度 5mm 左右；颈椎及胸椎的椎间盘较薄，断层厚度 2～3mm。CT 检查时注入造影剂称造影增强法，可以增加病变处与正常组织之间的对比度，主要用于不够清楚或难于显示的组织病变，如脊髓和血管疾病等。

（1）正常脊柱 CT 表现

①椎管：颈部椎管略呈三角形，从颈 1 到颈 2 逐渐缩小，其余椎管差别不大。正常颈 1 前后径为 16～27mm，颈 2 以下为 12～21mm，一般认为小于 12mm 为狭窄。颈段椎管内脂肪组织很少，普通 CT 对硬膜囊显示不清楚，但蛛网膜腔比较宽大。胸段椎管的外形大小比较一致，上胸段略呈椭圆形，下胸段略呈三角形，椎管内脂肪稍多于颈段，并且仅限于背侧及椎间孔部位。上腰段椎管呈圆形或卵圆形，下段为三角形，前后径正常范围为 15～25mm，椎弓间距离为 20～30mm，腰 4～5 段均大于腰 1～3 平面。由于腰椎段硬膜囊外的脂肪组织丰富，CT 扫描能够识别蛛网膜腔、神经和黄韧带，有时还可以显示出椎管内的马尾神经、圆锥和硬膜外静脉；而颈段和胸段椎管的正常解剖结构常常不能清楚地显示出来，这与该段椎管的大小、形态和硬膜外脂肪组织较少有关。

②椎间盘：颈、胸段椎间盘平均厚度为 3～5mm，腰段为 15mm，而腰 5-骶 1 椎间盘厚度一般不超过 10mm。颈椎间盘横切面近乎圆形，胸椎及上 4 个腰椎椎间盘后缘呈长弧形凹陷，腰 4～5 椎间盘后缘弧形中部变浅，腰 5～骶 1 椎间盘后缘呈平直状或轻度隆凸。腰、骶段与颈段不同，椎管内有丰富的脂肪组织分布在硬膜囊周围和侧隐窝内，厚度可达 3～4mm，由于脂肪的 CT 显示率稍低于椎间盘组织，故普通 CT 扫描大都可以清楚地看出椎间盘与硬膜囊的关系。

③脊髓：颈段脊髓横断面呈椭圆形，前缘稍平，在前正中可见浅的凹陷，为正中裂；后缘隆凸，后正中沟看不清楚。胸段脊髓横断面为圆形，相当于胸 9～12 段为脊髓膨大，其远段很快缩小，形成脊髓圆锥。

④侧隐窝（神经根管）：侧隐窝由前侧、后侧和外侧壁构成，内侧向硬膜囊开放。椎体后上缘和椎间盘构成前壁；上下关节突、关节囊和黄韧带构成后壁；外侧壁由椎弓根构成。侧隐窝在椎弓根上缘处最窄，为神经根到达椎间孔的通道，其正常前后径为 5～7mm，一般小于 5mm 考虑为狭窄。

⑤黄韧带：正常厚度为 2～4mm，在椎管及腰神经孔部位稍变薄。

（2）椎间盘突出症 CT 表现

①腰椎间盘突出：常发生在腰 4～5 及腰 5～骶 1 椎间盘，约占 90%。CT 扫描可以显示突出位置，如侧方、中央、中间偏一侧和最外侧的较小突出。突出部位邻近的硬膜外脂肪消失，硬膜囊受压变形、神经根移位、增粗、变形及突出髓核钙化等。因为脊柱两侧自然对称，故容易发现异常变化。椎间盘术后症状复发的患者，CT 扫描可以帮助区别骨或软组织的压迫，了解病变部位上、下椎间盘的情况。

②胸椎间盘突出：由于椎管相对较小，硬膜外脂肪也少，普通 CT 扫描不易发现突出，必要时可采用注入水溶性造影剂增强检查法，一般常规脊髓造影也可以显示出来。

③颈椎间盘突出：颈椎管虽然比胸椎管宽大，但脂肪组织也少，有时普通 CT 扫描可以显示颈椎间盘突出是由于椎间盘组织的 CT 值比硬膜囊高。为了显示清楚，注射造影剂进行检查较好。

（3）椎管狭窄 CT 表现　椎管狭窄是由于先天性骨发育异常、脊柱退行性变或多种混合因素导致脊髓、马尾和神经根受压引起的综合征，最多见的是腰椎椎管狭窄，其次为颈椎椎管狭窄，胸椎椎管狭窄很少见。腰椎椎管狭窄表现为上下关节突增生肥大，椎管呈三叶状改变。通常椎管矢状径小于 12mm，侧隐窝小于 5mm 者诊断为狭窄。当椎间盘退变伴有椎间盘膨出时，CT 图像可见椎体周围呈均匀性膨隆，有时呈多节段性，与腰椎间盘局限性突出不同，椎间盘膨隆在脊柱原有退变的基础上可加重对脊髓、神经根的压迫。CT 扫描大多能分清椎管狭窄是发育型、退变型或混合型。颈椎椎管狭窄与腰椎椎管狭窄的原因基本相同，但由于颈椎解剖部位的关系，临床症状比较复杂，大多数学者应用测量椎管矢状径作为判断狭窄的依据，但不能作为诊断狭窄唯一的依据。

（4）软组织及骨肿瘤 CT 表现　CT 扫描有助于肿瘤定位和受累范围的确定，还可了解肿瘤与邻近神经干、大血管的解剖关系。CT 扫描不受骨组织和内脏器官遮叠的影响，对早期发现脊柱、骨盆等复杂解剖部位的肿瘤有独特的作用。CT 可观察脊柱肿瘤骨质破坏程度、范围与软组织等的关系。对外向生长的骨肿块，CT 扫描可以明确肿块基底部与骨质的关系，有助于判断切除后局部骨质是否需要重建等情况。CT 扫描软组织肿瘤，可以从肿瘤密度的差异、边缘是否完整和有无包膜等区别恶性或良性肿瘤，如脂肪瘤、血管瘤等，但并不能够鉴别所有肿瘤。

（5）脊柱结核 CT 表现　一般正、侧位 X 线片可以明确脊柱结构的诊断，但对椎间隙正常、骨质破坏或椎旁寒性脓肿阴影不明显者，X 线片往往不能明确诊断，CT 扫描检查可提供重要帮助。

（6）骨折 CT 表现　普通 X 线片基本上都能满足骨折临床诊断的需要，但不能满足脊柱、骨盆等部位骨折的检查。CT 扫描可以发现 X 线平片很难辨认的小碎骨片，如陷入髋关节腔内的股骨头或髋臼缘骨折的小碎片，并能够较好地显示出骨折片与椎管、脊髓的关系及脊柱后侧骨折累及的范围。应用 CT 扫描显示椎体爆裂骨折效果十分满意，能看到椎体破坏程度及骨折片穿入椎管压迫脊髓神经等情况，为手术摘除骨碎片提供重要依据。

四、 实验室检查

实验室检查主要是指血液与二便常规及血沉、抗"O"和类风湿因子等项检查，必要时也可做生化、血液和二便培养等检查。

1. 红细胞沉降率　正常男性为 10mm/h 以下，女性为 15mm/h 以下，超过正常值可能为风湿或类风湿疾病所致。

2. 类风湿因子　是抗变性 IgG 的抗体，其本身属于 IgM，可做胶乳凝集试验、致敏红细胞凝集试验和致敏胶凝集试验检测。检查类风湿因子对类风湿疾病和自身免疫性疾病的诊断有一定的参考价值，其阳性率在 70% 左右，而正常人的阳性率不超过 5%。出现类风湿因子阳性，要结合临床症状全面分析，在排除皮肌炎、硬皮病、恶性贫血、系统性红斑狼疮和慢性肝炎等疾病以后方能做出类风湿疾病的诊断。

五、 其他检查

有时为了对一些疾病做进一步的明确诊断，还必须借助于眼底检查、肌电图、心电图、脑电图、脑血流图、超声波及 MRI 等检查。

附： 脊柱骨盆疾病诊断要点及四步定位诊断法

（一）诊断要点

1. 具有自觉症状如疼痛麻木（尤其是放射性的）、活动障碍、相关器官功能异常等一项或多项表现者。

2. 望诊见脊柱区色素改变，棘突凹陷、凸起或偏歪，脊柱侧弯，生理曲度异常者。

3. 触诊见棘突增粗、压痛、偏歪，与脊柱有关的肌肉、韧带附着点有明显痉挛、增粗、条索状或砂粒状硬结，有剥离、摩擦音（感）等阳性反应者。

4. X 线片及其他检查有一项以上支持脊椎综合征诊断者。

5. 各科会诊排除骨折、脱位、肿瘤、结核、嗜伊红细胞肉芽肿及各专科器质性病变者。

6. 化验检查正常者（排除炎症病变）。

7. 早期错位或轻微错位，有时 X 线及辅助检查难以发现，根据望诊、触诊和自觉症状即可确诊。

8. 对于不能明确诊断，又排除了其他科器质性病变，临床可行诊断性整脊，有效者即可确诊。

（二）四步定位诊断法

1. 神经（临床症状）定位诊断法　问诊时，根据患者疼痛、麻木的部位，活动范围减小的关节，内脏器官病症对应的交感神经节段，脊周异常肌肉韧带附着的脊椎部位，椎动脉和脊髓有无受刺激或（和）压迫等，初步分析判断错位的脊椎或脊柱小关节。在进行神经定位诊断时应注意：①大多数脊柱及其相关疾病的脊柱受损部位在单个至数个相邻椎体上。②部分脊柱相关疾病可涉及多段脊椎，如排尿异常既可由颈1、颈2错位引起（中枢性），也可由胸、腰椎及骨盆错位引起（低级排尿中枢），故初步定位时应考虑多段脊椎异常。③同一错位部位可引起两种及以上脊柱相关疾病，如上段颈椎错位可引起不寐和过敏性鼻炎（异病同源）；但也有同时患两种以上病症，而脊椎损害不在同一节段的，则要逐个病症进行分析。④对一些内科疾病检验报告异常而症状不明显或无症状者，可按产生异常项目的器官，寻找该器官的交感神经节段进行判断；如高脂血症和2型糖尿病有时症状不明显或无症状，仅在体检时检验异常，二者与胰岛素分泌不足，造成糖、脂肪和蛋白质代谢紊乱有关，而支配胰腺的交感神经发自胸6~8脊髓侧角，发病的神经节段可初步确定为胸8~10有错位。

2. 望诊（形态色泽）定位诊断法　望脊柱的形态，观察有无偏歪、凹陷、凸起；望形体，观察有无头偏颈歪，双肩不平，两胯一高一低及四肢长短、周径不一等；望脊柱区，观察有无肤色改变、色素斑及异生毫毛等。结合第一步神经定位诊断的结果，进一步确定发病的脊椎、关节及病变的类型。

3. 触诊（检诊）定位诊断法　通过触诊，检查脊椎横突、棘突、关节突及骨盆有无偏歪，椎旁有无压痛、病理阳性反应物（条索硬结、环状肿块、摩擦音或摩擦感、弹响音、肌萎缩或代偿性肥大等）。通过特殊检查（如压顶试验等）、神经系统检查等，结合第一、二步定位诊断，进行第三步定位确诊。

4. 脊椎影像定位诊断法　脊椎不同投照位的X线、CT、MRI检查，可以观察脊柱、骨盆的结构，椎间相对位置，骨关节的形态变化等，首先对排除骨折、脱位、结核、肿瘤、化脓性炎症、嗜伊红细胞肉芽肿、风湿、痛风、脊柱先天畸形等整脊禁忌证有益，同时也是诊断脊柱疾病的重要手段。检查后按以下顺序观察，再结合前三步做出最后诊断：①排除上述禁忌证，有骨科手术史者要注意手术部位骨切除情况或内固定、植骨或人工椎体情况。②分析小关节、骨盆错位的部位、类型，判断有无椎间盘突出；椎小关节错位可见于颈胸腰椎及骨盆，错位形式有前后移位、仰倾式、侧弯侧摆式和混合式错位等。③分析椎间盘变化程度、骨质增生部位及与发病的关系。④观察关节炎症、骨质疏松、韧带钙化等的部位和程度，作为选择治疗方案的参考。

脊柱四步定位诊断法重视运用"四诊"进行临床查体，强调第一、二步定位做出发病范围的初步诊断，第三步触诊查体与第一、二步判断相符者，证明判断准确，第四步与前三步吻合者，即可做出最后定位诊断。该方法最大限度地避免脊柱疾病传统诊断中以影像检查为依据，不进行四诊查体就下结论的诊断方法所造成的误诊和漏诊。

复习思考

1. 简述推拿临床四诊的要点。
2. 推拿临床常用检查方法有哪些？
3. 推拿临床常用神经功能基础有哪些？
4. 脊柱骨盆疾病的诊断要点有哪些？
5. 简述脊柱骨盆疾病的四步定位诊断法。
6. 正常脊柱 X 线检查表现特点有哪些？

扫一扫，知答案

扫一扫，看课件

模块四

推拿治则与治法

【学习目标】
　　掌握推拿治疗各科疾病的基本原则、施术原则、基本治法。

项目一　推拿治则

　　治则即治疗原则。推拿治疗原则是推拿治疗疾病的总法则，是在中医基础理论指导下制定的对临床病症治疗具有普遍指导意义的大纲领和总原则。治则和具体的治疗方法不同，治则是治疗疾病的总原则，治法是治疗疾病的具体方法。任何具体的治疗方法，总是由治疗原则所规定，并从属于一定的治疗原则的。因此，在对疾病进行全面分析，采取具体治疗措施之前，必须选定正确的治则和治法，缺少这一步骤，一切治疗活动终将陷入盲目而导致失败。例如，各种病症从邪正关系来讲，离不开邪正斗争、消长盛衰的变化。因此，扶正祛邪即为治疗原则。而在此原则指导下采取的益气、养血、滋阴、补阳等法，就是扶正的具体方法；而发汗、涌吐、通下等法，就是祛邪的具体方法。

　　由于疾病的证候表现多种多样，病理变化极为复杂，而且病情又有轻重缓急的差别，不同的时间、地点，不同的个体差异，体质、年龄等不同，其病理变化和病情转化则不尽相同，故推拿治疗时手法亦随之千变万化。有成人推拿手法、小儿推拿手法，有单式手法、复式手法，有兴奋性手法、抑制性手法，有温热法、寒凉法等。因此，在复杂多变的疾病现象中，必须抓住病变的本质，治病求本，根据邪正斗争所产生的虚实变化扶正祛邪，按阴阳失调的病理变化调整阴阳，并针对病变轻重缓急及病变个体的时间、地点、体质、病性、病位等不同而治有先后，做到因时、因地、因人、因病、因位制宜及合理运用同病异治、异病同治，并且选择正确的手法操作辨证施术，唯此才能取得满意的治疗效果。

一、基本原则

（一）治未病

治未病一直是中医防治疾病的指导思想，为历代医家所推崇。中医现存最早经典《黄帝内经》就反复强调治未病的重要性，如《灵枢·逆顺》载："上工治未病，不治已病。"《素问·八正神明论》指出："上工救其萌芽……下工救其已成。"《素问·四气调神大论》云："是故圣人不治已病治未病，不治已乱治未乱，此之谓也。夫病已成而后药之，乱已成而后治之，譬犹渴而穿井，斗而铸锥，不亦晚乎？"这些均阐明了"治未病"的重要性。东汉张仲景《金匮要略》明确指出推拿疗法与治未病的关系，将当时流行的膏摩作为治未病的重要方法之一："若人能养慎，不令邪风干忤经络，适中经络，未流传脏腑，即医治之，四肢才觉重滞，即导引、吐纳、针灸、膏摩，勿令九窍闭塞。"孙思邈《备急千金要方·少小婴孺方》中载："小儿虽无病，早起常以膏摩囟上及手足心，甚避风寒。"孙氏还注重将推拿用于日常保健："每日必须调气补泻，按摩导引为佳，勿以康健便为常然，常须安不忘危，预防诸病也。"这些都是对《黄帝内经》治未病基本原则的发展。

推拿治未病主要包括未病先防、将病先治、既病防变、瘥后防复四个方面。

未病先防是指重视预防，注重发挥人的主观能动性，防止疾病的发生。它是在中医养生思想指导下，运用传统导引或养生按摩方法进行的预防性治疗——保健推拿。《修昆仑验证》指出，自我揉法"非但可以自治已病，并可以治病之未生"。《寿世传真》认为："延年却病，以按摩导引为先……与其疾痛临身，呻吟卧榻，寄命于庸瞽之疗治，乞灵于冥漠之祈祷，何如平时习片刻之勤，免后日受诸般之苦。"传统自我按摩导引的方法很多，临床可选用八段锦、易筋经、十二段锦、按摩十术、却病八则、延年九转法、十二段动功等。

将病先治是指预见到某些疾病将要发生时予以针对性的推拿干预，防止疾病发生。如推拿治疗痛经就是强调在月经来潮前数日就开始治疗。

既病防变是指疾病发生之后，除了针对性地及时治疗之外，还应预见到疾病发展的方向，积极采取措施防止其进一步恶化。如推拿治疗中风患者，可用拍法预防坠积性肺炎；用踝关节摇法和扳法预防跟腱挛缩。

瘥后防复是指疾病初愈后应当采取适当方法防止旧病复发。如推拿治疗中风初愈患者时，除了减轻症状，还应治疗导致疾病的原发因素，继续推拿巩固疗效，或指导患者自我导引和按摩，纠正不良生活习惯等。

（二）治病求本

"本"的本义是树木的根，引申为本质、本原。治病求本就是寻找出疾病的本质和主要矛盾，针对其最根本的病因病理进行治疗，这是中医推拿辨证施治的一个基本原则。

"本"是相对于"标"而言的，"本"与"标"是一对相对的概念，具有多种含义。如从邪正双方来讲，正气是本，邪气是标；从病因与症状来说，病因是本，症状是标；从病变部位来说，内脏是本，体表是标；从疾病先后来说，旧病是本，新病是标，原发病是本，继发病是标。标与本概括了疾病过程中对立双方的主次关系：标一般属于疾病的现象与次要方面，本一般属于疾病的本质与主要方面。

任何疾病的发生、发展，总是通过若干症状显示出来的。然而，疾病的症状只是现象，有些甚或是假象，并不能完全反映疾病的本质。只有在充分了解疾病的各个方面，包括症状表现在内的全部情况的前提下，透过症状进行深入地综合分析，才能探求疾病的本质，找出病之所起，从而确定相应的治疗方法。如腰椎滑膜嵌顿及急性腰扭伤引起的腰痛，就不能采取简单的相同手法对症止痛，而应综合病史、症状、体征及检查结果，全面分析，分别采取不同手法进行治疗，才能取得满意效果。

运用治病求本这一原则的同时，必须正确处理"正治与反治""治标与治本"之间的关系。

正治与反治也是在推拿临床中治病求本的关键。所谓正治，就是反其疾病性质而治的一种治疗方法，如"寒者热之""热者寒之""虚则补之""实则泻之"等。正治是推拿临床最常用的治疗方法，如寒邪所致痛经，常采用擦法、摩法以起到温阳散寒止痛的作用。反治则是顺从疾病假象而治的方法，如"塞因塞用""通因通用"等，如因伤食所致的腹泻，不仅不能用止泻的方法来治疗，反而要用消导通下的方法去其积滞，达到止泻的目的。

在复杂多变的病症中，常有标本主次的不同，因而在治疗上就应有先后缓急之分。一般情况下，治本是根本原则。但在某些情况下，标证甚急，不及时解决可危及患者生命，或可引起其他严重并发症，就应该采取"急则治标"的原则，先治其标，后治其本。如急性腰痛、牙痛、坐骨神经痛等，疼痛往往是主诉。因此，治疗时宜先使用相应的推拿方法止痛，待疼痛明显减轻后，再行四诊和综合辨证治其本。而对于慢性病或急性病恢复期，则宜采取"缓则治本"的原则。如对于肾阳虚导致的腰膝酸软无力，治疗时宜采用温补肾阳的方法进行治疗。若标本并重，则应标本同治。如骶髂关节错缝，疼痛剧烈，腰肌有明显的保护性痉挛，治疗时应在放松肌肉、缓解痉挛的前提下，实施整复手法，可使错缝顺利回复，达到治愈的目的。

临床上，疾病的症状是复杂多变的，标本的关系也不是绝对的，而是在一定条件下相互转化。因此，临证时还应注意标本转化的规律，不为假象所迷惑，始终抓住疾病的主要矛盾，做到治病求本。

（三）扶正祛邪

扶正祛邪是指扶助正气，祛除邪气，从而改变邪正双方力量对比，使疾病向有利于健康的方向转化的治疗原则。扶正适用于正虚而邪不盛的病症，祛邪适用于邪实而正未伤的病症。扶正与祛邪两者密切相关，扶正有助于祛邪，祛邪也可安正。扶正与祛邪同时进行则适用于正虚邪实的病症。

邪正盛衰决定病变的虚实，"邪气盛则实，精气夺则虚"。"虚则补之"，"实则泻之"，补虚泻实是扶正祛邪这一原则的具体应用。一般而言，兴奋生理功能、作用时间长、轻柔的推拿手法具有补的作用，具体应用时可通过疏通经络，活跃气血，刺激扶正补虚的相关腧穴，采取补虚药物进行膏摩，或通过自我按摩达到扶正的目的；抑制生理功能、作用时间短、重刺激的推拿手法具有泻的作用，可通过通便、利尿、排痰、发汗、调息等方法排毒祛邪。在临床运用时，应遵循"扶正不留邪，祛邪不伤正"的原则，细致观察邪正盛衰的情况，根据正邪双方消长盛衰的情况，决定扶正与祛邪的主次和先后。

（四）调整阴阳

人体是一个阴阳平衡系统，各种致病因素导致的机体阴阳消长失去动态平衡，均会形成阴阳偏胜偏衰等阴阳失衡的病理状态。调整阴阳也就成为中医推拿治疗的基本原则。诚如王冰注《素问·血气形志》"治之以按摩醪药"时说："夫按摩者，所以开通闭塞，导引阴阳。"

阴阳偏盛，即阴邪或阳邪的过盛有余。阳盛则阴病，阴盛则阳病。治疗时可采用"损其有余"的方法。

阴阳偏衰，系指人体阴血或阳气的虚损不足。阴虚则不能制阳，常表现为阴虚阳亢的虚热证；阳虚则不能制阴，多表现为阳虚阴寒的虚寒证。治疗时可采用"补其不足"的方法。如阴阳两虚，则应阴阳双补。由于阴阳是相互依存的，故在治疗阴阳偏衰的病症时，应该注意"阴中求阳"，"阳中求阴"，"从阴引阳，从阳引阴"，也就是在补阴时适当佐以温阳，温阳时适当佐以滋阴，从而使"阳得阴助而生化无穷，阴得阳升而泉源不竭"。

此外，由于阴阳是中医辨证的总纲，疾病的各种病理变化均可用阴阳失调来概括。因此，从广义来讲，诸如解表攻里、越上引下、升清降浊、寒热温清、补虚泻实及调和营卫、调理气血等治法，亦都属于调整阴阳的范围。《素问·阴阳应象大论》说："其高者，因而越之；其下者，引而竭之；中满者，泻之于内；其有邪者，渍形以为汗；其在皮者，汗而发之；其慓悍者，按而收之；其实者，散而泻之。审其阴阳，以别柔刚，阳病治阴，阴病治阳，定其血气，各守其乡。"正是调整阴阳这一法则的具体运用。

（五）五因制宜

因时、因地、因人、因病、因位制宜，是指推拿治疗疾病时要根据季节、地区、年龄、体质、病情及病位等不同而制定相应的治疗方法的原则。

因时制宜是指推拿时要根据不同的时令、季节、时辰而采取不同的治疗措施。如冬季多寒，易夹风邪，推拿时宜用温热手法治疗；夏季暑热，多夹湿邪，推拿时宜用祛暑利湿、和脾健胃手法治之。早晨治疗时手法宜轻忌重，避免导致晕厥；晚间治疗则不宜采用兴奋型手法，以免影响睡眠。

因地制宜是指根据不同的地理环境来选择不同的治疗手法、穴位和部位。如北方多寒冷，人们喜食辛辣之品，同时人体为适应寒冷环境而积极运动，故北方人多体格健壮，推拿时手法宜深重；南方温暖，气候平和，饮食稍甜，人体代谢不如北方人旺盛，故体格多娇小，推拿时宜用温和手法。

因人制宜是指临证时要根据患者的年龄、性别、职业、体质、既往史、家族史等不同来制定适宜的治疗方法。如老年人和小儿推拿手法宜稍轻，且小儿推拿时多用介质；青壮年推拿时手法可稍重；体质有强弱、偏寒偏热及对手法刺激的耐受性的不同，推拿治疗时手法刺激亦明显有所不同。

因病治宜是指根据不同病症病情而采用不同的治疗方法。在同一季节、同一地区、同一年龄和体质情况下，同一病邪侵袭或人体损伤时可产生不同的病症，治疗时应该视其病症的表里、寒热、虚实、阴阳及病情的轻重、缓急等采用不同的推拿方法。

因位制宜是指根据不同的病变部位和受术部位或不同穴位而选用不同的推拿手法。因推拿所治病症的病位有浅深、上下、皮肉、经络、脏腑、筋骨等不同，治疗方法相应有所差异。如操作部位在腰臀四肢、病变部位在深层，手法刺激量宜稍大；若操作部位在头面胸腹、病变部位在浅层，则手法刺激量宜较小。推拿足经和阳经时，手法宜稍重；推拿手经和阴经时，手法应稍轻。

（六）病治异同

病治异同，包括"同病异治"和"异病同治"两个方面。

同病异治是指同一疾病，由于发病的时间、地区、患者的体质和疾病所处的阶段不同，所表现的证候各异，故采取的治疗方法不同。如颈椎病根据临床表现分为神经根型、脊髓型、椎动脉型、交感神经型及混合型等不同证型。证型不同，推拿方法就有所不同。

异病同治是指不同的疾病，在出现相同证候时，应采取同样的治疗方法。如冈上肌肌腱炎和冈上肌肌腱钙化症临床表现相似，故推拿治疗方法相同。再如，脾胃虚寒之胃脘痛、脾肾阳虚之泄泻及中气下陷之胃下垂等不同疾病，因其病机均为脾虚气陷，故推拿治疗均可采用健脾和胃、补中益气的手法治疗。

总之，病同证不同则治法不同，病不同而证相同则治法相同。也就是说，病治异同是以病机为依据的治疗原则。

二、 施术原则

（一）整体观念，辨证施术

整体观念和辨证论治是中医学的两大基本特点，也是中医治病的根本原则。中医学认为人体是一个有机的整体，人与外界环境也是一个密切相关的整体。任何局部的病变都可有整体的病理反映，整体功能失调也可反映于局部，故应将局部的病理变化与整体病理反映联系起来。此外，由于季节气候、地区环境、昼夜晨昏、职业特点、生活习惯等对人体都有不同的影响，人与自然界存在着既对立又统一的关系，故推拿治疗疾病时应从整体观念出发，全面考虑，因时、因地、因人、因病、因位制宜，制定详细完善的治疗方案。

推拿临床既重视辨病又重视辨证。推拿的辨病辨证，是通过四诊及必要的物理检查和实验室检查，全面了解患者的全身情况和局部症状，对疾病进行综合分析，先得出正确的诊断（即辨病），再运用八纲、脏腑、气血津液、卫气营血、六经等辨证方法确立证型（即辨证），才能确定适宜的治则治法，选择相应的手法和治疗部位进行治疗。辨证是决定治疗的前提和依据，而施术是治疗疾病的手段和方法。如漏肩风的发病原因有气血不足、外感风寒湿邪及外伤劳损，故辨证应辨清以何种因素为主，相应的施以补益气血、祛风散寒除湿、行气活血化瘀等手法。如辨证不清，则施术无章，治必不效。

（二）标本同治，缓急兼顾

任何疾病的发生和发展，总是通过若干症状表现出来的，而这些症状只是疾病的现象，并不都反映疾病的本质，有的甚至是假象。只有在充分掌握病情资料的前提下，通过综合分析，才能透过现象看到本质，分清标本缓急。

由于推拿学自身的特点，在"治病必求于本"的原则指导下，临床常标本同治、缓急兼顾。既要针对疾病的主要矛盾治疗，又要注重疾病次要矛盾的处理；既要积极治疗疾病的急性症状，又要兼顾疾病慢性症状的处理。如腰部的急性扭伤，疼痛剧烈，腰肌有明显的保护性痉挛，治疗当在放松肌肉、缓解疼痛后立即治疗病本。此外，在临床上为了做到标本同治、缓急兼顾，不仅要运用手法，而且要与其他疗法相结合。

（三）以动为主，动静结合

推拿治疗时不论是手法对机体的作用方式，还是指导患者所进行的功法训练等，都是在运动。"以动为主"是指在手法操作或指导患者进行功能锻炼时，应在五因制宜原则指导下，确定手法和功法作用力的强弱、节奏的快慢、动作的徐疾和活动幅度的大小。适宜的操作和运动方式，是取得理想疗效的关键。同时，推拿治疗也必须注意"动静结合"，一是在手法操作时，要求术者和受术者双方都应情志安静，思想集中，动中有静；二是推拿治疗及功法锻炼后，受术者应该注意适当的安静休息，使机体有一个自我调整恢复的过程。医务人员在制定治疗方法时，动和静一定要合理结合，应当根据具体病症而掌握好治疗后患者动和静的相对时间和程度。如漏肩风、落枕等宜较早进行功能锻炼；而急性腰扭伤、腰椎间盘突出症等病的初期应注意卧硬板床、系腰围制动等，就是以动为主、动静结合的具体和灵活运用。

项目二　推拿治法

推拿治法，是在治则指导下根据辨病辨证的结果确立的治疗大法，常因病症、施用手法的性质、作用及施术部位和穴位的不同而有许多不同的治法，概括起来主要有温、通、补、泻、汗、和、散、清八法。

一、温法

温法，即温热之法，具有温经散寒、补益阳气的作用，适用于虚寒证，多使用摆动、摩擦、挤压类手法，缓慢、深沉、柔和而有节律地较长时间操作。推拿手法产热最强的应属擦法。临床可用摩揉丹田，擦肾俞、命门等温补肾阳；按摩中脘、关元，拿肚角等温中散寒止痛；分推肩胛骨，揉肺俞，摩中脘，揉足三里等温肺化饮；摩关元，擦八髎，揉龟尾等温阳止泻。揉外劳宫能温阳散寒、升阳举陷，治疗泻痢、脱肛、遗尿；推三关能温阳散寒、补气行气、发汗解表，主治一切虚寒证等。

二、通法

通法，即疏通之法，具有祛除病邪壅滞的作用。推拿具有显著的疏通经络作用，其治疗作用可分为：开通、宣通、疏通、温通、通调、通散、通利、通降、通关、通窍、通闭、通经、通络、通血脉、通脏腑等。临床中，四肢多用推、拿、搓、揉、掐等手法，以通其经络腧穴；点按背俞穴可调畅脏腑之气血；擦摩胁肋能疏肝理气；掐人中、十宣、威灵等穴能通关窍、醒脑神；拿揉肩井可行气活血；掌拍、掌振胸腹、肩背可化痰、排痰。推拿手法中以击法最具疏通效果，可以通调一身之阳气，多用于大椎、八髎、命门、腰阳关等处，以疏通经络，调和气血。

三、补法

补法，即滋补之法，具有补益气血津液、增强脏腑功能的作用，凡是虚证皆可用补法，通常以摆动类、摩擦类手法为主，但操作要轻柔，不宜过重刺激。临床中补五脏虚损时，多在督脉、膀胱经背俞穴、腹部特定穴施术，手法以摆动、摩擦类为主，操作宜轻柔、长时、弱刺激。补益气血多采用摩揉中脘、关元、脾俞、胃俞、肾俞，按揉膻中、膈俞等；补脾胃多采用摩腹、揉脐、按揉足三里等；补肝肾多采用擦命门、腰阳关，揉关元、气海等；补肾经多摩揉涌泉穴。

四、 泻法

泻法，即泻下之法，可用于下焦实热证。由于结滞实热，食积火盛，引起下腹胀满或胀痛、二便不通等，皆可用本法治疗。临床一般可用摆动、摩擦、挤压类手法，手法的力量要稍重，手法频率由慢渐快，操作方法与补法相反。如食积便秘者，多采用揉板门、清大肠、揉天枢、运外八卦、摩腹、揉脐等法；心胃火盛见烦渴、口舌生疮、小便黄、大便干结等，可用揉内劳宫、退六腑、揉总筋、打马过天河、清小肠等法；肺火盛见鼻衄、喘咳等，可清肺经，揉列缺、大椎，刮推肺俞等。

五、 汗法

汗法是发汗、发散的方法，可使病邪从汗而解，多用于治疗表证。推拿汗法主要适用于风寒外感和风热外感两类病症。对外感风寒，可用先轻后重的拿法加强刺激，步步深入，使汗逐渐透出，达到祛风散寒解表的目的。外感风热则用轻拿法，手法宜柔和轻快，使腠理疏松，微汗解表。汗法多采用拿法、按法、一指禅推法等挤压类和摆动类手法。如用一指禅推和拿风池、风府以疏散风邪；按拿合谷、外关以祛风解表；推按揉大椎以发散热邪、通三阳经气；推按揉风门、肺俞以祛风宣肺；拿按肩井以开通气血。小儿外感则要配合开天门、推坎宫、掐二扇门及黄蜂入洞法等。

六、 和法

和法，即和解、调和之法。凡病在半表半里，不宜汗、吐、下的情况下，均可运用和解之法。调和之法，以和阴阳为主，和脏腑、和经络、和气血、和营卫、和脾胃、和肝胃、和脉气、和经血、和筋脉等亦为常用之法。推拿运用和法，手法应平稳柔和，频率稍慢，并结合经络的特性，以达平衡阴阳的目的。和法多运用振、摩、推、擦等手法，如推揉膀胱经背俞穴，可和脏腑阴阳；揉板门，可和脾胃，消食化滞，运达上下之气；揉中脘、章门、期门，搓胁肋可和肝胃；揉按关元、中极，搓擦八髎等可和经血；拿揉肩井、运外八卦，可和一身之气血；分腹阴阳，可健脾和胃，理气消食，治呕吐、腹胀、厌食；推四横纹，和上下之气血，治身体瘦弱，不欲饮食；小儿捏脊，有调阴阳、理气血、和脏腑、通经络、培元气的功效。

七、 散法

散法，即消散、疏散的方法。推拿的散法主要作用是"摩而散之，消而化之"，能使结聚疏通。无论有形或无形的积滞，散法都可使用。《素问·至真要大论》云："坚者消之……结者散之。"因此，对脏腑之结聚、气血之瘀滞、痰食之积滞，应用散法可使气血疏通，结聚消散。推拿所用散法，一般以一指禅推法、揉法、擦法、摩法等摆动类和摩擦类手法为主，操作要求轻快柔和，频率由慢渐快。如饮食过度，脾失健运所致的胸腹胀满、痞闷，可用散法治之；外科疮痈初期可用散法治疗；气郁胀满可用轻柔的一指禅推法、摩法散之；肝气郁滞所致胁肋疼痛，可用抹两胁肋之法散之；有形的凝滞积聚，可用一指禅推法、摩法、揉法、搓法等手法散之。

八、清法

清法，即清除热邪的方法，具有清热泻火、清热祛暑、清热除烦、清热养阴、清热凉血等作用。一般用摩法、擦法、推法等手法，操作时频率宜高、施力宜重且具有暴发力，但要刚中有柔。施术后局部多见皮肤红、紫等郁热外散之象。热性病治疗时应辨其表里虚实、卫气营血，然后根据不同病症而采用相应的清法。如病在表者清热解表，多用开天门、推坎宫手法；表实热者可逆经轻推背部膀胱经，揉大椎等；表虚热者顺经轻推背部膀胱经，顺揉太阳穴等；病在里属气分实热者，当用逆经轻推脊柱，掐揉合谷、外关等以清泻气分热邪；阴血亏虚之虚热证，可用轻擦腰部、推涌泉、摩下丹田、清天河水等以滋阴清热；血分实热证，逆经重推脊柱、退六腑等以清热凉血。

复习思考

1. 推拿治疗的基本原则是什么？
2. 推拿临诊时如何确定施术原则？
3. 推拿常用治法有哪些？
4. 如何辨证应用具体治法？

扫一扫，知答案

扫一扫，看课件

推拿整脊

【学习目标】

1. 掌握推拿整脊的概念、原理、作用。
2. 掌握整脊手法操作的技术要求和注意事项。
3. 掌握整脊的适应证、禁忌证。并将所学应用于脊柱疾病的治疗中。

整脊疗法是推拿学中伤科正骨推拿与推拿功法学、导引养生学中脊柱导引术的有机结合，是一门古老而又新兴的脊柱病治疗方法和保健推拿方法。现今推拿临床上诊治的绝大多数病症均与脊柱解剖结构异常有关。可以说整脊是现代推拿疗法的核心，也是推拿疗法的重点和难点。因此，掌握整脊疗法的基本理论和方法对推拿临床工作有非常重要的意义。

项目一 推拿整脊的概念及原理

所谓推拿整脊，就是用按摩推拿手法（包括手法的延伸，如器械牵引等）和医疗导引等方法整复调理位置结构异常的脊柱，从而达到防治脊柱相关疾病的医疗方法。

现代神经生理学认为，脑神经、脊髓神经及自主神经通过脊柱分布于全身各处，它们与生命活动有着密切的联系，是各种生理反射活动的必经之路，承担着支配内脏、躯干和四肢的全部功能活动。一旦不慎，如跌打损伤、姿势不良、用力不当等，造成脊柱位置结构异常，就可以刺激或压迫神经、血管及脊柱区的其他组织器官，引起神经、血管、血液循环及相应组织器官的功能失调及障碍，造成肢体或内脏器官疾病的发生。因此，运用合理正确的按摩推拿手法和导引方法整复调理异常的脊椎，可以迅速解除对神经、血管和脊柱区组织器官的刺激和压迫，消除脊柱及其相关的肢体、组织器官疾病。

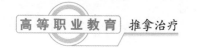

项目二　推拿整脊的作用

推拿整脊不仅可以整复调理脊柱结构位置的异常，而且可以调整脊柱的营养循环结构，影响脊髓、脊神经支配的全身各组织器官，改善人体的功能状态，达到防病治病、强身健体的目的。具体作用如下。

一、整复脊柱位置结构异常

推拿整脊通过拔伸、牵引、推按扳摇、拿捏、踩跷等手法，能矫正脊柱畸形，使神经根受压、椎动脉管腔狭窄和扭曲等得以解除，脊椎序列恢复正常，从而达到消肿止痛、恢复功能的目的，消除或减轻脊柱病变引起的肿胀、疼痛、姿势异常和功能障碍。

二、调整血管神经，行气活血止痛

脊柱位置结构异常变化常刺激或（和）压迫神经、血管，产生局部疼痛及支配区的放射性疼痛。推拿整脊通过较强的刺激手法，如点、按、推、拿、搓、揉、拨、拔伸等，在病变椎体或椎旁压痛点操作，施力时可以使局部动脉血流暂时隔绝，去力时局部动脉血管迅速充盈，流速加快，并产生较大冲击力流向远端。研究表明，推拿整脊时病变脊柱节段及其支配区域微循环改善，神经根继发性炎症减轻或消除，神经介质儿茶酚胺释放减少，分解代谢加速，代谢产物在尿中排出量增多，使外周儿茶酚胺水平回降，增强了镇痛效果。

三、宣通散结，剥离粘连

脊柱及脊旁筋肉韧带损伤和病变，往往造成局部气血凝滞，软组织粘连、硬结、变性，脊柱活动失灵，从而引发神经和组织病变。推拿整脊可以消瘀散结，疏通狭窄，松解剥离粘连，恢复脊柱的灵活性，增强脊柱的稳定性，消除姿势异常和疼痛等临床症状。

四、解除嵌顿，缓解痉挛

脊椎小关节间的滑膜嵌入是造成脊柱活动受限和疼痛的主要原因之一，脊柱推扳或旋转手法可使嵌入的滑膜或滑膜皱襞得到解除。脊椎位置结构异常也可影响椎周骨骼肌出现非协调性异常收缩，肌张力异常升高以致肌肉痉挛，局部僵硬而缺乏弹性；快速推扳和旋转脊柱手法可突然松解肌肉的高张力，使肌肉张力恢复正常。

五、促进消化吸收，增强新陈代谢

推拿整脊通过调整脊椎位置结构，刺激脊旁腧穴，可直接加速血液和淋巴循环，调节和增强内脏器官的功能活动，尤其对胃肠运动、胃的分泌等消化器官功能具有双向调节作用，使小肠吸收功能加强，组织器官的营养增加。所以，推拿整脊常用于小儿疳积、腹泻、消化不良、厌食症等，以及成人胃肠神经官能症、术后肠粘连、过敏性结肠炎、非特异性结肠炎等消化系统疾病的治疗和预防。研究发现，整脊中的捏脊法能刺激和调节交感神经和副交感神经功能，调节胃肠等内脏器官的功能活动。

六、 健肾壮骨，滑利关节

肾为先天之本，藏精主骨生髓，通于脑，腰为肾之府。整脊，尤其是整理腰段脊柱，可以增强肾脏功能，使人髓充骨壮、关节滑利，既延缓了腰腿关节的衰老，又保证了髓海的充足。研究发现，腰骶段脊髓与人的生殖、生长和发育有密切关系。对腰骶段脊柱的整复，既可以增强生殖发育功能，又可以延缓衰老。

七、 调整内脏，平衡阴阳

经络沟通和联络人体所有的脏腑组织器官，再通过气血在经络中的运行，组成了整体的联系。推拿整脊调理内脏、平衡阴阳正是通过经络和气血实现的。整脊在背俞穴的操作，能通经络，行气血，濡筋骨，间接影响内脏组织器官，改善和调整脏腑功能，使脏腑乃至人体阴阳得到平衡。西医学研究认为，推拿整脊以脊髓神经区为施术中心，通过躯体-内脏反射通路实现对整体的调节。临床观察发现，整理胸 1～5 可调整心肺功能；胸 5～8 可调整胃、十二指肠功能；胸 8～10 可调整肝、胆、胰功能；胸 10～12 可调整胃肠功能；胸 12～腰 1，可调整肾、膀胱功能；骶椎可调整子宫及二阴功能。

八、 振奋阳气，健身延年

中医学认为，阳气在人体具有非常重要的作用："阳气者，若天与日，失其所则折寿而不彰。"人体背侧为阳，腹侧为阴，阳经经气的枢纽督脉循行脊里。所以，整脊能调整和增强人体的阳气，维持和促进阴阳平衡，使人"阴平阳秘"，健康无疾，而尽终其天年。临床上，许多畏寒怕冷或肢体局部冰冷的患者，通过整脊能很快改善和消除症状，恢复健康，正是整脊振奋阳气的作用。此外，人体脊柱柔韧性的减弱是人体衰老的最早征兆，其退变引起许多疾病，形成人体衰老的病理基础，"人老腿先老"正是脊柱退变引起下肢功能障碍的写照。整脊既能防治脊柱相关疾病，又能增强脊柱功能，因而具有健身延年的作用。

九、 健脑醒神，益智挖潜

脊柱的位置结构正常与否，直接影响脑供血，进而影响大脑的功能活动。整脊理论认为，大脑是人体的智能指挥中心，脊柱是脑体的控制调节枢纽。脊柱位置结构正常，灵活稳定，不仅保证大脑的正常供血，而且使脑-体间的神经传导通路畅通，提高人体的智能，增强人体的潜能；反之，脊柱位置结构异常，不仅使脑供血减少，而且使脑-体间的神经传导障碍，影响人的智力和体能。如颈椎病引起的头晕、记忆力下降、烦躁不宁、乏困无力、老年性痴呆等。整脊纠正了脊柱位置结构异常，改善了脑血流和脑-体协调功能，产生健脑醒神、益智挖潜的作用。研究证明，颈部整脊手法可以改善椎动脉的通畅性，增加脑部血流量 10% ~20%。随着社会的发展和科技的进步，致病因素和途径也发生了很大的变化，"病由脑入"等心因性疾病越来越多。整脊健脑对心身疾病的预防和治疗有重要作用。

项目三　推拿整脊的适应证和禁忌证

推拿整脊是一种非药物自然疗法，也是一种物理疗法，属于中医的外治法之一。不仅对脊柱本身及脊旁软组织的病变有较好的治疗作用，而且对脊椎位置结构异常引起的脊神经、内脏组织器官的病理变化有显著疗效，更具有防病、保健、延年益寿的作用。然而，整脊毕竟是通过物理力发挥力学效应和生物学效应，以纠正脊椎的位置结构异常，从而达到治疗疾病的目的。为了杜绝意外事故的发生，临床上要严格掌握推拿整脊的适应证和禁忌证。

一、　推拿整脊的适应证

1. 脊椎解剖结构异常引起的各种病症　如脊柱侧凸、前凸、后凸畸形，脊柱扭转、侧转，棘突偏斜，椎体错缝、半脱位、脱位，颈、腰椎间盘突出症，腰椎小关节紊乱、滑膜嵌顿等。

2. 脊旁软组织病变　急慢性脊旁软组织损伤，如落枕、胸胁岔气、肩关节周围炎、急性腰扭伤、慢性腰肌劳损等。

3. 脊髓轻度受压迫或刺激征　如早期脊髓型颈椎病，影像学检查（MRI 为主要客观依据）无明显脊髓受压现象，或虽然压迫较严重，但不宜手术或患者不愿意手术者及腰椎椎管狭窄症等。

4. 脊椎骨折后遗症、脊髓损伤后遗症　可酌情运用。

5. 脊椎退行性病变　脊椎退行性变化引起椎间隙、椎间孔狭窄性病症，如各型颈椎病、腰椎病、第三腰椎横突综合征等；脊柱稳定性、灵活性下降引起的脊柱强直、活动受限，如强直性脊柱炎；脊椎骨质增生引起的局部或（和）支配区域的疼痛、麻木、关节晨僵等。

6. **健康和亚健康人群的保健** 古人云："人不能一日无损伤，亦不能一日无修补。"健康和亚健康人群，尤其是工作紧张的人、中老年人、运动员，脊柱位置结构常会出现轻微的异常变化，即使没有异常，亦可通过整脊调整脊柱位置结构，增强脊柱的稳定性和灵活性，改善脊神经、内分泌和内脏组织器官的机能状态，消除工作、生活产生的疲劳和机能退化，增强体质，提高生活质量，以便精力充沛地工作和生活。

二、 推拿整脊的禁忌证

1. 脊柱感染性疾病，如脊椎结核、椎骨骨髓炎及其他化脓性感染。

2. 脊柱区外伤出血，脊椎骨折早期，椎骨骨质疏松症等骨质有明显病理性改变者。

3. 脊椎恶性肿瘤部位。

4. 脊柱外伤引起的气闭昏迷，吐、衄、便血，骨折断端压迫或刺伤脏器，开放性损伤等。

5. 局部皮肤破损，如水火烫伤、感染性病灶及皮肤病。

6. 妇女妊娠期、经期，剧烈运动后，极度劳累、饥饿、虚弱及酒后神志不清者，一般不宜立即做整脊治疗。

7. 对疼痛高度敏感者，传染病传染期者。

项目四　推拿整脊的基本原则

1. 以辨病为主，结合辨证，正确选择整脊手法。

2. 动静结合。既要运用推拿、导引整复调理，又要酌情固定；既要强调适度的功能锻炼，又要注意静卧休息，从而促进脊柱位置结构早日恢复正常并得以巩固。

3. 筋骨并重。推拿整脊时重点在整复脊椎骨的位置结构异常，但同时也要重视脊柱区软组织及脊椎病变节段脊神经支配区域软组织的调理，使筋骨同时恢复其正常的位置结构和功能，消除脊柱、脊柱区软组织及肢体、内脏的病痛。

4. 内外兼顾。整脊主要是运用推拿和导引整复调理脊柱结构位置异常，但不能忽视运用针灸、药物调理脊柱病变引起的脏腑、经络、气血功能的异常。两方面相辅相成，作用叠加，才能使局部与整体、内部与外部兼顾，达到彻底治愈的目的。

5. 医患合作。包括在推拿整脊过程中患者体位的摆放、身心的放松均应与医生的整脊手法配合；整脊措施与患者日常调养保护脊柱结构位置的正常相配合。常言道："三分治，七分养。"脊柱病患者，在行、住、坐、卧时均应保持脊柱正直并且力争做到：能卧不站，能站不坐；卧具以硬板床为佳；枕头高低适宜，仰卧 3～5cm，侧卧 5～7cm，以维持颈椎正常的生理曲度和正位时的正直；卧床休息以仰卧和侧卧为佳。

项目五　影响推拿整脊疗效的因素与推拿整脊的注意事项

一、影响推拿整脊疗效的因素

1. 辨病与辨证的正确与否，其与施术部位的确定和手法的正确选择有非常密切的关系，是影响疗效的首要因素。

2. 治疗时机的选择，最佳疗效是在病变的初期和早期（2~6 周内）；3~12 个月后，疗效减至最小。

3. 整脊原则和手法的选择。

4. 施术者的功力、手法技巧的纯熟程度及手法的刺激量（力量、时间、间隔、疗程等）和施力方向。

5. 患者能否密切配合。推拿整脊时，首先要给患者选择一个最佳体位，以患者感到舒适、安全，被操作部位又尽可能得到暴露和放松，施术者在施行各种手法时以感到发力自如，操作方便为原则。其次，要把握好患者的放松状态。对精神紧张、肌肉收缩强硬者，要采取方法诱导其身心放松。若仍然不能放松或不能配合整复手法操作者，可暂缓或在下次治疗时整复。

二、推拿整脊的注意事项

1. 熟练掌握和运用推拿整脊的原理、治则和手法，弄清局部解剖生理和病变局部的立体形象，提高手法的准确性、有效性和安全性。

2. 准确掌握推拿整脊的适应证、禁忌证和慎用证。

3. 注意患者的放松状态，排除心理上的恐惧感。

4. 以脊椎位置结构异常变化部位为中心施术，在施术前后对周围软组织放松调整。

5. 施术过程中不应追求弹响声的出现。弹响声是关节突然受到牵拉或扭转时，瞬间拉力超过关节腔内中心的负压力，关节腔内周围的气体迅速向中心扩散形成的。弹响实际是关节腔内气体扩散的震动声，既可在正常关节运动时出现，亦可在错位脊椎复位时发出。因此，弹响声并不一定代表错位关节已复正，在复位过程中切忌强求弹响声的出现，以免损伤脊椎及脊周组织。

6. 不宜用暴力、蛮力，而要用巧力寸劲，并且在施术过程中应密切观察患者的表情和身体反应，以推测手法恰当与否。术后应以患者感到舒适为宜。就一个完整的手法操作过程而言，一般应遵循"轻→重→轻"的原则，即前、后 1/4 时间刺激量轻一些，中间一段时间刺激量相对重一些。

7. 施术应有一定的时间和频次，不能在同一部位反复施用整复手法。操作时间要根据手法和疾病的性质及操作范围的大小而定。一般放松类手法 5 ~ 30 分钟，整复类手法不超过 1 秒钟，每日治疗 1 次，急重症每日可 2 次或更多，10 ~ 15 天为 1 个疗程。

8. 施术应细心认真，全神贯注，意到手到，意先于手，顺次调整脊椎、神经、肌肉及器官功能。对脊椎的整复调理主要根据病位和症状施术，并没有固定的节段顺序。一般在整复之前，先用放松类手法松动患椎上下 6 个椎体附近的软组织，以利于手法复位。对于错位部位紧张痉挛的软组织，除用手法放松外，还可酌情使用红外线、场效应治疗仪、频谱、神灯、电脑中频、超短波、低周波、拔火罐、刮痧、中药外敷熏洗等方法放松。

9. 注意手法的变换与衔接。一个完整的整脊手法操作过程往往由数种手法有机组合而成，操作时需要经常变换手法的种类，并且要求术者的步法要根据手法的需要而发生变化，使手法变换自然、连续、顺畅。

项目六　推拿整脊手法知要

严格地讲，推拿整脊手法是指对脊椎关节位置异常有整复作用的一类手法。然而，要使脊椎位置异常得到纠正，不放松、松解和调整因脊椎位置异常引起的椎周软组织的痉挛、粘连和其他病理变化，很难达到理想的整复效果，甚至有时暂时复位成功，但随后又会复发。更何况脊柱病治疗的最终目的是恢复脊柱及脊柱区软组织乃至支配的组织器官的解剖位置和正常功能。所以，完整的整脊手法应包括脊柱区的松解类手法、脊椎关节的整复类手法和脊柱保健手法，其中核心手法是脊椎关节的整复类手法。下面就整复类手法的技术要求和生物学、力学研究进行介绍。

一、推拿整脊手法的技术要求

脊椎整复类手法是指以一定的技巧力作用于脊椎骨关节，起到矫正关节错缝作用的一类手法。它是术者徒手或借用机械装置，或直接将力作用于脊椎骨性杠杆或通过脊椎骨性结构和软组织构成的体内固有杠杆的间接作用，使患者脊柱关节的移动超过其正常活动范围，达到恢复其结构位置和正常功能的目的。

脊柱内部有重要的脊髓神经中枢，周围有脊神经和丰富的血管、淋巴管及筋肉等组织。脊柱位置结构异常时，局部软组织呈现紧张状态，神经、血管等受刺激或（和）压迫。为了保证整复手法的准确性、安全性和有效性，整复类手法的操作应符合稳、准、巧、快的基本技术要求。

1. **稳**　规范了手法操作的稳定性。手法操作要因势利导，所引起的关节活动应平稳自然。力度、速度及形态不宜有太大的起伏。

2. 准 规范了手法操作的精确度。首先，必须明确诊断，排除禁忌证，合理选用手法。其次，准确把握病变关节生理活动许可范围及其病理受限情况，严格控制手法的幅度。此外，手法的发力时机应依据手感准确判断、适时而发，不宜过早或过晚。同时，手法的效应要集中于病变脊椎节段，不得偏离。

3. 巧 规范了手法用力的技巧性。手法操作中要善于用巧力，应充分利用力学杠杆原理，合理选择力的支点，组合运用多种力的形式，包括借助受术者自身之力轻巧地完成操作，即所谓"四两拨千斤"。这样既能避免因暴力和蛮力造成受术者的损伤，又能减轻术者的体力浪费。

4. 快 规范了手法发力的快捷性。手法发力要疾发疾止，强调运用术者自身肌肉的等长收缩所产生的"寸劲"。严格控制发力的时间和大小，不宜过长过大，做到收发自如。

以上4个方面的技术要求应有机地统一于每一个脊椎整复手法操作的全过程，才能确保手法的安全性和有效性。应避免一味强调力度的错误观念，正如张景岳在《类经·官能》中所告诫的："今见按摩之流，不知利害，专用刚强手法极力困人，开人关节，走人元气，莫此为甚。病者亦以谓法所当然，即有不堪，勉强忍受，多见强者致弱，弱者不起，非惟不能去病，而适以增害。用若辈者，不可不慎。"

二、 推拿整脊手法的生物学和力学研究

（一）整脊手法的生物学效应研究

整脊手法的生物学效应往往是通过手法力的能量转化或（和）信息传递，借助于神经系统或神经-内分泌-免疫网络系统的调控作用来实现的。

1. 整脊手法的镇痛机制研究

（1）提高血清内啡肽含量 研究发现，颈、腰、腿痛患者通过擦、推、按、揉及斜扳、后伸扳和脊柱旋转等手法治疗后，血清内啡肽含量升高了17.1%，从而增强了对生理功能的调节和疼痛的调制。而对腰椎间盘突出症和急性腰扭伤患者通过指压、旋摩委中、承山和阿是穴20分钟后，血浆中β-内啡肽的含量显著升高，血浆和脑脊液中cGMP含量升高、cAMP/cGMP比值显著下降，从而发挥镇痛效应。

（2）对单胺类物质的影响 中枢内的去甲肾上腺素、多巴胺和5-羟色胺主要表现为抑制作用，而在外周则主要发挥兴奋性作用。对腰椎间盘突出症采用骨盆牵引结合腰部按压或踩跷手法后血浆、血清和唾液中上述单胺类物质及部分代谢产物5-羟吲哚乙酸的含量皆呈现不同程度的降低，血浆中多巴胺的前体酪氨酸和5-羟色胺的前体色氨酸也显著降低，而尿中5-羟吲哚乙酸却显著提高。对颈椎病采用按、摩、捏、推、拿、点、扳等手法和对急性腰、颈软组织损伤采用推、揉、拿、拨、摇、扳等手法治疗后，血浆中去甲肾上腺素、多巴胺含量均显著降低。也有观察发现，颈、腰部软组织损伤整脊后5-羟色胺

含量升高，且与疗效正相关。

2. 整脊手法改善血液循环作用的研究

（1）改善脑血流　对椎动脉型颈椎病患者在颈、项、肩施以㨰、推、按和旋转手法10～20次后，脑血流图的波幅明显升高，且上升时间缩短，重搏波明显；在前额、头、项、肩施以推、抹、按、揉、拔伸等手法具有同样结果。而对左右两侧脑血流通过时间的观察发现，多数患者通过时间明显缩短，提示单位时间通过的血流量增加，但也有个别通过时间延长的现象，推测可能存在双向调节作用。

（2）提高椎动脉、椎-基底动脉和左右小脑后下动脉的流速　对颈椎病和眩晕患者采用间歇性多次拔伸手法或在颈、项、肩、背行揉、按、拿、捏、摩、弹拨、理筋手法，可使左右椎动脉、椎-基底动脉和左右小脑后下动脉的收缩流速、舒张流速和平均流速显著提高。但极度右旋或极度后伸手法可导致椎动脉血流受阻，极度后伸复加旋转，则可使部分患者椎动脉完全闭塞，且以右侧为甚。可见颈椎极度旋转复位手法带有一定的危险性，尤其应避免在颈椎极度后伸状态下施行旋转手法。而拔伸手法则较安全。为安全起见，在行颈部整脊手法时应对椎动脉血流进行必要的检查，对于椎动脉异常的患者手法操作应特别谨慎。

（3）改善微循环　对颈椎病患者在颈、肩、臂施以捏拿、按揉、推、㨰、提扳、点压和拍打等手法10次后，大椎穴处皮温升高0.2～0.4℃，微循环明显改善（管袢数、正常管袢构型明显增加，清晰度提高，血流速度加速，输入和输出支障碍例数及异常管袢型明显减少）。对腰椎间盘突出症患者行㨰法结合后伸扳、四指推、压、振、斜扳、弹拨、拔伸牵引30次后，其甲皱微循环明显改善。对颈椎病、第三腰椎横突综合征、梨状肌综合征在特定部位施用一指禅推、㨰、揉、摩、捏、按、点、弹拨、理筋、扳、旋转及牵引等手法后，球后结膜和甲皱微循环总积分值显著升高，后效应持续3～7天。

（4）对血液流变学变化的影响　对颈椎病施用揉捻、㨰、拿、击、散、归合、旋转等手法3～5次后，血沉明显升高，红细胞压积和聚集指数、血小板聚集率、血浆黏度、低切黏度等指标呈不同程度地显著降低，高切全血黏度变化不明显，提示整脊手法使颈椎病患者血液的高黏滞状态得到显著改善。对腰椎间盘突出症采用镇痛牵引结合整脊手法后，全血比黏度和全血还原黏度显著降低，红细胞压积、血浆比黏度、红细胞电泳时间、纤维蛋白原百分比则呈不同程度的降低趋势。

3. 整脊手法对组织损伤修复作用的研究

（1）对椎间盘组织损伤的作用　①使椎间盘突出症患者突出物变位和变性：对38例43个节段突出物采用镇痛牵引加整脊手法治疗3～6个月，有9个节段突出物消失，13个明显缩小，8个稍微缩小，17个无变化，6个增大。突出物总体变化呈现一定的缩小趋势，但上述变化与疗效无显著的相关性；整脊手法治疗腰椎间盘突出症的作用机制可能使突出物发生了变位和变性，改变了突出物与神经根之间的位置关系。②使椎间盘的高度和面积缩小：经牵引、踩跷、擦等手法治疗，半年后复查，腰椎间盘突出症患者椎间盘的高度和面积均呈缩小趋势，2例病程在15天内的膨出患者完全还纳，提示突出物能否还纳与其突出类型和时间有关。时间较长的陈旧性突出，粘连处已发生病理性异常固定或合并骨性椎管狭窄，增加了手法治疗的难度。

（2）对肌肉、肌腱、关节软骨和神经组织损伤的作用　推拿对以上组织损伤的作用的研究多是脊外组织，但可以说明其若作用于脊柱和脊旁，仍然具有相似作用：①对肌肉组织损伤的修复：对运动性肌肉损伤施以向心性揉、弹拨、推、搓等手法后，可消除训练后延迟性肌肉疼痛，对肌张力恢复也有明显促进作用。此外还可明显抑制氧自由基产物的生成，减轻血管扩张、瘀血、血栓形成及水肿等病理性损害。对周围神经所致肌肉病变，施以重手法揉捏→提弹→重揉→轻揉捏，可明显促进萎缩肌肉的恢复，改善神经、肌肉的异常结构和代谢状态，使肌纤维肥大，肌肉湿重和最大肌肉横切面积恢复，肌纤维间质中脂肪和结缔组织增生减轻，血管血栓减少，微循环改善。②对肌腱组织损伤的修复：手法对肌腱损伤后组织结构的恢复和生物力学性能的改善均有明显的促进作用。③对关节软骨损伤的修复：软骨损伤后的再生修复能力较差。手法一方面可以促进损伤后炎性渗出物的吸收，另一方面还能刺激成纤维细胞向软骨细胞转化，有利于软骨组织的再生和修复。而目前用非甾体类消炎镇痛药对症治疗，长期使用后抑制了软骨细胞增殖，进一步加剧了软骨组织的破坏。④对神经组织损伤的修复：手法可在损伤早期有效促进神经细胞修复和再生，恢复运动终板结构和功能。

此外，整脊手法在脊柱和脊柱区施术，还可调节消化、呼吸、心脑血管、泌尿生殖、内分泌等系统的功能，是整脊治疗脊柱相关内脏疾病的理论基础。

（二）整脊手法的力学效应研究

整脊手法的力学效应研究揭示了整脊手法力作用于脊柱后直接引起的应力-应变规律，为整脊手法的安全性和有效性提供了理论保障。

1. 旋转类整脊手法的力学效应　旋转类整脊手法分为定点整复和非定点整复两种。施术中被旋转脊柱节段处于中立、前屈或后伸位或拔伸状态。由于操作方式方法和施力情况不同，其力学效应有异。

（1）关于弹响声的研究　在施行旋转整脊手法时，绝大多数情况下伴有"咔嗒"样弹响声的出现，其是关节内气体快速流动的结果，常被一些医生作为整复成功的标志。研究发现，行颈椎旋转整复时，弹响声主要出现在旋转一侧。定点旋转仅出现一声，而不定点的端提旋转可出现多声。可见定点旋转整复手法有较高的准确性，而非定点整复手法存在一定的盲目性。一般来讲，弹响声提示关节活动达到了极限位置，即手法作用力到达了脊椎关节，并引起关节发生生理极限范围的位移。至于能否将弹响声作为整复成功的必须标准，目前临床上仍存在争议。

（2）关于椎体位移的研究　行颈椎中立位旋转手法时，颈椎位移的幅度从下至上依次增大，C1 与 C7 棘突偏离中线的距离相差在 3 倍以上，说明中立位旋转手法应力较多地集中于上位颈椎，而对下位颈椎作用较小。

（3）对神经根与其周围组织位置关系的调整　颈椎前屈或过伸位旋转时，对侧 C5、C6 神经根袖明显上移，与同一节段的另一侧相比，C5 神经根袖分别上移 0.3 ~ 0.6cm 和 0.3 ~ 0.4cm，C6 神经根袖分别上移 0.3 ~ 0.5cm 和 0.2 ~ 0.3cm。提示旋转手法可以调整神经根与其周围组织的位置关系。但在安全性方面，前屈位旋转较过伸位旋转手法高。

（4）对椎间盘内压的影响　对颈、腰椎施行旋转手法时，盘内压力普遍增高，并随旋转角度的增加而增高，手法完成时盘内压达到最高，停止施术后盘内压恢复至术前水平，未见降低现象。

（5）对脊椎关节突关节内应力的影响　在行腰椎定点旋转复位手法的过程中，下关节突呈向上→向前→向下→向后的时序运动，且活动范围较大，使错位关节呈复位倾向；关节内压先低后高。在施术的后半程关节内压达到最高，比相邻关节内压增高 8 倍；脊椎恢复原位时，关节内压降至术前水平。

（6）对椎间孔的影响　颈椎前屈位旋转手法使同侧椎间孔缩小而对侧椎间孔扩大，而过伸位极度旋转可使同侧椎间孔极度缩小，导致椎动脉完全闭塞，造成椎-基底动脉供血不足。其中右旋较左旋的危险性更大一些。

综上所述，旋转类整脊手法能够调整脊椎关节突关节及神经根与其周围组织结构的位置关系，调节椎间盘内外压力，影响椎间孔的大小。该类手法因使椎间盘内的压力普遍增高，无法使已经突出或膨出的髓核还纳；但借助于盘内外压力的变化及对神经根的牵拉，则有可能改变髓核与神经根之间的位置关系，从而使相应的临床症状得以缓解，这可能是旋转类手法治疗椎间盘突出或膨出症的有效机制之一。从安全角度考虑，宜在前屈状态下施术，并尽可能用定点整脊手法。

2. 拔伸类整脊手法的力学效应　拔伸类整脊手法分为持续性拔伸和间歇性拔伸两种，并因拔伸力的大小、方向和作用点的不同而产生不同的力学效应。

（1）对椎间盘内压的影响　拔伸颈椎过程中，椎间盘内压呈下降趋势，其变化与拔伸的力量和持续或间隔的时间有关。如以 5kg 的重量在 2 秒内缓慢拔伸，盘内压呈一定程度的下降，但与拔伸前比较无显著性差异，以此重量继续拔伸盘内压不再发生变化。若以 10kg 的重量在 0.1 秒内拔伸则盘内压显著降低，以此重量继续拔伸，盘内压则持续降低，且在拔伸结束后维持一定时间的后效应。

（2）对椎间孔的影响　纵向牵拉颈椎时，C4 ~ C5 椎间孔由 10.5mm×4mm 扩大到 13mm×5mm；而对颈椎进行挤压时则该椎间孔缩小为 9mm×4mm。

（3）对颈椎关节后缘应力的影响　颈椎关节后缘在拔伸时所受拉应力的大小与拔伸力的着力点和方向有密切关系。拔伸时 C1、C2 棘突所产生的应力较高；C4～C5 在 15°位拔伸时产生的应力最高；C5～C6 和 C6～C7 在 25°位拔伸时产生的应力最高。这就要求行颈椎拔伸时，应根据病变关节的不同选择合适的着力点和拔伸方向。

总之，拔伸类整脊手法可使盘内压降低，较旋转类整脊手法安全。

3. 屈伸类整脊手法的力学效应

（1）对椎管容积的影响　颈椎过伸时，脊髓变粗并引起皱折，硬膜与黄韧带一起形成皱折并突入椎管，纤维球膨出增大，向中线对侧突出的髓核亦增大，椎管容积变小。颈椎前屈时无上述变化；C6～T1 节段椎管内截面积与过伸时相比明显增大，椎管矢状径与过伸、自然伸相比有增大趋势。其他节段在屈伸时椎管内截面积变化不明显。可见前屈手法的安全性相对较高。

（2）对脊椎关节突、关节活动和神经根位置的影响　当固定下位椎体行腰椎后伸手法时，上位椎体的下关节突主要在上下或前后方向上发生较大的移动，同时也有轻度的侧移。俯卧位后伸手法主要使下关节突呈现向后下方且略带旋转的运动。后伸幅度过大时可造成关节突的重叠，而小幅度的反复后伸则可起到松解关节突间粘连的作用。仰卧位前屈手法主要使下关节突向前移位，幅度过大时可产生关节突抵触。

脊椎关节突关节的位移可直接影响椎管容积。研究发现，行腰椎后伸手法时硬膜囊矢状径缩短，椎管长度减小；前屈时作用则相反，从而有利于神经根减压。坐位屈曲旋转腰椎可使硬脊膜两侧的神经根向上下和内外方向移动，进而改变神经根与周围组织的位置关系。

综上所述，屈伸类整脊手法可在一定程度上使脊椎关节突关节发生位移，位移的多少与屈伸幅度呈正相关。从安全角度考虑，应适当控制屈伸幅度，尤其要避免脊柱关节的过度后伸。

复习思考

1. 推拿整脊的基本原理是什么？
2. 推拿整脊有哪些作用呢？
3. 推拿整脊的适应证和禁忌证是什么？
4. 简述推拿整脊手法的技术要求。

扫一扫，知答案

中篇 各 论

脊柱骨盆疾病

扫一扫，看课件

【学习目标】

1. 掌握18种常见脊柱骨盆疾病的含义、诊断和推拿治疗操作步骤。

2. 熟悉18种常见脊柱骨盆疾病的病因病机及不同证型的辨证施治。

3. 了解18种常见脊柱骨盆疾病的注意事项。

项目一　颈椎病

颈椎病是指颈椎间盘组织退行性改变及椎间结构继发性改变刺激或（和）压迫神经根、脊髓、椎动脉、交感神经等组织，出现相应的各种症状和体征的一种脊柱病症，又称颈椎综合征。

本病是一种常见的中、老年疾病，近年有年轻化趋势，属于中医的"项痹""颈部伤筋""眩晕"等范畴。引起颈椎病的原因很多，可分为外因和内因两个方面。外因可见于各种急慢性损伤，如颈部突然超越正常活动范围的运动，长期低头工作，头顶重物及肩负重劳动等，使颈椎处于异常解剖位置。内因可见于椎间盘退变及退变促使椎体发生代偿性增生。颈椎增生可发生在后关节、钩椎关节和椎体，引起一系列临床症状。

中医学认为，40岁以上的中老年患者因肝肾不足、气血渐亏、经脉失养，加之长期伏案低头工作，如写字、缝纫等久劳伤筋，或因颈部外伤，气滞血瘀，或因风寒湿邪侵入经络，经气受阻而发生颈椎病。

【诊断】

1. 有颈部外伤、慢性劳损、感受寒湿的病史，或有长期低头工作的职业史，多数患者有慢性颈、肩、背痛史。

2. 有典型颈椎病临床表现（见各型辨证施治），且颈部触诊见颈项部活动受限，颈椎生理曲度改变或出现侧弯畸形，颈椎棘突旁有压痛。

3. 压顶、叩顶试验（+）；臂丛神经牵拉试验（+）；正、侧、双斜及张口位 X 线片出现异常。

【治疗】

1. 治疗原则　解痉止痛，活血通络，理筋整复。

2. 基本操作

（1）患者正坐位，医者立于其后。左手托住患者头部或下颌，右手自风池至肩井按揉并捏拿胸锁乳突肌后缘与颈椎棘突之间的软组织 6～8 遍，再依次在颈部、上背部及肩胛骨内上角等处按揉 4～6 遍。

（2）患者正坐低凳，医者两手分别托其两侧下颌和耳后部，对称用力向上拔伸，并缓缓做颈部前屈、后伸与左右旋转；或一侧上肢屈曲肘关节托住患者下颌部，一手抵住颞枕部，向上拔伸，并同时做屈伸旋转，然后，拇、食指捏拿或点按颈部棘突。拔伸后，医者一手扶住患者头部一侧，另一手按于对侧颈部作为支点，做颈部左右侧屈活动或酌情做颈部斜扳。

（3）患者正坐，医者依次点按脑户、风池、天鼎、缺盆、肩外俞、极泉、曲池、外关、合谷等穴及阿是穴，按压锁骨上窝外 1/3 与内 2/3 交界处（缺盆穴外上方）时，需让患者头颈稍侧屈，使一侧上肢产生麻胀感，然后再重拿肩井 5～8 次，并揉、拿肩部、上背部、肩胛内侧及上肢。

（4）轻叩和拍击肩胛、上背部各 3～5 分钟，最后做肩胛、上背部振颤法。

3. 分证施治

（1）神经根型　以颈部或肩背疼痛、颈部僵滞、运动受限、患侧上肢沉胀无力或沿颈脊神经走向有烧灼样疼痛等为主要表现，治宜祛风散寒通络。基本操作加颈项部拔伸，拿揉上肢，勾揉极泉、小海，捻、理、勒手指，搓抖肩与患肢。

（2）椎动脉型　以颈枕部酸胀疼痛，运动受限，头部过屈、过伸至某方位时出现头晕、头沉、位置性眩晕、猝倒、耳鸣耳聋、恶心呕吐等为主要症状，治宜益气补髓、活血通络。基本操作加一指禅偏峰推印堂至神庭、前额至左右太阳，揉前额及左右太阳，拇指按印堂至百会及四神聪，分抹前额及颈部拔伸，慎用扳法。

（3）交感神经型　以后枕部疼痛，头痛或偏头痛，头沉或头晕、耳鸣，胸闷心慌甚或胸痛，肢凉，肤温低或手足发热为主要症状，治宜平肝潜阳、理筋通络。在基本操作的基础上，胸闷、胸痛者加掐按至阳及中指按揉膻中、中府等；眩晕、耳鸣者加按揉太阳、百会、听宫、翳风等；偏头痛者加扫散法；胸闷心悸者加按揉肺俞、心俞、内关等。

（4）脊髓型　以上肢或下肢运动障碍、步态不稳、有踩棉花样感、颈僵背硬、有时伴有胸部束带感、手足发抖、言语不甚清晰、舌体活动不够灵敏为主要症状，起病缓慢，呈间歇性。治宜活血补髓、舒筋通络。基本治法加拿、揉腰背、华佗夹脊和患侧上下肢，拔伸颈部。本型禁用扳法。

【注意事项】

1. 对椎动脉型颈椎病，拔伸后不宜用摇、扳手法，以免发生昏厥。

2. 颈椎病严重影响患者的工作、生活和身心健康，故平时要注意预防，如做颈椎操，注意颈部保暖，不要长时间低头劳作，注意坐、卧姿势。

3. 功能锻炼以颈椎活动的 8 个生理方向为主。在进行活动时速度不要过快，应缓慢进行，尽可能达到生理活动的最大幅度。

【按语】

颈椎病多因感受风寒湿邪，邪入经络及颈椎结构位置异常、椎间盘退变、椎体增生等所致，故宜保暖颈项部，不宜睡高枕。推拿治疗颈椎病，既可以消除或改善症状，又可以整复颈椎结构位置异常，效果较好。

项目二　颈椎关节脱位

颈椎关节脱位是指上位颈椎的下关节突向前滑移，与下位颈椎的上关节突正常解剖关系破坏形成的半脱位或脱位。颈椎的关节面较平，关节囊较为松弛，外伤时容易出现半脱位。

外来暴力或高枕屈颈时间过长使颈部前倾而极度屈曲时，关节囊被撕裂，上位颈椎的下关节突很容易向前滑移而形成颈椎关节脱位。若向前滑移完全越过下位颈椎的上关节突称为全脱位。若上下关节突的关节面尚有部分接触者称为半脱位。头部受到屈曲加扭转的力时，易造成一侧脱位。

【诊断】

1. 起病较急，有明显外伤史。

2. 颈部疼痛，活动受限，被动活动时疼痛加剧；若为单侧半脱位者，下颌向健侧倾斜。常伴有神经根刺激症状，出现肩或上肢放射痛或麻木无力，可伴有头痛、眩晕、失眠、心慌等症状。

3. 颈部僵硬，肌肉痉挛，患椎棘突偏歪，并向前凹陷，其下一个棘突微后突，局部压痛。

4. 颈椎 X 线片可明确诊断。正位片可见颈椎向患侧侧凸，患椎棘突偏离中线；侧位片可见颈椎生理前曲减弱或消失。

【治疗】

1. 治疗原则　舒筋通络，解痉止痛，整复错位。

2. 基本操作

（1）患者正坐，医者立于其后。多指拿揉颈肩部，在颈项、肩背部施以轻柔的揉、滚、拿、捏约 10 分钟；拇指纵向揉拨颈后、颈侧，拔伸颈部。

（2）俯卧高垫胸摇正法或侧头摇正法或旋转定位扳法；拿揉上肢，双掌揉颈项部。

（3）选择肩及上肢导引法以调整和改善颈、肩及上肢功能状态，消除复位后的不适症状。

【注意事项】

1. 避免高枕及低头工作。

2. 注意保暖，避免受凉。

【按语】

颈椎关节脱位一般起病较急，有明显外伤史，手法治疗宜早。为了维持复位后颈椎的稳定性，使损伤组织得到充分修复，手法治疗后应以石膏或纸板颈围固定 2～3 周。

项目三　寰枢椎半脱位

寰枢椎半脱位是指寰椎和枢椎向前或向后脱位，或寰齿两侧间隙不对称，导致上颈段脊神经、脊髓受压的一种病症，又称寰枢关节失稳症。本病多见于儿童及青壮年劳动者，男性多见。

当外力使头颈突然扭转，或低头、仰头使颈项肌肉、韧带损伤，或长期伏案读写及睡眠体位不正，使有关肌肉受到牵拉，寰枢关节失稳，均可导致本病。

中医学认为，本病多因外伤或外感所致。外伤者局部经络受损，气血运行不畅，关节滞涩不利；外感者多因风热之邪夹痰湿凝滞经筋。两者均可致颈部经络阻滞，拘急挛缩，机枢错努而成本病。

西医学认为，本病与咽部炎症、创伤和发育缺陷有关。

【诊断】

1. 部分起病较急，有头部外伤或用力不当病史，或有寰枢椎先天发育异常或有咽部感染史。

2. 颈部功能障碍，以头旋转和俯仰困难为主，侧视时头与上身同时转动，一侧斜方肌与胸锁乳突肌紧张痉挛，寰枢关节部位压痛明显，有时疼痛向头部放射。部分患者可出现上肢麻木、头痛、眩晕、心慌等。

3. X线片可见齿状突偏离寰椎中心线，或两侧间隙不对称。

【治疗】

1. 治疗原则　舒筋活络，整复错位。

2. 基本操作

（1）患者坐位，医者立于其后。摩揉颈项、肩背部 1～2 分钟；双手拇指揉拨颈部两侧及痛点 3～5 遍。

（2）拇指点揉风府、风池、天柱、颈根、脑户、颈中等穴位和部位各 1 分钟。

（3）选用颈椎后仰摇正、俯卧高垫胸摇正和肘牵正定位侧扳等整脊手法，当闻及弹响声后用拇指在患部理筋。

（4）选用肩、上肢导引法，以理顺和增强颈、肩部筋肌，增强颈椎的稳定性和血液供应。

【注意事项】

1. 避免过度劳累或长时间屈伸颈部。

2. 注意保暖，防止劳累。

【按语】

寰枢椎半脱位是临床常见病，治疗关键在于复位，手法越早越好，且要熟练准确，复位时角度不宜过大，切忌粗暴。

项目四　颈椎间盘突出症

颈椎间盘突出症是指由于颈部突然较大幅度活动，或颈椎间盘退行性改变或外伤引起纤维环破裂，髓核从破裂处脱出，压迫脊髓或颈神经根而出现支配区域症状和体征的脊柱病症。

颈椎间盘突出症多为慢性劳损、退行性改变及外伤引起，但多数患者没有明显的外伤史。本病好发于青壮年，男性多于女性。病变好发于活动最多、最易劳损的颈4~5和颈6~7椎间盘。颈4~7又是颈段脊髓膨大处，颈髓没有退让余地，故颈椎间盘的轻度突出即可出现对颈神经根或颈段脊髓的压迫症状。

【诊断】

1. 有长时间低头工作的职业史，发病前有慢性颈痛史或颈部外伤史。

2. 急性起病，多见颈部、肩部和上背部剧烈疼痛，伴上肢放射性痛；颈部运动和睡眠时疼痛加重；受累上肢肌肉力量减弱，腱反射抑制；皮肤感觉减退。部分患者出现颈交感性眩晕症状。可同时存在下肢无力、踩棉花样感觉等颈髓长传导束损伤的症状和体征。

3. 叩顶、椎间孔挤压、压顶试验均呈阳性。X线示颈椎向患侧侧凸，生理曲度消失或反曲，椎间隙前窄后宽，突出部位椎间孔变大。CT、MRI、脊髓造影可定位诊断。

【治疗】

1. 治疗原则　舒筋活络，滑利关节，缓解痉挛，整复错位。

2. 基本操作

（1）患者坐位或俯卧位，医者立于后侧或患侧。先用松解类手法如一指禅推、滚和拇指弹拨法等施术于枕骨下缘、颈椎诸关节突、横突、颈椎夹脊穴及上背部膀胱经区域。

（2）患者坐位或俯卧位，用短杠杆微调手法和颈椎拔伸法使神经根、脊髓减压，慎用颈椎旋转整复手法。

（3）患者坐位或仰卧位，医者立于前侧或患侧。选用适宜的松解类手法在印堂、神庭、百会、四神聪、眉弓、前额、太阳、风池、肩井、头顶及大椎两侧等穴位或部位施术。

3. 辨证施治

（1）气滞血瘀证　症状呈突然发作或突然加重，发病前有外伤史；颈项疼痛剧烈、僵硬，并放射到后背及上肢，病变节段椎间隙摸诊有肿胀感，并可引出放射性神经痛；舌质暗或有瘀点、瘀斑，脉涩。以短杠杆微调手法和改良斜扳法使神经根、脊髓减压减张。

（2）痰瘀交阻证　颈背肩臂剧烈疼痛，上肢无力，头晕目眩，沉重如裹；心悸，恶心，倦怠乏力嗜睡，咽部哽塞不利，胸闷胁胀，胃脘胀满，面色不华；舌质淡，苔白腻。在颈部手法操作的基础上，结合头面部手法，消除眩晕症状。

（3）肝肾亏虚证　发病缓慢，颈臂疼痛或下肢痿软，筋脉拘急，步履跟跄，甚则卧床不起；腰膝酸软或二便艰难，性功能障碍，舌质胖，边有齿痕，脉沉细无力。在颈部手法操作的基础上，结合胸椎调整手法，改善脊髓颈胸曲线，进一步减小脊髓张力，促进脊髓功能的恢复。结合腰与下肢手法，解除下肢肌痉挛，改善下肢运动和感觉功能。

【注意事项】

1. 避免颈部意外受伤，如突然扭曲、上下挤压、突然过度屈曲或后仰。儿童避免做拔颈游戏。

2. 预防颈部肌纤维炎所引起的肌肉痉挛对颈椎的牵拉。

3. 适当进行颈肩部导引锻炼，增进颈部灵活性，改善颈椎间盘的弹性，预防椎间盘的退行性变。

4. 急性期配合中西药物综合治疗，保守治疗效果不佳可考虑手术治疗。

【按语】

颈椎间盘突出症多为慢性劳损、退行性改变及外伤引起，推拿治疗效果颇佳。其主要作用是在软组织痉挛得以舒解情况下，通过改变突出物与神经根相互位置关系或使突出物部分回纳及挤散，解除神经根的卡压或粘连，从而使症状缓解或消失。本病治疗及恢复期较长，部分患者精神压力较大，故应针对患者的心理状况，做好解释工作，增强患者康复的信心，积极配合治疗。

项目五　胸椎后关节紊乱症

胸椎后关节紊乱症又名胸椎后关节滑膜嵌顿、胸椎后关节错缝，是指上个胸椎的下关节突与下个胸椎的上关节突构成的关节，因受外界旋转力向侧方偏离，引起疼痛和功能障碍等一系列症状的一种脊柱病，多发生于第 2～7 胸椎，以青壮年体力劳动者多见。

中医学认为，本病多因外伤造成椎骨错缝、关节错位或滑膜嵌顿。长期慢性劳损，筋肉弛缓，骨节懈惰为常见诱因。

【诊断】

1. 有外伤史或长期不良姿势史。往往发生在上肢突然上举拿物或穿衣及乘车拉扶手突然急刹车后。

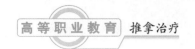

2. 背部疼痛。受伤后背部疼痛剧烈，走路、咳嗽、打喷嚏时疼痛加剧，有时疼痛向前胸和腰部放射；局部有压痛点，脊柱被动活动受限。

3. 病变胸椎棘突上有明显压痛，并可见棘突有偏歪现象，邻近肌肉痉挛。

4. 胸椎正、侧位 X 线片可协助诊断，并能排除胸椎骨损伤。

【治疗】

1. 治疗原则　舒筋通络，整复错位。

2. 基本操作

（1）患者俯卧位，医者在背部两侧从肩部至腰部施以揉和㨰法各 5 分钟；在背部两侧点按大杼、风门、附分、魄户、神堂、魂门、肝俞等穴；在背部痛点及肌肉痉挛处施以捏拿或弹拨手法约 3 分钟。

（2）患者俯卧位，胸部垫一薄枕，双手抓住床头。助手握其两踝做对抗牵引，医者立于床侧，双手重叠按于患椎稍后突之棘突上，令患者深吸气，使胸部饱满后，双手掌同时用力向下按压。此时可听到"咔咔"响声，并感觉到掌下棘突移动。或患者俯卧，医者立于一侧，一手扳对侧肩部，使脊柱后伸旋转，另一手按住患椎棘突，双手交错用力下压患椎棘突，纠正小关节错位或解除滑膜嵌顿。

（3）患者坐位，两腿分开与肩同宽。以棘突向右侧偏歪为例，医者立于患者身后，以右手绕过胸前扳握患者左肩部，右肘部抵住患者右肩；左手拇指抵住向右偏歪之棘突。然后令患者前屈，医者右手使患者上半身向右侧弯及旋转，左手拇指用力将棘突向左侧顶推，可感到指下棘突轻微错动，并发出声响。

（4）患者俯卧，医者在背部两侧及中央肌肉、韧带处从上向下做按、揉、捻法 2～3 分钟，最后在肩、背和腰部做拍打或叩击手法。

【注意事项】

1. 严禁搬抬重物；不要睡卧软床；注意保暖，防止受凉。

2. 老年骨质疏松、胸椎肿瘤或结核患者，手法应慎用或禁用。

3. 复位后可用狗皮膏局部外贴，或用伤科外洗方在患处湿热敷。

4. 可适当进行腰背肌肉锻炼，增强对外来暴力的抵御能力。

【按语】

新鲜错位易于复位且预后良好。陈旧性错位复位较困难，容易迁延成慢性损伤。推拿是治疗本病的主要手段，疗效显著，应早诊断、早治疗，防止迁延成慢性损伤。

项目六　第三腰椎横突综合征

第三腰椎横突综合征又称腰三横突周围炎、腰三横突滑囊炎，是指腰部急慢性损伤、劳损及感受风寒湿邪，引起第三腰椎横突及附着其上的肌肉及与其紧密接触的腰背筋膜损伤而发生无菌性炎症，出现以第三腰椎横突部位明显压痛为特征的慢性腰、臀、膝疼痛综合症候群。青壮年及体力劳动者多发，男性多于女性，大多数患者有轻重不等的腰部损伤史。

本病属于"腰痛"范畴。中医学认为，引起本病的原因有以下几方面：起居不慎，在俯仰旋转时闪扭筋脉而致气滞血瘀；外邪袭于肌腠，着于腰部，致经气运行失畅；腰为肾之外府，肾虚则外府不荣，筋骨失濡，加之久坐久立，局部气血既失之充沛，又失之畅通，可诱发或加重病情。

【诊断】

1. 多见于青壮年，一般有长期弯腰工作和姿势不良病史，部分有急性腰扭伤史。

2. 腰部一侧酸痛或钝痛，活动受限，对侧腰部可有牵涉痛。腰部健侧侧屈和旋转活动时，疼痛尤甚。部分患者可出现膝关节疼痛、酸困不适等症状。

3. 在第三腰椎横突末端有明显压痛，有时可触及大小不等的条索状或结节状物，并有弹响声或筋腱摩擦音，直腿抬高试验阳性，但加强试验阴性。

4. X线片示第三腰椎横突过长或肥大，左右不对称或向后倾斜。

5. 应与腰椎间盘突出症、急性骶髂关节扭伤、梨状肌综合征等相鉴别。

【治疗】

1. 治疗原则　舒筋活络，软坚散结，松解粘连。

2. 基本操作

（1）患者俯卧位，医者站立于其体侧。按揉脊柱两侧腰背肌肉、臀部及下肢后侧。

（2）拇指指尖或指腹在第三腰椎横突处做与条索状硬块垂直方向的弹拨，由浅到深，由轻到重，同时配合按揉。弹拨时，要以患者能忍受为度，不可使用暴力。

（3）点按肾俞、大肠俞、环跳等穴；做两侧腰部后伸斜扳法。

（4）按揉两侧腰背肌，并顺骶棘肌纤维方向轻擦，以透热为度。

（5）有腿、膝痛者，在臀部先用四指推法，然后在臀、腿、膝部痛点施以弹拨按揉；拿揉大腿后侧及臀部肌肉数遍；点按承扶、委中穴，擦臀部至大腿。

【注意事项】

1. 在第三腰椎横突处进行弹拨时，应向内前方用力，同时注意由轻到重，再由重到轻，反复操作。

2. 本病多见于青壮年，病程较长，时轻时重，迁延缠绵。因此，治疗过程中要医患配合，持之以恒，才能收到较好的疗效。在坚持治疗的同时还须加强腰部功能锻炼，可进行退步慢跑，腰部屈伸、侧弯和旋转运动。

3. 注意保暖防潮，纠正不良姿势，避免腰部过劳及过度旋转扭挫，宜卧硬板床。

【按语】

第三腰椎横突综合征是临床常见病、多发病，推拿整脊疗效显著。对于迁延日久、病情缠绵的患者可配合腰部中药湿热敷或软组织松解术、横突尖端切除术。

项目七　腰椎间关节综合征

腰椎间关节综合征是由于腰椎退行性变、扭伤等因素引起的腰椎间关节对合不良、关节囊肥厚、滑膜嵌顿、增生性关节炎症急性发作等病理变化而产生的一组腰臀甚至腿部疼痛的综合症状，亦称腰椎后关节紊乱症、腰椎后小关节错缝（半脱位）、腰椎小关节滑膜嵌顿、腰椎病。

中医学认为，本病为肝肾不足，筋骨失养，加之跌仆闪挫，导致机枢错努，经气不利。

【诊断】

1. 腰部有急性扭闪等外伤史，腰部疼痛，各方向活动均受限制并引起疼痛加剧，在骶棘肌或髂嵴后部有浅压痛，无叩击痛。

2. 下腰部剧烈疼痛，有时牵扯臀部、骶尾部、大腿后侧，腰部活动受限，尤以后伸活动受限明显。

3. 腰部肌肉痉挛、僵硬，第4、5腰椎棘突和椎旁有深压痛、叩击痛，可摸到棘突偏歪。一般无神经根刺激症状。

4. X线检查可无阳性体征，部分患者出现腰椎生理曲度改变，双侧后关节间隙不对称，椎间隙左右不等宽，患椎棘突轻度偏歪，椎体骨质增生等。

【治疗】

1. 治疗原则　舒筋活络，活血止痛，解除嵌顿，矫正复位。

2. 基本操作

（1）患者俯卧位，医者用拇指点按痛点及脾俞、肾俞、居髎、环跳、秩边等穴；双手在腰椎两侧骶棘肌处自下而上拿捏 3～4 遍；双手掌根或大鱼际自胸腰段开始，沿两侧骶棘肌向外分推至骶骨外面 3～4 遍；先用掌根或前臂揉按腰背、骶尾部 2～3 分钟，然后施以擦法 3～4 分钟。

（2）患者俯卧，一助手双手拉住患者腋下，医者握患者双踝做对抗牵引，持续 1 分钟后慢慢松开，如此重复数次后，用力将患者双下肢快速上下抖动数次，使错缝得以归位。此方法简便易操作，多用于症状较轻者。

（3）患者侧卧，医者一手按压第 4、5 腰椎或腰部痛点，交替做腰部两侧斜扳法。

（4）交替做腰部两侧推扳法。

（5）做背法 3～5 次。

（6）患者双手握单杠或两臂架于双杠上，使身体自然下垂约 2 分钟，医者双手扶患者两侧髋关节，交错用力，使髋关节在自身牵引下带动腰椎左右旋转，幅度逐渐加大，旋转 5～10 次后，医者托患者双下肢令其屈曲，然后协助用力下蹬 3～5 次。

（7）患者坐位，医者做偏歪棘突的旋转推扳。

（8）患者俯卧，医者以空掌或空拳拍打、叩击腰骶部两侧约 1 分钟；以掌根或大鱼际分推两侧骶棘肌 3～4 次；双掌置于腰椎及腰骶关节两侧，上下搓摩腰骶部 2 分钟。

【注意事项】

1. 整复时不可强求关节弹响声的出现，整复的力点在病变的节段，整复后忌弯腰搬抬重物及行走站坐过久。

2. 急性期应适当卧硬板床休息 1 周左右，缓解期工作时应用腰围或宽布带固定，注意保暖，防止受凉。

【按语】

本病是临床常见、多发的一种脊柱病，推拿疗效显著，若能辅以中药湿热敷及适度的功能锻炼，疗效更为理想。但由于病程较长，故坚持完成疗程非常重要。

项目八 腰椎间盘突出症

腰椎间盘突出症是指因腰椎间盘发生退变变性，加上外伤及积累性损伤造成纤维环薄弱或断裂，造成髓核向病变部位移动或挤压，逐渐形成一个膨隆样的突出物，直接或间接压迫、刺激腰部脊神经根，引起以腰及下肢疼痛、麻木为主要临床表现的一种脊柱病。

中医学认为，本病主要为督脉病变并累及足少阳和足太阳经脉，属"偏瘫""腰腿痛"范畴。病因有三：一为筋骨劳损，闪挫扭伤，或跌打碰撞，或操劳过度，使筋骨损伤，气滞血瘀，发为腰腿痛；二为风寒侵袭，多由劳累过度，睡卧湿地，或冒雨赶路，或冷浴受凉，感受风寒，寒凝气滞，经脉拘挛不畅，导致腰腿痛；三为肝肾不足，督脉病变累及肝肾，或肝肾素虚，又操劳过度，或年老体衰，肝肾精亏，气血亏损，不荣筋骨。

【诊断】

1. 患者多为青壮年，可有外伤、劳累或感受寒湿史。

2. 下腰及坐骨神经痛，下肢发麻，多于行走、打喷嚏或腰部后仰时加重。

3. 棘间或椎旁有固定的深压痛点，重压时疼痛向臀部与下肢放射。

4. 直腿抬高试验及加强试验阳性。

5. 患侧肢体肌肉萎缩，肌力减退，皮肤浅感觉障碍，可伴有腱反射改变。

6. X线平片排除腰椎其他病变，CT、MRI检查显示椎间盘突出或膨出。

【治疗】

1. 治疗原则　舒筋解痉，祛瘀通络，松解粘连，整复畸形。

2. 基本操作

（1）患者俯卧于床上，医者立于一侧。沿腰部督脉与足太阳膀胱经循行部位至下肢承山，自上而下反复擦3遍；拇指按揉腰椎各棘突间、患侧骶棘肌、臀大肌各3遍；叠掌以掌根自第1胸椎开始沿督脉向下按压至骶部3遍后再以拇指点压阿是、腰阳关、命门、肾俞、环跳、居髎、承扶、风市、委中、承山等穴；患者双手抓住床头，两助手分别紧握患者踝部用力持续牵引约半分钟，医者以双手拇指紧压腰部痛点，冲击抖动10余次，如此反复3遍；医者一手按住患者腰部，一手托其股前，双手同时用力，使腰部尽量背伸，可闻及弹响声。

（2）患者侧卧，患侧肢体在下，做腰部推扳法。

（3）患者仰卧，伸直下肢。医者一手托患肢踝部，一手按膝关节上方，同时相向用力直腿抬高至最大限度并按压抖动10余次，如此反复3遍；医者一手握患肢踝部，先上提使髋、膝关节屈曲，再用力压至大腿接近腹壁，然后嘱患者用力向前蹬出，同时医者一手握住踝部向前拉，使髋、膝关节伸直，如此反复3遍。

（4）反复做患肢外展引伸。

（5）俯卧双髋过伸按压法。一助手用双手抱住患者两膝部，徐徐做髋部过伸动作，医者以手掌轻轻按压腰部痛点的同时，助手将下肢做椭圆形摇摆，反复3次。

（6）双髋双膝屈曲按压法。医者两手分别扶持患者双膝部，使髋膝关节同时屈曲，逐步做顿挫性的向腹部按压，使腰椎呈弹动性前屈状，重复3次。

【注意事项】

1. 治疗期间患者要卧硬板床休息，注意腰部保暖。

2. 防止腰部负重扭错，经过2～3个月的调理休息，多数患者可以恢复正常工作。

3. 本病治疗及恢复期较长，部分患者精神压力较大，故应针对患者的心理状态，做好心理疏导工作，增强患者治疗信心。

4. 积极进行适当的体育锻炼，活动筋骨，增强肌力，尤其要注意站、坐、行的姿势。避免从事用力弯腰、搬抬重物等活动。

【按语】

临床上多数腰椎间盘突出症患者经过推拿治疗可以治愈或好转，少数病例保守治疗失败可手术治疗。在应用手法时用力要均匀和缓，助手配合要协调，切忌滥施暴力。对年龄较大、体质较弱或病情较轻者，手法应由轻到重，牵引量由小而大；对年轻体壮者，则酌情采用重手法。

项目九　腰椎椎管狭窄症

腰椎椎管狭窄症是指一个或多个平面腰椎椎管、侧隐窝、神经管及椎间孔的一处或多处骨性或纤维性狭窄，卡压刺激马尾神经或神经根引起的一系列临床症状的一种病症，又称腰椎椎管狭窄综合征。

本病症多由腰骶段椎管先天发育狭小，或因退变增生，椎管进一步狭小，或腰椎外伤、脱位、陈旧性腰椎间盘突出症，或腰部手术后引起椎管狭窄，造成马尾神经受压及血供障碍所致，是导致腰腿痛常见病因之一，多发于40岁以上的中年人。

本病属于中医学"腰腿痛"范畴。中医学认为，人过中年，肾气不足，正气渐亏，风寒湿邪侵袭，阻滞经络，不通则痛；或因腰部劳损、外伤致气血瘀阻，骨失濡养，久之则发生腰腿疼痛。

【诊断】

1. 以长期腰腿痛和间歇性跛行为特征，但静止时查体无明显阳性体征。中年以上男性具有上述临床表现和体征，结合影像学检查证实为椎管狭小即可做出诊断。

2. 起病缓慢，有长期慢性腰痛史，站立或行走过久时腰腿痛加重，而卧、蹲位休息后明显减轻，再行走时又重复出现。

3. 可有行走时发飘，四肢无力，甚至手及下肢麻木、下肢肌肉萎缩。腰过伸试验、直腿抬高试验阳性。棘间棘旁多无压痛、放射痛，部分患者有马鞍区感觉障碍，膝、踝反射减弱或消失。

4. 腰椎 X 线平片、脊髓造影、CT、MRI 检查可见椎管内来自各方面的狭窄因素。

【治疗】

1. 治疗原则　行气活血，通络止痛。

2. 基本操作

（1）患者俯卧位，医者立于一侧。㨰或揉腰部及腰椎两侧肌肉 8～10 分钟，配合点按腰阳关、气海俞、大肠俞、关元俞、腰夹脊穴，以有酸胀等得气感为度。

（2）患者俯卧位，㨰或揉臀部及下肢后侧 3～5 遍，配合点按命门、秩边、环跳、殷门、委中、阳陵泉、承山等穴，以有酸胀等得气感为度。

（3）推督脉、膀胱经各 4～6 遍。

（4）摇腰部 2～3 分钟，做被动抬腿，动作需缓慢，幅度不宜过大。

（5）擦腰椎两侧、臀及下肢后侧，以透热为度；或热敷腰骶部 5～10 分钟。

（6）拍击腰背部及下肢 4～6 遍。

【注意事项】

1. 推拿对症状轻、无特殊体征者具有较好疗效，治疗时须同时配合卧硬板床休息、骨盆牵引等。

2. 保持腰部稳定，用腰围护腰，防止腰部过伸。

3. 保守治疗 2～3 个月无效者，应考虑手术治疗。

【按语】

本病症预后良好，只要诊断正确，手法运用得宜，症状多能消失。临床上疗程与病程成正比，病程越长，疗程相应增多。另外，还须嘱咐患者平时多睡卧硬板床，注意保暖，劳逸结合，防止复发。

项目十 退行性脊柱炎

退行性脊柱炎又称肥大性脊柱炎、增生性脊柱炎、脊柱骨关节炎、老年性脊柱炎等，是脊椎椎间盘退变狭窄，椎体边缘退变增生及脊椎小关节因退行性变而形成的脊柱骨关节病变，是中年以后发生的一种慢性退行性疾病，常累及负重和活动范围较大的关节。脊柱退行性变主要发生于椎体、椎间盘和小关节，以椎体边缘增生和小关节肥大性变化为其主要特征。临床上以腰椎多见。本病男性多于女性，长期从事体力劳动者易患此病。

退行性变是本病发生的主要原因，椎体边缘增生、椎间盘退变与本病有着密切的关系。椎间盘退行性变后，失去其固有的弹性、韧性，厚度变薄，椎间隙变窄，从而减弱了椎体对压力的抵抗，椎体和小关节不断受到震荡、冲击和磨损，逐渐产生骨刺。此外，损伤和劳损也是本病发生的重要因素。

中医学认为，本病是由于人过中年肾气渐衰，复感风寒湿邪，留滞经络，或因强力劳作，伤及气血，使气血瘀阻，经脉凝滞不通所致。

【诊断】

1. 有长期从事弯腰劳动和负重的工作史或有外伤史。

2. 腰背部酸疼不适，僵硬板滞，不耐久坐、久站，晨起或久坐起立后症状较重，活动后减轻，但过度活动或劳累后又加重。

3. 急性发作时腰痛较剧，可引起下肢牵涉痛。骨赘刺激或压迫马尾神经时，可出现下肢麻木无力、感觉障碍等症状。

4. 腰椎生理曲度减小或消失，甚或出现反弓，弯腰受限。腰部肌张力增高，局部有轻度压痛，一般无放射痛。下肢后伸试验常呈阳性，直腿抬高试验一般为阴性。

5. X线检查可见椎体边缘有不同程度的增生，脊柱正常生理弧度改变。椎体边缘唇形变或骨刺形成是诊断本病的主要依据。

【治疗】

1. **治疗原则** 行气活血，舒筋通络，解痉止痛。

2. **基本操作**

（1）松解手法 患者俯卧，医者立于患侧。沿腰脊柱两侧骶棘肌自上而下反复擦、按、揉3～5分钟；双拇指按揉夹脊、肾俞、腰阳关、大肠俞、秩边等穴各半分钟，以有酸胀等得气感为度。

（2）解痉止痛法 点压、弹拨痛点及肌痉挛处3～5遍。如有臀部及下肢牵痛者，擦、

85

揉臀部及下肢，擦大腿后外侧和小腿外侧，按揉委中、承山、阳陵泉、昆仑等穴，以有酸胀等得气感为度。

（3）腰椎微调手法　①患者俯卧，医者叠掌置于胸腰段，自上而下逐一按压胸腰椎3～5遍，重点按压腰骶部，力度要适度，不可过于粗暴；交替后伸扳健侧和患侧腰部各5～8次。②患者侧卧位，腰椎斜扳左右各1次，以滑利关节。③患者仰卧，医者将患者双下肢屈膝屈髋，一手扶按双膝，一手扶按双足踝部，做顺、逆时针摇转腰骶部各16次，再向腹部推压8～10次。④分别牵抖双下肢。

（4）舒筋活血法　患者俯卧，医者立于一侧，以冬青膏或红花油为介质，直擦腰骶部督脉及膀胱经，横擦腰骶部，以透热为度。

【注意事项】

1. 注意休息，避免过劳，注意腰部保暖。
2. 适当进行功能锻炼，活动筋骨，增强肌力。
3. 劳动时腰部宜用腰围固定，以保护腰椎的稳定性。

【按语】

本病脊柱疼痛或为持续钝痛，或为活动时刺痛。发病年龄较晚，病情进展慢，症状轻而 X 线改变，尤其是骨质增生严重是其临床特征。在治疗过程中，应适当减轻劳动强度，注意劳动姿势；睡硬板床，注意保暖，不宜食寒凉食物。

项目十一　强直性脊柱炎

强直性脊柱炎是一种慢性进行性炎性疾病，主要侵犯骶髂关节、脊柱骨突小关节、脊柱旁软组织及脊肋关节，最后造成脊柱骨性强直或（和）畸形，也可发生关节外病变。本病在我国北方多见，好发于 15～30 岁的青壮年，男性发病率高于女性。

本病具体病因尚不清楚，但发病与遗传、泌尿生殖系统感染或盆腔慢性感染、损伤、寒冷等有关。本病最早出现于骶髂关节，致关节间隙破坏、模糊、变窄和软骨下骨硬化，渐进性向上蔓延，腰骶关节、腰椎、胸椎和下段颈椎依次受累。病变主要表现为慢性炎性浸润，关节软骨增生、骨化；韧带钙化和骨化；椎间盘的软骨板和纤维环外层炎症引起软骨内骨化，并与前纵韧带形成的韧带赘融合成骨桥，使整个脊柱最终发生强直。

中医学认为，腠理空虚，卫外不固，风寒湿邪乘虚侵袭，致经气闭阻，气血运行不畅，经筋功能失常，机枢失利，是本病形成的主要病因病机。

【诊断】

1. 有腰段脊柱或腰背部疼痛、僵硬史，呈持续渐进性腰背部酸痛和腰骶部不适，夜间或长时间静止后疼痛加剧。腰背肌僵硬，一侧或两侧棘突、骶髂关节等处有明显压痛和叩击痛，可伴有轻度间歇性或两侧交替性坐骨神经痛。

2. 腰椎前屈、侧弯、后仰皆受限。早期感觉腰部僵硬，运动不灵活，尤其是脊柱侧弯、下蹲受限，清晨起床时尤为明显，稍活动后有所好转。晚期随着病情的发展，脊柱活动范围越来越小，出现胸椎后凸增加和颈椎向前屈曲，形成"驼背"畸形。

3. 急性期血沉增快，抗"O"正常，类风湿因子多为阴性，抗原 HLA-B27 多为阳性。

4. X 线检查。早期骶髂关节可见骨质疏松，腰椎小关节模糊；中期关节间隙变窄，软骨下骨质呈锯齿状破坏；晚期关节发生骨性强直，小关节融合，关节囊及韧带钙化、骨化，脊柱间有骨桥形成，形似"竹节样"。

5. 肺功能检查示肺活量显著减小。

【治疗】

1. 治疗原则　早期和营通络，活血止痛；后期温补督肾，舒筋通络，滑利关节。

2. 基本操作

（1）患者俯卧，上胸部及大腿前分别垫 1~3 个枕头使前胸和腹部悬空，双手臂屈肘置于头前。医者立于一侧，往返㨰脊柱及其两侧 3~5 遍后，掌按压背部脊柱，按压时要让患者配合呼吸，呼气时向下按压，吸气时放松，反复 3~5 遍；按压脊柱两侧膀胱经；点按秩边、环跳、居髎、风市、昆仑等穴，以有酸胀等得气感为度。

（2）患者仰卧，㨰、推髋关节前部 3~5 分钟，配合髋关节的外展、外旋等被动活动 5~8 次，拿大腿内侧肌肉，搓大腿。

（3）患者坐位，医生立于后方。㨰、推颈项两侧及肩胛部，同时配合颈部左右旋转及俯仰活动 5~8 分钟；往返按揉或一指禅推颈项两侧 3~5 遍，拿风池及颈椎两侧至肩井；做胸背膝顶扳法，用力要适度；患者暴露腰背，上身前俯，医生立于一侧，肘压脊柱两旁；直擦背部督脉及两侧膀胱经，横擦腰骶部，均以透热为度。

【注意事项】

1. 适当休息，注意保暖，防止风寒湿邪侵袭，但不宜长期卧床休息。

2. 应食用富含蛋白质及纤维素饮食，有骨质疏松者应加服钙剂和鱼肝油。

3. 保持良好姿势，卧硬板床，低枕或不用枕睡眠，尽量采用俯卧睡姿，避免长期从事弯腰工作。

4. 积极配合功能锻炼，进行床上伸展运动、膝胸运动、扩胸运动、深呼吸、下蹲等，但不宜过度疲劳。

5. 医生应鼓励患者增强战胜疾病的信心。

6. 保守治疗无效者可配合手术，以改善关节功能。

【按语】

强直性脊柱炎治疗的目的在于控制炎症，减轻或缓解症状，维持正常姿势和最佳功能位置，防止畸形。患者保持乐观情绪，消除紧张、焦虑、抑郁和恐惧心理，戒烟戒酒，按时作息。坚持功能锻炼可保持脊柱的生理弯曲，防止畸形，保持胸廓活动度，维持正常呼吸功能，保持骨密度和强度，防止骨质疏松和肢体失用性肌肉萎缩。

项目十二　腰椎滑脱症

腰椎滑脱症是指相邻两椎体发生向前或向后或向侧方相对位移而引起的一系列临床症状，以腰4、5为多见，是引起慢性腰腿痛的常见疾病。本病多见于女性，45岁以上多发。

本病的病因有脊椎关节间部分软骨发育不良或合并其他畸形等先天性因素，以及经常站立，腰椎始终处于最大应力之下，受到外力影响或退行性变、椎间关节的慢性半脱位、创伤等后天因素。依据发生腰椎滑脱的原因，临床将其分为椎弓发育不良性、椎弓峡部裂性、退行性、创伤性和病理性。临床上以椎弓峡部裂性和退行性多见。

【诊断】

1. 多有急性外伤史或持续劳损史。

2. 下腰部长期慢性疼痛，并向双侧下肢放射，站立或弯腰时疼痛加重，卧床休息则减轻，部分患者出现坐骨神经痛。

3. 严重者可见间歇性跛行。可出现尿频、尿急或小便失禁等小便障碍、大便不成形、下肢乏力、感觉改变等马尾神经受压症状。

4. 腰椎活动受限，腰部屈伸活动时症状可加重，腰椎生理前凸增加，臀部后凸，甚至腰骶交界处凹陷或呈现横纹，滑脱椎体棘突有压痛及轻度偏歪。

5. 重压或叩击腰骶部可引起双下肢放射痛，双侧直腿抬高试验及加强试验阳性。

6. 腰椎X线检查可明确诊断。侧位片可了解滑脱的程度（将滑脱腰椎下一椎体的上面纵分为4等份，滑脱不超过1/4为I度；滑脱在1/4~1/2者为Ⅱ度，滑脱在1/2~3/4者为Ⅲ度，滑脱>3/4为Ⅳ度）。

7. CT、MRI检查可了解硬膜囊及神经受压情况。

【治疗】

1. 治疗原则　舒筋活络止痛，纠正腰椎滑脱。

2. 基本操作

（1）患者俯卧，缓揉腰骶部 3~5 分钟，力量由轻到重；搽腰骶部 3~5 分钟。

（2）自上而下反复推腰椎两侧骶棘肌 3~5 次。

（3）弹拨、点按腰部及下肢痛点；点按肝俞、肾俞、三焦俞、志室、腰眼、环跳、委中、承山等穴，以有酸胀等得气感为度。

（4）患者手拉床头，医者立于床尾，双手握住患者两踝部，沿纵轴方向行对抗牵引 1 分钟。若棘突偏歪者，行坐位腰部旋转扳法。

（5）患者俯卧，于前移椎体处垫一枕头，医者两掌根重叠，置于相对后移的椎体有控制地冲击按压 3~5 次。医者一手抬高患者下肢，一手在相对后移椎体处按压。患者仰卧，屈髋屈膝，医者将枕头对折后压住开口一端，使枕头呈 45° 楔形垫入患者臀部下方，医者双手压其膝部向胸前靠拢，反复顿压 3~5 次，力量以患者能忍受为度。然后嘱患者在屈膝屈髋抱膝位留枕仰卧 20~30 分钟。患者俯卧位，直擦腰部脊柱两侧，横擦腰骶部，以透热为度。

（6）腰椎滑脱经手法整复后，须仰卧硬板床 2~3 周。卧床期间用一软枕对折垫于骶部，使骨盆略抬高，前移椎体处于悬空状态，利用自身重力，维持复位后的良好位置，或进一步纠正复位时未能完全纠正的滑移。即使症状完全消失也应坚持按疗程治疗，以巩固疗效。

【注意事项】

1. 防止过量活动及负重，注意休息和腰部保暖，避免突然转身及不恰当的腰部活动。

2. 有峡部裂者要用钢围腰架固定。

3. 积极配合功能锻炼，可进行弓步压髋、滚腰和爬行等练习。

4. 出现马尾神经受压、性功能障碍时应做手术减压、内固定或融合手术。

【按语】

绝大多数腰椎滑脱症患者，经推拿治疗后效果满意，滑脱得到矫正，症状消失。但推拿不能解决峡部裂问题，也就不能从根本上去除引起滑脱的潜在因素。因此，峡部裂未滑脱或滑脱整复后的患者，应注意腰部的自我保护，通过宽腰带或腰围加强下腰部的稳定性。部分病程较长患者，因局部组织痉挛、硬化，滑移椎体不易回复，可考虑手术治疗。

项目十三　骶髂关节紊乱症

骶髂关节紊乱症是指骶骨与髂骨的耳状关节面和周围韧带因外力而造成损伤，局部出现充血、水肿、粘连等无菌性炎症，并且引起局部疼痛和功能障碍的一种病症，多发于青壮年女性。若不及时治疗，可引起持久性下腰痛。病程日久可引起致密性髂骨炎。过去所谓"骶髂关节滑膜嵌顿"，实际上是关节错开移位滑膜嵌入的结果。

本病可由急性损伤和慢性劳损引起。突然滑倒时单侧臀部着地，或弯腰负重时突然扭闪，使骶髂骨间韧带受到损伤，由于韧带被牵拉，使髂骨滑离与其相对应的骶骨关节面，造成关节扭错移位。也可发生于胎儿过大的产妇，分娩时骨盆扩张而引起扭伤，甚至出现关节半脱位。有的妇女产后下床过早，韧带的结构和功能没有完全恢复，也容易发生本病。或长期习惯性跷二郎腿、单侧下肢负重或长期弯腰工作或抬举重物，致使骶髂关节扭挫、退行性变，久之发生损伤。妊娠使妇女骶髂关节周围韧带松弛和伸长，常因弯腰和旋转活动而引起扭伤。

中医学称本病为"骶髂骨移位"，属"腰骶痛"范畴。由于本病的临床症状和"腰椎间盘突出症"相类似，不少病例尚伴有盆腔脏器紊乱症状，在诊断上易于混淆，应注意鉴别。

【诊断】

1. 有外伤史或慢性劳损史及腰腿痛病史。

2. 下腰部、臀部疼痛，疼痛呈局限性、持续性钝痛，活动及受寒冷时疼痛加重，可有一侧下肢牵扯痛。腰部活动明显受限，躯干微向患侧侧屈，患侧下肢不敢着地，或有跛行，步履蹒跚，行动缓慢，患侧髋关节外展和外旋受限。

3. 骶髂关节的投影区有明显压痛，并有深在性叩击痛。"4"字试验、骨盆分离和挤压试验、足跟叩击试验、床边试验均呈阳性，直腿抬高试验轻度受限。

4. X线检查。腰骶椎正位片可见患侧骶髂关节密度增高或降低，两侧关节间隙宽窄不等。两侧髂后上棘不在同一水平，前错位者髂后上棘偏上，后错位者髂后上棘偏下。斜位片示病侧骶髂关节间隙增宽，关节面凹凸之间排列紊乱。可排除骨关节破坏性疾病，并可发现骶髂关节面模糊或有退行性改变。

【治疗】

1. 治疗原则　舒筋通络，活血散瘀，松解粘连，理筋整复。

2. 基本操作　手法复位前需明确患侧髂骨旋转方向。前错位者，采用单髋过屈复位法；后错位者，采用单髋过伸复位法。复位时需固定健侧下肢，防止骨盆旋转，以免影响复位效果。

（1）骶髂关节前错位复位法　以右侧为例：患者仰卧床沿，两下肢伸直，助手按压左膝关节。医者位于患者右侧，右手握患者右踝或小腿近端，左手扶按右膝。先屈曲右侧髋、膝关节，内收、外展各 5~7 次。再向对侧季肋部过屈右髋、膝关节，趁患者不备用力下压，此时常可闻及关节复位响声或手下有关节复位感。

（2）骶髂关节后错位复位法　以左侧为例：①俯卧单髋过伸复位法。患者俯卧床沿，医者立于患者左侧，右手托患肢膝关节上部，左掌根按压骶髂关节，先缓缓旋转患肢 5~7 次。医者尽可能上提患者左侧大腿过伸患肢，左手同时用力下压骶髂关节，两手成相反方向扳按，此时可闻及关节复位响声或手下有关节复位感。②侧卧单髋过伸复位法。患者右侧卧位，患肢在上，健肢在下自然伸直。医者立于其后，右手掌根顶推患侧髂后上棘，左手握住左踝。先小幅度过伸患肢，再拉左踝使患肢过伸，右手同时顶推髂后上棘，两手向相反方向推拉，可闻及关节复位响声或手下有关节复位感，最后嘱患者做患肢蹬空动作。

（3）骶髂部软组织损伤操作　采用分筋理筋和旋转复位法对于治疗骶髂部软组织损伤、减轻临床症状和提高疗效有很好的作用。

（4）腘绳肌牵拉操作　用于长期卧床腘绳肌痉挛的患者，仰卧位分阶段被动直腿抬高患肢，可巩固疗效，减少复发。

【注意事项】

1. 卧硬板床休息，避免久坐，注意腰部保暖。

2. 治疗期间或整复后需卧床休息，不宜做下肢大幅度活动、从事重体力工作或长时间站立工作。

3. 妇女产后不宜过早下床劳作或活动。

4. 患者应主动进行患肢锻炼。

【按语】

本病经手法复位后，预后良好。如治疗不当或不及时，可迁延成慢性损伤。推拿复位是本病的主要治疗手段，疗效好，收效快，应尽早进行。复位后，轻者不需外固定；错位严重者应卧床休息 2 周，用多头带固定骨盆 3 周左右，并且 3 周内不宜负重。治疗后局部应保暖防寒，防止外伤，适度控制性生活，以利于损伤的恢复。

项目十四　腰椎骶化与骶椎腰化

腰椎骶化与骶椎腰化是指腰 5 与骶骨先天性狭窄或融合的一种脊椎解剖畸形，亦称腰骶部移行脊椎。移行椎在腰椎处表现为腰椎骶化，即第 5 腰椎与骶骨融合在一起共同构成一块骶骨；移行椎在骶椎处就表现为骶椎腰化，即第 1 骶骨从骶骨块中游离出来形成第 6 个腰椎。本病临床比较常见，是产生腰背痛的常见原因之一。此种畸形可为单侧，亦可为双侧，以双侧者较多。

腰骶骶化与骶椎腰化多由腰骶部在发育过程中受到某种因素影响而引起，也有人认为可能由于腰骶关节负荷过大发生退行性变或上平面发生椎间盘突出症，使腰 5 一侧或两侧横突与髂骨或骶骨相连形成假关节，腰骶椎正常运动功能受到影响而致病。

【诊断】

1. 当脊柱过度负重、活动或不协调运动后，出现腰骶部疼痛不适；剧烈运动或劳累后加重，休息后减轻。少数可见腰 4 神经刺激症状。

2. 单侧或双侧腰 5～骶 1 棘突间、脊旁压痛，直腿抬高受限。

3. X 线检查。腰 5 横突增宽，单侧或双侧假关节形成，腰 5～骶 1 间隙变窄或消失，腰椎边缘可见退行性变。腰椎骶化者腰椎数减少为 4 个，骶椎腰化者腰椎数增加为 6 个。

【治疗】

1. 治疗原则　舒筋通络，温经止痛。

2. 基本操作

（1）患者俯卧，医者立于一侧。双掌分推腰部；自上而下按揉、㨰腰骶部；拇指或肘尖按压肾俞、关元俞、腰阳关、次髎及阿是穴，以有酸胀等得气感为度；双拇指同时向下按推两骶角及两髋部，肘尖向下推按腰骶间隙处。

（2）健侧卧位做腰部推扳法。

（3）患者俯卧位，按揉拍打腰骶部。如有神经根刺激症状，可做患侧臀部及下肢的松解手法及下肢的被动运动。

【注意事项】

1. 避免长时间做腰部剧烈运动。

2. 注意保暖，防止受凉。

3. 积极进行规范的腰背肌锻炼，同时对伴有腰椎椎管狭窄者，还应加强腹直肌锻炼。

4. 保守治疗效果不佳者，可考虑手术。

【按语】

腰椎骶化和骶椎腰化的治疗缺乏特效方法。疼痛不严重者可采用适当休息，加强腰背肌锻炼。本病最常见的症状是下腰痛，活动后加重，休息后减轻，主要原因为假关节周围的韧带、肌肉等软组织慢性劳损，出现充血、水肿、渗出、增厚而压迫或刺激神经，以及假关节难以吸收外力所引起的震荡，造成损伤性关节炎，故可配合中药湿热敷及理疗等方法。

项目十五　脊椎骨骺骨软骨病

脊椎骨骺骨软骨病又名少年驼背症。常见于过早负荷的体力劳动少年，10 岁以上发病，以 13 ~ 17 岁的少年多见，男孩多于女孩。

本病确切的病因尚未肯定，一般认为是由于脊柱的负载能力与所承负荷的平衡失调引起。其中降低脊柱负荷能力的因素，一是脊柱血供紊乱，骺板血供减少，生物强度降低；二是椎间盘过早退变，缓冲力下降，使椎体面产生不均匀应力；三是青少年骨发育尚不完全，若伏案学习过久，或体重过度增加，或过多的负重劳动，均能引起软骨的损害。此外，椎前血管沟使椎体前半呈楔形或阶梯形，椎间盘发育不良，先、后天性髓核突入椎体内等，都可能引起本病。另外有报道认为本病与基因变异有关。

病变主要累及中、下段胸椎椎体。病变发生在椎体的第 2 骨化中心，即椎体上、下面的骺板。由于各种原因，骺板血液供应减少，软骨板变薄，抗压力降低，在过多的负荷下出现碎裂，髓核在破裂处突入椎体内，形成所谓的 Schmorl 结节。脊柱胸段向后弯曲，使椎体前方承受的压力大于后方，前方骨骺的坏死影响了前半椎体高度的发育。

【诊断】

1. 17 岁以下无明显诱因的背部困痛僵硬，有早期负重史。

2. 驼背为主要症状，常伴脊柱强直。驼背畸形超过 35°以上，至少有 1 个椎体前缘的楔形变要大于 5°，需连续影响 3 ~ 5 个椎体。早期背部酸痛、僵硬不适，常有疲倦感及脊柱中线（尤其是胸椎）疼痛，疼痛较轻，常为隐痛。劳累后不适加重，休息即能缓解。中期胸段后凸逐渐增大，伸直困难。

3. 检查可见背部呈圆弧状向后隆起畸形（圆背畸形），被动及主动活动均不能改变，腰部代偿性前凸增大，但活动度正常。后期症状消失，但遗留胸椎后凸畸形。晚期出现脊柱骨性关节炎改变。

4. X 线检查：典型的 X 线表现可分为 3 个阶段。早期椎体上下缘毛糙不平，椎间隙稍变窄；中期骨骺出现碎裂，椎体前方上下角的正常形态消失；后期骨骺密度复常，但楔形变成永久性。X 线片也可见椎体前方存在的血管沟。某些患者出现 Schmorl 结节，可见椎体缘有一内陷的切迹。

【治疗】

1. 治疗原则 疏通经络，强壮筋骨，解痉止痛，矫正畸形。

2. 基本操作

（1）患者俯卧，医者立于一侧，拿肩井、按天宗并分别按揉之。

（2）擦、掌根揉、推脊柱及其两侧，自上而下，反复操作 8～10 分钟；从大椎穴开始，两掌由上向下分推、按压脊柱两侧，以胸 5～7 为重点。

（3）叠掌按压胸椎 5～10 次。

（4）膝顶扳胸。对下胸段病变，可做腰部后伸扳法。

（5）拇指按压脾俞、胃俞、三焦俞、肾俞等背俞穴及腰阳关、委中、阳陵泉、悬钟等穴，以有酸胀得气感为度。

（6）捏脊，拍击背部；擦背部，以透热为度。

【注意事项】

1. 去枕仰卧硬板床休息。

2. 站、坐时应尽量伸展胸背，保持良好的姿势。

3. 避免过多地弯腰或负重活动，加强背肌锻炼。

4. 做扩胸、仰卧抬头挺胸等矫正练习。必要时，可用钢背心或胸背支架等矫正。

5. 对于极少数后凸十分严重，伴发神经症状或者伴有剧烈疼痛的患者，手法治疗无效可考虑采用手术治疗。

【按语】

本病的确切病因尚未肯定，一般认为是由于脊柱的负载能力与所承负荷的平衡失调引起。对 17 岁以下无明显诱因出现背部困痛、僵硬者都应考虑本病。但应与活动性驼背和固定性驼背相鉴别。本病不危及生命，除病程长外，其预后良好，临床以保守治疗为主。对疼痛比较明显的患者可配合使用中药、针刺等方法以缓解症状。

项目十六 小儿功能性脊柱侧弯症

小儿功能性脊柱侧弯症是指小儿直立时脊椎的一个或数个节段在冠状面上偏离身体中线向侧方弯曲而使腰背不适或疼痛，甚至影响内脏器官的一种可逆性病症，以颈、腰段多见。多见于 4～6 岁儿童，女孩多于男孩。

本病多由习惯性姿势体位不良，如斜坐、睡软床等；慢性脊柱或腹部疼痛、痉挛引起保护性侧弯；双下肢不等长，骨盆移位倾斜，髋关节内收或外展等挛缩畸形等引起。脊柱一旦侧弯失去平衡，便会引起脊旁软组织痉挛、不适或疼痛，引起一系列症状和体征。侧弯可影响胸廓发育，压迫心肺，进而引起心肺功能障碍或衰竭；还可出现驼背、胸廓不对称、双肩不等高、骨盆倾斜和双下肢不等长等外观畸形。除生理上的影响外，在心理方面，畸形会影响患儿心理的健康发展。

【诊断】

1. 有习惯性姿势体位不良病史。

2. 轻者除脊柱向一侧弯曲，凸侧肩峰高，两侧肩胛高低不在同一个平面，胸后壁隆起，凹侧髂前上棘高，胸壁平坦等变化外，常无明显症状；或有身体前屈时不适、疼痛；女性患者可出现双乳发育不对称。若不及时治疗和矫正可发展为结构性脊柱侧弯，引起胸背部或腰背部明显不对称，出现肩背腰骶酸困或疼痛，常伴有心、肺等内脏器官的压迫症状，如心脏移位，心跳加快，心胸部疼痛，血循环受阻及呼吸气促（肺活量减小）等。

3. 查体：轻者侧弯不明显，重者可见脊柱侧弯，或呈"S"形畸形，背部的一侧局限性隆起。

4. X线检查示脊柱不同程度侧弯，典型的患儿呈"S"形畸形，脊椎产生不同程度的旋转。轻者两侧"肋骨椎体角"之差小于20°，重者两侧"肋骨椎体角"之差大于20°。部分患儿颈3、4和（或）颈4、5之间椎体后缘序列不整齐。

【治疗】

1. 治疗原则　舒筋活络，理筋矫形。

2. 基本操作

（1）患儿坐位，医者立于身后。由上向下往返按揉颈椎两侧2～3分钟；点揉风池、天柱等穴各约1分钟；拔伸颈椎20～30秒，并在生理活动范围内分别缓慢向右、向左旋转颈部。

（2）患儿俯卧，医者立于一侧。以凸侧为主，由上向下往返掌揉脊旁肌肉3～5分钟；按揉肩中俞、肩外俞、天宗、阿是穴等穴各约1分钟；由上向下擦脊柱两侧，以透热为度。

（3）以手指或手掌沿骶棘肌由上向下按压3～5遍。

（4）一手按于凸侧顶点处，另一手向后上方扳健肩，双手相向用力，可听到弹响声。

（5）仰卧，持下肢做压髋手法。

（6）由上向下拍击腰背部3～5遍。

【注意事项】

1. 可结合患儿特点加强腰、腹肌和脊柱的导引练习。
2. 纠正不良姿势，保持良好的姿势和体位。
3. 注意卧姿和卧具的正确选择。

【按语】

本病应在青春发育期前接受推拿治疗。脊柱侧弯角度小于25°，只要给予姿势矫正及运动即可。25°～45°则属于中等程度，须穿戴背架矫正。45°以上的脊柱侧弯，如伴随胸廓畸形可使胸腔容积变小，造成呼吸活动受限，影响心肺功能，严重者可压迫腹腔内脏器而影响肠胃等器官功能，须考虑手术治疗。

项目十七　骨盆移位综合征

骨盆移位综合征是因先天因素或体位、负荷、重力等后天因素使骨盆移位，使相对应的肌肉、韧带发生张力及功能的改变，压迫盆腔内血管、神经，影响脊柱及其他关节位置和功能而引起的一系列临床症状。

引起骨盆移位的原因很多，主要有以下两个方面：一是先天性骨盆、脊柱和骶髂关节发育异常，造成骨盆位置不正而移位；二是后天性因素，如长期的姿势体位不正，长期使用一侧肢体，超负荷劳动使脊柱骨盆负荷过重；产妇产道挤压、难产、产后过早或不当活动，骨盆扩张后未能及时复原等。在后天因素中，髋、膝、踝关节病变或畸形引起的下肢不等长，各种原因引起的脊柱侧凸畸形，腰椎间盘突出症、椎管狭窄引起的脊柱畸形等，均可引起骨盆倾斜移位。轻度移位多能自行复位，患者仅表现为关节韧带扭伤的局部症状。一旦滑膜嵌入关节间隙或关节韧带有严重创伤，错开移位的关节不能自行复位便会产生临床症状。骨盆移位是许多疾病的代偿性变化，这种变化一旦发生，又使其他原发病变不断加重，使脊柱进一步侧弯，肌肉、关节和内脏器官发生功能障碍，引起许多临床症状。

【诊断】

1. **骨盆左右不对称**　大多伴有腰骶关节损伤，出现局部肌肉痉挛疼痛，亦可放射至耻骨、腹股沟、会阴、股骨大转子外侧，患者自觉下腰部麻木、隐痛乏力，患肢变"短"，部分患者有不同程度的"歪臀跛行"。

2. **盆腔脏器功能紊乱**　如下腹部疼痛、会阴部不适或局部压痛，肛门坠胀感，排便习惯改变，便秘与腹泻交替出现，尿频、尿急、尿失禁，甚至排尿困难。男性可出现阳痿、早泄、不育；女性可出现痛经、月经不调、不孕、妇科炎症等。其中右侧骨盆移位型表现为副交感神经紧张，肝脏和肠胃功能低下，消瘦、腹泻等；左侧骨盆移位型表现为交感神经紧张，心肺功能低下，肥胖、便秘、易患感冒等；混合型表现为偏食，体重变化大，便秘和腹泻交替出现，并伴有前两型的全身症状。

3. **下肢症状** 可出现膝和踝关节肿痛，下肢突发无痛性局限性水肿。

4. **活动异常** 卧位翻身时疼痛加剧，喜健侧卧，站、坐时健侧负重；仰卧时两腿伸直，患侧与健侧脚踝呈不对称外翻状，患侧下肢常做内旋或外旋，做反方向旋转常感困难。

5. **骨盆扭转试验** 如骶髂关节旋转试验、单腿后伸试验、"4"字试验、骨盆分离与挤压试验、直腿抬高试验多呈阳性。

6. **X线检查** 轻度移位多无异常，严重者可见髂后上棘不对称。正位片可见患侧骶髂关节密度增高或降低，两侧关节间隙宽窄不等，两侧髂后上棘不在同一水平上。患侧关节面凹凸之间排列紊乱，耻骨联合部对合不良等。前错位者髂后上棘偏上，后错位者髂后上棘偏下。斜位片可见病侧骶髂关节间隙增宽，关节面凹凸之间排列紊乱。

【治疗】

1. **治疗原则** 疏经通络，活血化瘀，理筋整复。

2. **基本操作**

（1）**推拿整脊** ①骨盆前错位者，采用单髋过屈复位法。患者仰卧床沿，两下肢伸直，助手按压健侧下肢膝关节，医者一手握患者患侧踝部及小腿近端，另一手按患侧膝部，先屈曲患侧髋、膝关节，内收、外展 5~7 次，再往健侧过屈髋、膝关节，用力下压，此时常可闻及关节复位的弹响声。②骨盆后错位，用俯卧单髋过伸复位法（以左侧为例）。方法一：患者俯卧床沿，医者站立于患者左侧。右手托患肢膝上部，左掌根压左侧骶髂关节。先缓缓旋转患肢 5~7 次。医者尽可能上提患者左侧大腿，过伸患肢，左手同时用力下压骶髂关节，两手成相反方向搬按，此时可闻及关节复位响声或手下有关节复位感。此法适用于体弱及肌肉欠发达患者。方法二：患者俯卧，医者站立床上，左足立于患者右侧，面向患者下身，右足跟置于患侧骶髂关节处，然后双手过伸提拉患肢至最大限度，并保持这一高度。右足跟猛力下蹬患侧骶髂关节（此时患者腰椎由过伸位恢复到伸直位），此时可闻关节复位响声或足下有关节复位感。此法适用于身强体壮、肌肉发达的患者。③妊娠期患者，用患肢牵抖复位法（以右侧为例）。患者仰卧床沿，右下肢靠外侧，两手拉住床头（或由助手牵拉其两腋下）。医者右腋夹住患肢踝部，右手绕过患肢小腿后侧搭在左前臂中段，左手紧握患肢小腿中上段，在持续对抗牵拉的情况下，用力往下牵抖患肢。此法适用于孕产妇及年老体弱患者。

（2）其他　对脊柱畸形及下肢关节的原发病变，应及时尽早地推拿理筋整复，使骨盆移位及其他病症得到及时的治疗。

【注意事项】

1. 避免过度劳累和过重负荷，纠正不良姿势，防止腰骶部外伤。
2. 注意保暖，防止受凉。
3. 积极治疗原发病。

【按语】

引起骨盆移位的原因很多，也很复杂。本病主要是体态上的变化，并相继引起脊柱关节的移位和四肢关节的病理变化，脊柱移位畸形进而引起各系统多种多样的症状。推拿对骨盆移位及其引起的其他部位关节变形有矫正作用，从而起到根本治疗的作用。

项目十八　尾骨挫伤

尾骨挫伤是指尾骨因受外力直接损伤，产生尾骨疼痛、活动受限，甚则伴有排便困难等症状的脊柱疾病。

尾骨挫伤多因直接暴力所致，如失足仰倒，或坐空臀部着地、尾骨斜形触地，或尾骨受坚硬物体撞击及尾骨部肌肉、韧带挫伤，严重者可导致尾骨关节脱位或半脱位，甚至骨折。

中医学认为，尾骨跌仆损伤后，脉络受损，络血外溢，瘀血凝滞，气血运行不畅而导致局部瘀肿、疼痛。

【诊断】

1. 多有明显的骶尾部外伤史。
2. 伤后即感骶尾部疼痛，坐位、下蹲、行走时疼痛加重，坐硬板凳疼痛更甚，由坐位站起时疼痛明显。疼痛常放射至臀、会阴及大腿后侧。患者常采取半侧臀部落座。
3. 骶尾部明显压痛，但肿胀不明显。
4. 可触及尾骨末端左右倾斜或向前倾斜，肛门指检可触及尾骨畸形和疼痛部位。
5. X线检查多无异常，尾骨侧位片可排除骨折、脱位或其他骨病。

【治疗】

1. **治疗原则** 活血止痛，舒筋通络，有脱位者整复脱位。

2. **基本操作**

（1）患者俯卧，医者立于一侧。摩、揉骶尾部，揉大腿后侧，各 3～5 遍；拇指在尾骨损伤处两侧、压痛点和坐骨结节处弹拨。

（2）点按腰俞、秩边、环跳、委中、承山、昆仑等穴各约 1 分钟。

（3）患者仰卧，揉下肢前外侧 2～3 遍，点阳陵泉、悬钟等穴各约 1 分钟。

（4）摇髋关节，屈伸下肢。

【注意事项】

1. 伤后应适当卧床休息，避免久坐，切忌坐硬板凳。

2. 推拿治疗手法宜轻柔。

3. 如有骨折、脱位，应到骨科复位后固定，但恢复期亦可推拿治疗。

4. 可做提肛等功能锻炼。

【按语】

尾骨挫伤为临床常见疾病。对骶尾部损伤的患者，首先应排除尾骨骨折和脱位。尾骨挫伤的治疗以推拿理筋为主，辅以中药、TDP、频谱仪、膏药外敷及理疗等，常能取得满意的疗效。

复习思考

1. 颈椎病的病因有哪几个方面？其病理变化有哪些？怎样诊断？

2. 何为颈椎关节脱位？其有几种分型？推拿如何治疗？

3. 寰枢椎半脱位的病因病理有哪些？怎样诊断？

4. 颈椎间盘突出症如何诊断？推拿治疗的基本操作有哪些？

5. 何为胸椎后关节紊乱症？其发病原因有哪些？如何诊断？

6. 第三腰椎横突综合征的症状有哪些？推拿如何治疗？

7. 腰椎间关节综合征的发病原因有哪些？其病理变化有哪些？如何诊断？

8. 腰椎间盘突出症的发病原因有哪些？如何诊断？如何推拿治疗？

9. 腰椎椎管狭窄症应从哪几方面诊断？推拿治疗应注意什么？

10. 阐述退行性脊柱炎的病因病理和诊断。

11. 强直性脊柱炎的病理变化有哪些？如何诊断？

12. 腰椎滑脱症如何诊断？推拿治疗怎么操作？

13. 分析骶髂关节紊乱症的病因。如何诊断？

14. 腰椎骶化与骶椎腰化如何诊断？如何推拿治疗？

15. 脊椎骨骺骨软骨病应从哪几点去诊断？本病与活动性驼背和固定性驼背如何鉴别？

16. 小儿功能性脊柱侧弯症应从哪几点去诊断？

17. 骨盆移位综合征应从哪几点去诊断？如何推拿治疗？

18. 简要分析尾骨挫伤的病因。如何诊断？

扫一扫，知答案

扫一扫，看课件

模块七
骨伤科疾病

【学习目标】

1. 掌握骨伤科常见的脊周软组织疾病、四肢软组织损伤疾病，以及常见关节脱位的诊断和推拿治疗方法。

2. 熟悉骨伤科常见疾病的含义、病因病机及推拿治疗的注意事项。

3. 了解骨伤科常见疾病的其他治疗方法。

本模块介绍的是常见的骨伤科疾病。该类疾病多因急性或慢性损伤（疲劳、劳损和退变）导致骨、软组织和关节病变，而产生一系列的临床症状和体征。推拿是该类骨伤科疾病的常用治疗方法，疗效显著。

项目一 落 枕

落枕又称失枕，是以急性颈项部肌肉痉挛、强直、酸痛，颈项部活动不利为主要临床表现的伤科疾病。多见于青壮年，男多于女，春冬两季发病较高。轻者一周内自愈，重者疼痛剧烈，并向头及上肢放射，可迁延至数周。

本病多因睡眠时睡姿不良，枕头过高、过低或过硬，使颈部一侧肌群长时间处于过度伸展状态而发生静力性损伤，造成肌肉（主要是胸锁乳突肌、斜方肌、肩胛提肌等）水肿、痉挛，或翻身时颈部肌肉不协调用力造成损伤。部分患者因睡眠时肩部暴露，颈肩部当风受寒，气血运行不畅，经络痹阻不通而发生拘急疼痛。亦有少数患者因肩扛重物，致使颈项部肌肉扭伤或发生痉挛而致病。损伤常常仅累及颈项部一侧软组织。

【诊断】

1. 睡眠醒后或颈项部突然扭转时出现颈项部僵硬疼痛，多为一侧。患者头部向患侧倾斜，下颌转向健侧，颈项活动不灵，旋转后顾不能自如，转头时常与上身同时转动，以身体的转动来代偿颈项部的旋转活动，疼痛可向肩背或上肢放射。颈项部压痛，可触及块状或条索状阳性反应物。

2. 因风寒外束引起颈项强痛者，常兼有恶寒发热、怕风、头痛等表证。往往起病较快，病程较短，两三天内即能缓解，多数患者一周内即能痊愈。如治疗不彻底，易于复发。

3. X线片多无异常改变，如有外伤史，应注意排除骨折、脱位及颈椎其他病变。

【治疗】

1. 治疗原则　温经通络，舒筋活血，理顺肌筋。

2. 基本手法　患者端坐，术者站立于患者身后。

（1）㨰推法。用小鱼际㨰、一指禅推患侧颈项部和肩胛部肌肉 3～5 分钟。

（2）捏拿弹拨法。以患侧为重点，三指捏拿、弹拨颈项部，力度以患者感到患处酸胀为宜。重复 5～10 次。

（3）点揉穴位法。拇指点揉、按揉痛点及风池、肩中俞、肩井、肺俞、天宗、曲池、合谷等穴，各 1 分钟。

（4）㨰法。小鱼际㨰患侧 3～5 分钟，并配合缓慢地摇颈及颈项部前屈、后伸活动。

（5）颈部斜扳法。在颈项部拔伸、摇的基础上行斜扳手法。

（6）拿肩井，小鱼际揉、擦、拍、击颈项、肩背部 3～5 次。

【注意事项】

1. 手法宜轻柔，尤其行头颈部斜扳法时不可强求弹响声，以免发生意外。

2. 经常发生落枕的患者，睡眠时垫枕要合适，枕头不能过高、过低、过硬，并注意颈项部保暖。

【按语】

落枕是常见的颈项部软组织损伤之一，西医学称本病为颈项部肌筋膜纤维质炎。多因睡眠时头部姿势不良或颈项部扭挫、受寒引起，推拿治疗本病有很好的效果，一次治疗症状即可明显减轻，一般在一周内即可痊愈。成年人若经常落枕，常为颈椎病的先兆。平时可多做头颈缓慢地俯仰和侧转等动作以舒筋活络、预防复发，也可经常坚持做颈项争力、左顾右盼、左右侧屈和前俯后仰等导引练习。

项目二 颈部扭挫伤

颈部扭挫伤属于中医学"颈部伤筋"的范畴。以急性颈部肌肉痉挛、疼痛、肿胀，活动受限，甚则出现瘀斑、上肢部感觉异常、肌力下降等为主要临床表现的伤科疾病。从广义上讲，"落枕"也属于颈部扭伤的范畴。

本病常因突然遭遇外力打击，或颈部过度扭转旋曲所引起，如跌仆、扭斗，运动时的前、后滚翻及倒立等。高速运动中，因动作不协调而使颈部突然前屈后伸，也可引起颈部扭挫伤，如快速行驶的车辆骤然刹车可使躯干前冲，头部向后冲击。以上因素均可造成颈部肌肉、筋膜、韧带等组织损伤和颈椎骨错缝，严重者甚至合并颈椎脱位或骨折，引起脊髓损伤。

【诊断】

1. 有损伤史，伤后颈部疼痛、沉重，转动受限，头部偏向痉挛侧，下颌转向痉挛的对侧，局部可出现肿胀或瘀斑，疼痛可向肩背部放射。

2. 患侧可触及肿块或条索状硬结。神经根受压者可出现上肢感觉异常、肌力下降等。小关节错缝或棘突偏歪者，患椎棘突旁可有较为明显的压痛点。

3. X线摄片多无异常。剧痛患者颈椎生理曲度可见减小或变直；畸形严重者，应排除骨折和脱位等。

【治疗】

1. **治疗原则** 舒筋通络，松解痉挛，滑利关节，纠正错缝，行气活血止痛。颈部挫伤，以内服、外敷药物和制动为主；颈部扭伤，以推拿治疗为主。但在严重肿胀、皮下瘀血时，慎用或暂缓推拿。

2. **基本手法** 患者正坐位，术者立于其后。

（1）点揉法。依次点揉风池、天柱、百劳、大椎、肩井及压痛点等穴，各 3~5 次。

（2）滚法。小鱼际滚患侧 3~5 分钟。

（3）端压摇颈法。在持续端提的牵引下，将头做前屈、后仰及缓慢地左右侧转。

（4）理筋。以拇指或食指、中指、无名指、小指四指指腹着力，虎口朝上，从枕骨粗隆开始，由上向下疏理颈项部 5~10 遍。

（5）定位旋扳颈椎法。

（6）拿肩井，小鱼际搓、揉颈项和背部 3~5 遍。

【注意事项】

1. 手法宜轻柔，尤其头颈部扳法，旋转幅度不宜过大，手法切忌粗暴，不可强求弹响声，以免发生意外。

2. 由于各种暴力因素导致的颈部损伤，除了扭挫伤外，可能还兼有骨折、脱位，甚或伤及颈髓，必须认真加以鉴别，以免误诊，危及患者生命。

3. 日常活动、运动及乘坐车辆时要注意自我保护，以防颈部扭挫伤。不慎损伤后应尽量保持头部于正直位置，禁止在不明情况下随意扳扭头颈部，必要时用颈部围领固定。

【按语】

颈部是脊柱活动范围最大的部位，因而颈椎和颈部软组织较易损伤。在颈部的急性软组织损伤中，由直接暴力冲击引起的，称为颈部挫伤；由颈部扭转过度造成的，称为颈部扭伤。本病通过积极的治疗与锻炼，多能痊愈。个别患者因失治误治，日久可以诱发颈椎病。平时应注意颈部功能锻炼，如颈项争力、左顾右盼、左右侧屈、前俯后仰等，能增强抗损伤的能力。

项目三　项背肌筋膜炎

项背肌筋膜炎属于中医学"痹证"的范畴。以项背部广泛性疼痛、麻木、活动不利及软弱乏力为主要临床表现。

本病的发生与职业（如长时间伏案书写、操作电脑等）、寒冷刺激、外伤及软组织反复损伤有关。项背部肌肉均有筋膜覆盖，疾病的发生多因局部损伤没有得到及时的治疗，或由于长期单一姿势的积累性损伤，使项背部肌肉及筋膜受外力长期牵拉，或反复当风受寒、多次轻微损伤，逐渐积累而成。在外伤、劳损、牵拉、寒冷等因素作用下，使肌肉及筋膜发生无菌性炎症、水肿、渗出，日久则粘连及纤维性变。如再受风寒湿邪侵扰，寒湿之邪留滞，引起络脉受阻、筋脉失和而诱发肌肉痉挛，使疼痛加剧，并进一步加重这种慢性损伤，使项背部发生广泛性酸痛、僵硬、麻木，甚至影响颈项部活动。

【诊断】

1. 起病缓慢，项背部广泛酸痛不适、麻木，肌肉僵硬板滞，常有项背重压感，甚或软弱乏力，疼痛可向一侧或两侧背部与肩胛之间放散。晨起或天气变化及受凉后症状加重，活动后减轻，常反复发作。急性发作时，项背部活动明显受限，局部肌肉紧张、痉挛。

2. 项背部及肩胛内缘可触及块状或条索状结节，并可出现筋膜摩擦音或摩擦感。项背部有广泛压痛存在，活动障碍以屈伸颈项受限为主。

3. 各项神经挤压试验均无阳性体征。X 线检查多无异常发现，偶可见项韧带钙化或项背肌筋膜增厚、轻度颈椎生理弧度变直等改变。

【治疗】

1. 治疗原则　舒筋通络，松解痉挛，行气活血止痛。

2. 基本手法　患者取正坐位，医者立于其后。

（1）揉推法。依次从上而下用拇指按揉、一指禅推颈部风池、天柱、百劳、大椎、肩井及压痛点等穴及两侧肌群 3 ~ 5 次。

（2）滚项背法。先以掌指关节滚颈胸椎棘突顶点和间隙，再用小鱼际滚项背 3 ~ 5 分钟。滚揉项背部时，重点在斜方肌和菱形肌。

（3）拿项背法。三指拿颈椎棘突两侧，再由上而下经肩部拿揉至肩峰、三角肌部，反复操作 3 ~ 5 分钟。

（4）理筋法。以拇指或食、中、无名、小指指腹着力，虎口朝上，从枕骨粗隆开始，由上而下疏理颈项部 5 ~ 10 遍。

（5）弹拨法。以拇指指面着力，于项背部肌痉挛处或痛点，做与肌纤维走向呈垂直方向的弹拨，以患处酸胀为宜。

（6）拿肩井，小鱼际搓、揉颈项、背部 3 ~ 5 次；用小鱼际擦法自上而下直擦肩胛骨内侧缘，以透热为度。

【注意事项】

1. 手法宜轻柔，可配合功能锻炼，多做扩胸展背运动，如左右开弓、风摆荷叶等。

2. 平时注意项背部防寒保暖，防止受凉、感冒；劳逸结合，避免过度疲劳。

【按语】

本病与轻微外伤、劳累及受寒等有关，病变常累及斜方肌、菱形肌和提肩胛肌等。西医学认为，本病是项背肌筋膜发生无菌性炎症和纤维性变，称之为项背纤维织炎或项背肌筋膜综合征。本病及时治疗一般 3 ~ 5 次即可痊愈，严重者可延至数周甚至数月不愈。如治疗不及时或不彻底而转变成慢性项背痛，往往会使项背处于板滞紧张状态，增加了治疗的难度。推拿对本病有较好的疗效，但应早期治疗，坚持至彻底治愈。

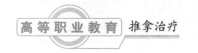
项目四　胸胁迸伤

胸胁迸伤是指因外伤引起胸胁部气机壅滞，出现以胸背部板紧牵掣、闷痛憋气为主要症状的一种病症。本病属中医学"筋伤"范畴，多见于青壮年，体力劳动者多发。

本病多因举重扛抬、姿势不良、用力不当、旋转扭挫等导致胸壁固有肌肉的撕裂、痉挛或胸肋关节半脱位、滑膜嵌顿等引起。中医学称为"岔气"，病机乃外伤引起胸胁部气机壅滞、经络受阻，不通则痛。

【诊断】

1. 有急性损伤史，如提拉托举、搬运重物、扛抬负重、闪挫等。

2. 损伤部位疼痛走窜不定，或痛有定处，局部瘀肿。

3. 严重者可行 X 线检查以排除肋骨骨折及错位。

【治疗】

1. 治疗原则　活血化瘀，行气止痛，理筋整复。

2. 基本操作

（1）舒筋活血法　患者取仰卧位，自然放松。医者立于一侧，用拇指指腹点按中府、云门、大包、膻中、日月等穴 3～5 分钟，以疏通经络、行气活血。

（2）解痉止痛法　医者以掌面按揉胸胁、肩背等痛处 3～5 分钟，着重按揉紧张痉挛的肌肉，以解除肌肉痉挛，缓解疼痛。

（3）温经通络法　医者在患者胸廓疼痛相对应的脊椎旁用拇指按揉 3～5 分钟，使之有温热感，再按揉背部两侧膀胱经腧穴约 5 分钟。

（4）整复错位法　患者站立，医者用背法操作，并抖动 3～5 次。此法适用于肋椎关节半脱位者。

（5）擦胁肋法　患者取坐位，医者先搓摩两胁，然后沿疼痛肋间隙用鱼际擦法，以透热为度。

【注意事项】

1. 本病在推拿治疗前首先要明确诊断，排除骨折、肝病、肿瘤等其他疾患引起的胸胁疼痛。

2. 损伤初期宜适当休息，避免过度弯腰、扭转身体等运动或重体力劳动，以免加重损伤。

3. 预防感冒，防止因咳嗽引起胸廓震动而使疼痛加重。

【按语】

推拿对胸胁迸伤的治疗作用主要是行气活血、疏经通络、理筋整复。对气伤者行气活血、疏经通络，手法宜轻柔缓和，以疏为主；对形伤者活血散瘀、解痉止痛，手法宜轻重兼施，以散为主。对有肋椎关节半脱位、滑膜嵌顿者宜纠正错缝，理筋与整复并用，以整为主。除此之外，临床治疗中可配合内服中药、外敷膏药、针灸、湿热敷等其他疗法辅助治疗。

项目五　急性腰扭伤

急性腰扭伤俗称闪腰、岔气，属中医"腰痛"的范畴。临床以突发腰部肌肉痉挛、疼痛甚至瘀血肿胀、腰部活动功能受限等为主要表现的一种伤科病症。

腰部在承重和人体剧烈运动的情况下，由于骤停和过度扭转、跌仆、重压或直接暴力打击腰部，极易使腰部的肌肉、筋膜、韧带和椎间小关节损伤，导致腰部筋位失常，经络气机不通，气滞血瘀，发生瘀血肿胀、疼痛、活动受限等临床表现。另外，损伤后，反复受寒也会诱发或加重病情。

【诊断】

1. 有明显的外伤史，常在伤后立即出现症状，也可伤后无不适，于次日晨起感到剧烈腰痛，不能下地行走。

2. 腰部一侧或两侧剧烈疼痛，疼痛多为持续性，整个腰部活动受限呈强直状，严重者不能起床，深呼吸、咳嗽、喷嚏时疼痛加剧。患者常以手扶按腰部，借以防止因活动而发生更剧烈的疼痛。

3. 压痛点。多数患者有明显的局限性压痛，多在腰骶关节、第 3 腰椎横突尖和髂嵴后部。压痛点多为损伤的部位。

4. 肌痉挛。主要发生于骶棘肌和臀大肌，因疼痛刺激所引起，也是对疼痛的一种保护性反应，可为单侧或双侧。

5. 脊柱生理曲线改变。肌肉、筋膜和韧带的撕裂引起疼痛，疼痛导致肌肉的保护性挛缩，不对称的肌痉挛可引起脊柱生理曲线的改变。

6. 直腿抬高试验阳性。

7. X 线检查。对于严重腰扭伤患者，应拍腰骶部正、侧位 X 线片，必要时拍斜位片，以排除关节突、棘突或横突骨折。一般软组织扭伤，X 线片无异常表现。

【治疗】

1. 治疗原则　舒筋通络，理筋整复，消肿解痉，活血止痛。

2. 基本操作

（1）滚揉舒筋法　患者取俯卧位，自然放松。医者立于一侧，自大杼穴开始由上而下，经背腰膀胱经滚、揉至环跳、委中、承山、昆仑等穴 3 ~ 5 分钟。

（2）点拨、推理腰肌　医者立于健侧，依次点压、按揉、弹拨肾俞、腰阳关、志室、大肠俞、环跳及阿是穴等穴，以产生酸、麻、胀感觉为度；双手拇指在压痛点上方自棘突旁把骶棘肌向外下方分推，由上而下直至髂骨后上棘，反复操作 3 ~ 4 遍。

（3）捏拿腰肌　医者两手拇指与其余四指指腹对合用力，捏拿腰部肌肉 1 ~ 2 分钟。捏拿方向与肌腹垂直，从腰 1 起至腰骶部及臀大肌，由上而下，先轻后重，先患侧后健侧，重点捏拿腰椎棘突两侧骶棘肌和压痛处。

（4）理筋整复法　患者俯卧，医者先施腰椎后伸扳法数次，然后施腰部斜扳法，常可听到患者腰部有"咯嗒"关节弹响声。

（5）推拿揉擦法　推拿揉捏腰部 3 ~ 5 遍；直擦腰部两侧膀胱经，横擦腰骶部，均以透热为度。

【注意事项】

1. 损伤早期宜卧硬板床休息 1 ~ 2 周，以减轻疼痛，缓解腰肌痉挛，防止损伤加重；后期加强腰部各种功能锻炼，如前屈后伸、左右侧屈、左右回旋等，以促进气血循行，防止粘连，增强肌力。

2. 治疗时应根据患者的具体情况，选择适宜的体位与手法，无须强求某一体位或手法，以免加重损伤。

3. 注意局部保暖，疼痛缓解后宜适当做腰部背伸活动。

【按语】

本病属于腰椎、腰骶和骶髂关节及其两侧的肌肉、筋膜、韧带、滑膜等软组织或椎间小关节的急性损伤。腰部支持着人体上半身的重量，在身体各部运动时起枢纽作用。由于日常生活和劳动中负重量大、活动多，因此是最容易受到损伤的部位之一。急性腰部扭伤好发于体力劳动者和从事剧烈体育运动者，偶尔参加劳动时用力姿势不正确亦属发生本病的常见因素。本病推拿治疗若及时得当，效果极佳。但若处理不当或治疗不及时，容易迁延成慢性劳损。

项目六　腰肌劳损

腰肌劳损是指腰骶部积累性肌肉、筋膜等组织的慢性损伤，导致局部无菌性炎症，从而引起腰背部一侧或两侧的弥漫性疼痛。

本病主要是由于腰部长期过度负重或长期腰部姿势不良，如经常用同一侧肩部扛抬重物，长期从事弯腰工作等，或腰椎先天畸形等，造成腰部肌肉、韧带等的平衡失调而引起；亦可因腰部急性损伤治疗不及时或反复受伤，或风寒湿邪侵袭，阻碍局部气血运行，促使和加速腰骶部肌肉、筋膜紧张痉挛和变性而引起。

【诊断】

1. 有长期腰痛史，反复发作，绵绵不愈，休息后减轻，劳累、阴雨天或气候变化时加重。急性发作时各种症状也明显加重。

2. 根据劳损的不同部位，可有较广泛的压痛，但压痛一般不甚剧烈。如腰部偶有压痛点，多位于腰背肌的起止点处，如椎旁、横突、髂骨及骶骨后面的腰背肌止点。患部喜热怕冷，一侧或双侧骶棘肌和腰肌僵硬，局部皮肤粗糙或感觉较迟钝。

3. 除急性发作外，一般无腰部活动功能障碍。急性发作时，可有腰肌痉挛、腰椎侧弯和下肢牵涉痛等症状出现。神经系统检查多无异常，直腿抬高试验阴性。

4. X线检查除少数可发现腰骶椎先天性畸形或骨质增生外，多无异常发现。痛点注入普鲁卡因后，局部疼痛和放散痛均可消失。

【治疗】

1. 治疗原则　舒筋活血，温补督肾，通络止痛。

2. 基本操作　与急性腰扭伤的按揉弹拨、捏拿、滚、揉、拍、擦等手法相同。对于寒湿为主或老年患者，则宜在痛点及其周围施以揉、摩、按、压、弹、拨、捏、拿等手法，并擦肾俞及痛点，慎用扳法等较重手法。酸痛较重者可在患部运用中药湿热敷。

【注意事项】

1. 在日常生活和工作中，尽可能适时变换姿势，并注意纠正不良的习惯性姿势。

2. 宜睡硬板床，并积极配合其他理疗，如红外线、超短波、TDP、中药离子导入、湿热敷和熏洗等。

3. 加强腰背肌肉锻炼，如经常做仰卧起坐、五点支撑法、拱桥式、飞燕式等锻炼。注意休息与腰部保暖，勿受风寒，节制房事。

【按语】

慢性腰肌劳损是一种静力性损伤。在慢性腰痛患者中占有相当大的比例。推拿对本病有较好的疗效，但在治疗的同时，必须防止长期弯腰、负重劳动及不良的习惯性姿势，才能取得理想的治疗效果。

项目七　棘上、棘间韧带劳损

棘上、棘间韧带劳损是指棘上和棘间韧带因积累性慢性损伤，导致脊柱中线部、脊柱一侧或两侧疼痛和活动功能障碍的一种伤科病症。

棘上韧带是架在各椎骨棘突上的索状纤维组织，自上而下纵行分布，上端起于第7颈椎棘突，下端止于骶正中嵴，比较坚强，但在腰骶部此韧带则比较薄弱。棘间韧带处于相邻椎体的棘突之间，呈长方形，其腹侧与横韧带相连，背侧与背长肌的筋膜和棘上韧带融合在一起。棘间韧带的纤维较短，较棘上韧带为弱。腰部日常的屈伸动作使棘间韧带经常遭受牵拉和挤压。由于腰部活动最多，所受的应力也最大，故腰4~5椎和腰5~骶1椎之间韧带损伤的机会也最多。

长期从事弯腰劳动时，其维持弯腰姿势的应力主要由棘上和棘间韧带负担。由于韧带经常受到牵拉，超出其弹性限度而被拉松，逐渐发生水肿、炎症和粘连，刺激腰部脊神经后支，引起腰部疼痛和活动功能受限；或因韧带纤维发生退变，弹力减弱，加之弯腰负重，常易发生部分纤维的损伤。棘上和棘间韧带急性损伤后，若未做及时治疗或治疗不彻底，或因反复多次损伤，局部出血、渗液，产生纤维性变或瘢痕组织，压迫和（或）刺激神经，也是导致病变发生的主要原因之一。

【诊断】

1. 有长期的慢性劳损或反复损伤史。

2. 疼痛在气候变化或劳累后加重，休息后减轻，常呈酸楚绵痛。可触及松弛的棘上韧带在损伤处呈片状或条索状或有剥离感，在棘突或棘突间有轻重不等的压痛或酸胀感。

3. 脊柱中线部位疼痛常见于胸6~胸9、胸12~腰2棘突顶点及其两侧，无放射痛，可在弯腰及肩部活动时疼痛加重。

4. 棘突间疼痛，常见于腰5~骶1、腰4~腰5之间，弯腰活动受限，肌痉挛则较少见。

5. X线检查无异常发现。痛点注入普鲁卡因后，疼痛多可消失。

【治疗】

1. 治疗原则　舒筋活血，理筋整复，通络止痛。
2. 基本操作　患者俯卧，医者立于一侧。

（1）按揉弹拨法　先以拇指面着力，按揉患病部位及其周围，重点按揉结节状或条索状物，使其消散。如有棘上韧带剥离移位时，用一手拇指在患部棘上韧带做与其呈垂直方向的弹拨，使其复位。

（2）推抹顺筋法　拇指面着力，先用轻柔和缓手法按揉腰部两侧，然后沿棘上韧带方向做上下推抹3~5遍，使其平复。

（3）搓擦理筋法　以小鱼际着力，直擦腰背部督脉及两侧膀胱经，以透热为度。局部可配合湿热敷。

【注意事项】

1. 手法宜轻柔，慎用腰部被动活动类手法，以防进一步加重损伤。
2. 平时既要加强腰部肌肉锻炼，又要注意劳逸结合，避免长时间从事弯腰劳动和运动。在劳动中尽可能勤换姿势，避免腰部损伤。
3. 注意腰部保暖，防止受凉，节制房事。

【按语】

本病多见于腰骶部，是由于长期从事弯腰劳动，使棘上、棘间韧带经常受到牵拉和挤压，从而发生局部无菌性炎症反应，刺激脊神经后支而引起；也有因棘上和棘间韧带急性损伤治疗不及时或反复受伤后迁延而致。推拿能加速局部血液和淋巴循环，有助于损伤组织的修复，对本病有显著的疗效。

项目八　髂腰韧带损伤

髂腰韧带损伤是以第5腰椎一侧或两侧深在性疼痛、腰部活动受限为主要表现的一种伤科病症。

髂腰韧带连接第4、5腰椎与髂骨，分为上束和下束两部分。上束起于第4腰椎横突尖部，纤维斜向外下方，向后止于髂嵴，为较薄的筋膜层。下束起于第5腰椎横突尖部，纤维斜向外下方，向后止于髂嵴的上束止点前内方，为较厚的腱弓样组织。个别患者下束又可分为两股，分别止于骶髂关节前面和骶骨翼的外侧，具有限制第5腰椎前屈、保护椎间盘、阻止骶髂关节分离和防止骶骨与骨盆带之间错位的功能。在腰部运动时腰骶部所受应力最大，尤其是当腰部完全屈曲时骶棘肌完全放松，整个脊柱的稳定性由韧带来承担，加之姿势不正或弯腰工作，极易导致髂腰韧带损伤。此外，髂腰韧带损伤与腰5横突和韧带本身的退行性变也有密切关系。腰5横突增生或双侧不匀称，引起双侧髂腰韧带应力不对称，容易出现韧带劳损，且增生的腰5横突尖部靠近或触及髂骨的前缘，在活动时位于横突尖与髂嵴前缘之间的髂腰韧带容易被反复摩擦、挤压而形成损伤。

【诊断】

1. 有腰部外伤或劳损史。

2. 在第4、5腰椎外侧缘和髂骨内嵴之间的髂角处有深在性压痛。腰部前屈、旋转和侧屈有不同程度地受限。

3. 正坐位向患侧旋转腰部或向健侧侧屈时，可引起患侧髂腰韧带处疼痛加重。神经系统检查多无异常，直腿抬高试验阴性。

4. X线检查除少数可见第5腰椎轻度前移或患侧横突增长外，多无异常发现。

【治疗】

1. 治疗原则　舒筋通络，温补督肾，松解粘连，滑利关节，解痉止痛。

2. 基本操作

（1）滚揉舒筋法　患者俯卧位，医者立于一侧。滚揉腰骶部膀胱经3～5分钟。

（2）点拨、推理腰肌　医者立于健侧，依次点压、按揉、弹拨肾俞、大肠俞、腰阳关、居髎和阿是穴，以局部产生酸、麻、胀感觉为度。双手拇指在压痛点上方自棘突旁把骶棘肌向外下方分推。由上而下，直至髂后上棘，反复操作3～4遍。

（3）捏拿腰肌　从腰2起捏拿至腰骶部及臀大肌。由上而下，先轻后重，先患侧后健侧，重点捏拿腰骶椎棘突两侧骶棘肌和压痛点最明显处，反复捏拿1～2分钟。

（4）理筋整复法　患者俯卧，医者先施腰椎后伸扳法，然后行腰部斜扳法，左右交替各1次。

（5）推拿揉擦法　自上而下推拿揉捏腰骶部3～5遍，直擦腰部两侧膀胱经，横擦腰骶部，均以透热为度。

【注意事项】

1. 急性损伤患者需卧硬板床休息1～3周，禁止腰部过度屈曲、扭转和侧弯。

2. 部分患者症状迁延不愈，可配合针刺、艾灸和穴位注射等综合治疗，常能获得较好疗效。

3. 治疗期间应适当休息，避免受凉。平时宜加强腰背肌锻炼，如五点支撑法、拱桥式、仰卧起坐、飞燕式锻炼等。劳动或运动前做好充分预备活动，且应量力而行。弯腰搬物姿势要正确。

【按语】

髂腰韧带损伤在临床中并不少见，但常误诊、误治。腰4~5为应力集中区，损伤机会较多。但因损伤后疼痛深在，从而给诊断带来一定困难。本病推拿治疗疗效显著，急性期手法宜轻柔，恢复期或慢性损伤者手法宜稍重。

项目九　梨状肌综合征

梨状肌综合征是指由于梨状肌损伤和炎症刺激压迫坐骨神经，引起臀部及下肢放射性疼痛的一种伤科病症。

梨状肌为臀部深层一块较小的肌肉，起于2、3、4骶椎前面，经坐骨大孔向后到臀部，形成狭细的肌腱止于股骨大粗隆部，其主要作用是外旋髋关节。在下肢突然过度外展、外旋或由蹲位突然站起时可使该肌发生急性损伤；也可因髋关节的突然内收、内旋使梨状肌受到过度牵拉而造成损伤，或因梨状肌长期处于过度紧张、牵拉状态形成增生肥厚等改变，使梨状肌下孔狭窄，导致通过该孔之坐骨神经受到卡压而诱发本病。一些妇女由于盆腔炎和卵巢等附件炎波及梨状肌，也可引起梨状肌综合征。

【诊断】

1. 有受凉或外伤史，如扛抬重物，或蹲下站起，或髋关节过度外展外旋等。

2. 疼痛。臀部疼痛程度轻重不一，轻者仅感酸痛或胀痛，重者可呈烧灼样或刀割样剧痛，疼痛部位多与坐骨神经走行部位一致，个别患者可有阴部不适感，髋关节外展外旋或内收内旋时疼痛加重。

3. 梨状肌体表投影部位压痛，并可触到紧张的梨状肌。

4. 梨状肌紧张试验阳性，下肢在内收内旋时梨状肌部位出现疼痛，并可放射至患肢。

5. 直腿抬高在60°之前时疼痛，超过60°后反而减轻。

6. 梨状肌坐骨神经处局部注射普鲁卡因，疼痛立即缓解和消失，可作为诊断依据之一。

【治疗】

1. 治疗原则　舒筋通络，活血散瘀，解痉止痛。

2. 基本操作

（1）㨰揉舒筋法　患者俯卧位，医者立于一侧。反复㨰揉患侧臀部3~5分钟。

113

（2）点拨、推理法　医者立于健侧，先用拇指依次点压、弹拨阿是穴、环跳、秩边、殷门、委中、足三里等腧穴，弹拨时可同时配合髋关节的内旋和外旋活动。接着双手拇指在压痛点上方沿梨状肌行走方向向外下方推抹3~4次。

（3）揉拿腰肌　从腰1起揉拿至腰骶部、臀大肌、股骨大转子，重点揉拿梨状肌投影部位和压痛点最明显处1~2分钟。

（4）理筋整复法　以掌根着力，先自环跳沿大腿后侧推理至跟腱8~10遍；然后沿大腿后、外侧拿3~5分钟。

（5）搓揉收功法　以掌根或前臂尺侧按揉臀肌、叠掌按压臀部5~10次。最后以掌搓擦臀部、横擦腰骶部，均以透热为度。

【注意事项】

1. 急性期疼痛剧烈者应卧床休息1~2周。休息时将患肢保持在外旋、外展位，避免髋关节内旋转动，使梨状肌处于松弛状态。

2. 梨状肌位置较深，手法治疗时切忌因此施用暴力，防止梨状肌进一步损伤。

3. 疼痛缓解后应加强髋关节和腰部活动，可做罗汉伏虎、仰卧起坐、飞燕式等锻炼，以防止肌肉萎缩，促进血液循环。

4. 注意休息与保暖，防止受凉。日常劳动或运动前要充分做好准备活动，并且量力而行，姿势正确，尽量避免做下肢突然过度外展、外旋或由蹲位突然站起的动作。

【按语】

本病起因于坐骨神经卡压，是引起干性坐骨神经痛的常见病因之一，属于中医学"痹证"范畴。推拿可缓解梨状肌痉挛，解除对神经、血管的压迫，疗效显著。

项目十　臀上皮神经损伤

臀上皮神经损伤是指以腰臀部疼痛并向患侧臀下部及膝关节以上腿部放射，弯腰活动受限等为主要临床表现的一种伤科病症。

臀上皮神经起于腰1、2、3脊神经后支的外侧支，该支穿过骶棘肌行至其外侧缘，再穿过背阔肌的筋膜，向下越过髂嵴，穿出臀筋膜，分布于臀上外侧及股骨大转子区，支配该区的皮肤感觉。腰2神经后支外侧支在越过髂嵴时常与血管同行于一个纤维鞘内。在鞘内其活动余地比较小，而髂脊部又是腰背筋膜与臀髂筋膜的相交处，加之腰背筋膜与臀筋膜的纤维方向并不一致。因此，当身体突然做左右旋转或当背部皮肌长期紧张时，该部纤维极易损伤，尤其是髂嵴发育缺陷（如髂嵴外翻）者。损伤后局部软组织张力增高，造成纤维鞘内静脉回流障碍，局部静脉瘀血，导致神经轴突和髓鞘变性，神经束呈梭状增粗、肥厚，从而出现一系列临床症状。

此外，由于腰1~3脊神经后支外侧支是从骶棘肌中穿出的，故腰2水平以下骶棘肌痉挛紧张，也可引起臀上皮神经痛。

中医学认为，本病多由跌仆闪扭或因弯腰、转腰时臀部经筋扭挫，气血凝滞，经络痹阻所致。

【诊断】

1. 有腰臀部闪挫扭伤史 如身体突然做左右旋转动作。

2. 疼痛。腰臀部弥散性疼痛，尤其是髂骨嵴中点，可呈刺痛或撕裂样疼痛，有下肢牵扯痛，但多不超过膝部，弯腰受限，起坐困难，由端坐位起来时感觉腰部乏力，多不能直接站起或坐下。

3. 可在髂嵴中点直下3~4cm处触及"条索样"硬物，触压时痛、麻、胀难忍，臀上部和臀上皮神经分布区疼痛明显。

4. 有时对侧下肢直腿抬高受限，但无神经根刺激和受压体征。

【治疗】

1. 治疗原则 疏经通络，活血散瘀，理筋整复，解痉止痛。

2. 基本操作

（1）搌揉舒筋法 患者取俯卧位，医者立于一侧。反复搌揉腰部及患侧臀部肌肉3~5分钟。

（2）点拨、推理法 医者立于健侧，弹拨髂嵴下3~4cm处突起的"条索样"物，以局部酸胀但能忍受为宜。双手拇指在压痛点上方沿臀上皮神经分布方向向外下方推抹3~4次。

（3）理筋整复法 一手拇、食、中指提捏臀上皮神经，另一手将突起的条索状物推按回原位，再顺神经分布方向按压3~5次。

（4）搓揉收功法 以掌根或前臂尺侧按揉臀肌，并叠掌按压5~10次。最后以掌搓、擦臀部，横擦腰骶部，均以透热为度。

【注意事项】

1. 手法宜轻柔，切忌用力粗暴，禁止在局部反复搓揉，防止进一步损伤臀上皮神经。

2. 急性期疼痛剧烈者应卧床休息1~2周，并避免做腰部急速旋转活动。

3. 加强腰、髋部活动和功能锻炼，如罗汉伏虎、仰卧起坐、飞燕式锻炼等。劳动或

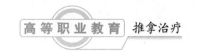

运动前充分做好准备活动，量力而行，姿势正确，应尽量避免突然过度左右转体或由蹲位猛然站立。注意休息与保暖，防止受凉。

【按语】

本病主要是因臀上皮神经受到过度牵拉或卡压，引起神经及其周围软组织发生充血、水肿甚至出血等无菌性炎症，刺激臀上皮神经而致，是引起臀腿痛的常见原因之一，属神经卡压综合征的范畴。推拿可改善局部血液和淋巴循环，缓解局部肌肉痉挛，尤其是弹拨手法，可理筋整复，解除神经和血管受压刺激，因而临床疗效显著。

项目十一　肩周炎

肩周炎是"肩关节周围炎"的简称，又称"冻结肩""冻肩""肩凝症""慢性闭塞性滑囊炎""肩关节粘连""漏肩风"等，因发病年龄以 50 岁左右为多，故又称"五十肩"。该病多因肩关节周围软组织发生无菌性炎症，出现以肩关节疼痛和功能活动明显受限甚至肩部肌肉萎缩为主要临床表现的一种伤科常见病症，女性多于男性，可单侧发病，亦可双侧同时或交替发病。后期容易出现肩关节僵硬，活动受限甚至肌肉萎缩。肩痛是本病急性期的主症，疼痛范围比较广泛，常涉及三角肌、肱二头肌、冈上肌、冈下肌、肩胛下肌、小圆肌、胸小肌和胸大肌等。关节僵硬是慢性期的主症。病程自限，即有自然愈合的趋向，是本病的又一特点。自然愈合期多在半年至两年不等。

本病发病原因至今尚未完全明确，普遍认为与下列几项因素有关：①内分泌紊乱、衰老和营养失调引起局部组织的退行性改变，是本病发生的内在基础。②肩部组织外伤或多次轻微外伤。③风寒湿邪侵袭肩部。④骨折、脱位（如肩部、上肢部等）长期固定而致肩部周围组织粘连。⑤继发于某些疾病，如颈椎病、心脏病和胆囊疾病等。⑥其他因素。本病发生尚与精神心理因素、肩部外伤、体内有感染病灶及自身免疫反应等有一定关系。

肩周炎属中医学的"痹证""肩胛周痹""锁骨风"等范畴，其发病原因包括六淫、劳损、外伤、肝肾亏虚、气血虚衰、内伤七情等，其病理变化主要表现在筋骨、关节、气血、经络和脏腑的功能改变，有邪入经络、凝滞关节，劳伤筋骨、气滞血凝，筋脉受损、瘀血凝滞，筋骨失养、筋挛骨松等不同病机。

【诊断】

1. 发病缓慢，外伤因素可有可无。慢性劳损、外伤筋骨、气血不足加之复感风寒湿邪常是主要病因病机。好发年龄在 40 岁以上，女性发病率高于男性，右肩多于左肩，多见于体力劳动者，常为慢性发病。

2. 肩痛夜间明显，常因天气变化及劳累而诱发，影响睡眠，并向肩周放射。

3. 功能障碍。初期患者可以忍痛活动肩肱关节，少数可出现内、外旋受限。若病情较重则肩关节各个方向活动均受限，以外展、外旋、后伸受限为主。如检查时固定肩胛骨（防止肩胛胸壁关节活动），患者不能用手摸头顶，并有"扛肩"现象。严重者肩肱关节活动完全受限，上肢呈内旋位悬垂状。临床上肩肱关节活动受限程度与病程有密切关系。

4. 肌肉萎缩，以三角肌、冈上肌和冈下肌萎缩明显。

5. X线及造影检查。X线平片多为阴性，病程久者可见肱骨头骨质疏松。肩肱关节造影可见关节囊缩小。

【治疗】

1. 治疗原则　舒筋解痉，松解粘连，滑利关节，通络止痛。

2. 基本操作　患者取坐位，医者立于患侧。

（1）㨰拿舒筋法　小鱼际或掌背㨰肩背部。若有压痛点者，在压痛部重点施术。若疼痛波及肩周和上肢者，操作范围应适当扩大。然后拿、揉肩背部3~5分钟。

（2）按揉舒筋法　以拇指或屈曲的食、中指点、按、揉缺盆、肩髃、肩井、肩贞、肩内陵、天宗、曲池和合谷等穴。

（3）摇按拔伸法　施术方法有2种：①医者立于患者后外方，一手拿住患肩，拇指在后，余四指在前，中指压在肱骨结间沟。另一手握住腕关节上方，在拔伸牵引下做肩关节摇法6~7次。拿肩之手垫于腋下，拇指竖起，贴于痛处，向健侧用力撑之，两手同时用力相向拔伸，在保持牵引的同时，上肢下垂，并屈肘内收，使手尽量触及健肩，再向上拔伸，此时垫于腋下之手拿出，用拇指在痛处按揉，反复操作2~3次。②医者立于患肩后侧，一手拿住腕关节上方，另一手用大鱼际压住肩髃穴处，在拔伸牵引下摇肩6~7次。在保持牵引力的同时，拿肩之手垫于腋下，使患肢下垂并屈肘内收，手触健肩。此时，拿腕之手前臂托住患肢肘关节尺侧，做梳头状，当绕至头顶时使患侧之手尽量触及其对侧耳尖部3~5次，再将患肢向斜前上方拔伸，同时拿肩之手大鱼际在患处按揉，反复操作2~3次。

（4）摇肩后伸法　医者立于患肩后外侧，先摇肩，再让患肢下垂，拿腕之手前臂抵住患肢肘关节做患肩后伸动作，并使患肢肘关节屈曲背于体后，接着上提腕关节，反复操作2~3次。

（5）内收牵拉法　医者立于患者背后，令患者前屈并内收肩关节，此时医者用对侧手拿住患肢腕关节上方，另一手抵住健肩后侧，双手同时用力推拉，使患肩尽量内收，反复操作2~3次。

（6）托肘外旋法　医者立于患者前方，一手握住腕关节上方，另一手握住屈曲之肘关节，轻柔、快速地做患肢外旋1~2次。

（7）牵抖上提法　医者立于患肩外侧，双手握住患肢腕关节上方，轻摇患肩3~5次，双手同时用力上提、牵抖患肢，用力要轻柔、快速。

（8）搓抖理筋法　分别以双掌或小鱼际着力，快速搓揉肩及上肢部，以透热为度。最后牵抖上肢。

【注意事项】

1. 在手法治疗前宜先排除骨折、脱位及骨关节其他病变。手法治疗需在患者可以忍受的情况下进行，不可施用暴力，以免造成损伤。

2. 漏肩风推拿治疗初期以舒筋活血止痛为主，手法宜轻；后期以松解粘连为主，手法可适当加重，并加强肩关节的被动运动。

3. 在治疗操作（3）~（8）法过程中应加入轻揉、轻按患肩之法，以缓解疼痛及不适。

4. 推拿的同时宜配合适当的肩部功能锻炼，如蝎子爬墙、体后拉肩、手拉滑轮、吊单杠，以及肩关节内收、前屈、外展、上举、后伸等各个方向的活动。

5. 注意局部保暖，防止受凉，以免加重病情。

【按语】

本病主要是因肩关节周围的筋膜、肌肉、肌腱、韧带、滑囊、关节囊等软组织的慢性无菌性炎症刺激所致，好发于50岁左右的中年人，预后良好，且痊愈后很少复发。但由于病程较长，治疗需要耐心。

项目十二　肩峰下滑囊炎

肩峰下滑囊炎又称"三角肌下滑囊炎"，是指由于肩峰下滑囊的急性损伤和慢性劳损，导致滑囊局部炎症，引起以肩外侧及肩上部疼痛和活动功能受限为主要临床表现的一种伤科病症。

肩峰下滑囊，也称三角肌下滑囊，位于三角肌深面与喙肩弓及肩肱关节外侧之间，上端为肩峰，下端为冈上肌止点。滑囊将肱骨大结节与三角肌、肩峰突隔开，滑囊内部有滑液膜覆盖。肩峰下滑囊有协助三角肌、大圆肌等骨骼肌顺利进行运动，并使肱骨大结节不致在肩峰突下面发生摩擦的功能。其常因急、慢性损伤或长期摩擦而引起劳损，产生滑囊水肿、增厚等无菌性炎症，或发生滑囊壁内互相粘连，妨碍上臂外展和肩关节旋转活动。

急性损伤见于：①直接撞击：肩部遭受明显外力撞击，如跌打碰撞等。②间接暴力：多为肩部在外展位遭受间接暴力所致，如跌倒时手、肘部着地，暴力沿上臂传达至肩部，引起肱骨头与肩峰挤压滑囊。

慢性损伤多继发于冈上肌肌腱炎或冈上肌断裂，是引起本病最常见的原因。

肩峰下滑囊炎属中医学的"肩部伤筋""痹证"范畴。中医学认为，肩部的急、慢性损伤引起手三阳经脉瘀滞，气血运行不畅，不通则痛，从而导致肩外侧和上部疼痛，肩部活动不利。

【诊断】

1. 有肩部急慢性损伤史，或继发于冈上肌肌腱炎、冈上肌断裂。

2. 肩外侧及上部疼痛，肩部运动功能障碍。患肩外展、外旋疼痛加剧。

3. 急性期肩关节前部肿胀明显，疼痛剧烈，并可向颈部及上臂放射。

4. 病程较久者，可先后出现冈上肌、冈下肌和三角肌萎缩。

5. X 线检查一般无异常改变，个别患者可见肩峰下有密度增高的圆形阴影。

【治疗】

1. 治疗原则　急性期以消瘀止痛为主；慢性期以活血化瘀、滑利关节为主。

2. 基本操作

（1）急性期　揉、一指禅推肩部，并可用介质擦及点按肩井、肩髃等穴。

（2）慢性期　患者正坐，医者一手托患肢于稍外展位，一手㨰肩部三角肌处 3～5 分钟。然后按、揉、拿肩部。对有粘连而致关节活动功能受限者，加强肩关节各个方向的被动运动。最后搓肩部，以透热为度；摇肩及搓抖上肢。

【注意事项】

1. 急性期手法宜轻柔，慢性期在治疗时应加强肩关节各个方向的被动运动，并嘱患者多做肩关节功能锻炼，如开阔胸怀、双手伸展、凤凰展翅等。

2. 注意局部保暖，防止受凉和损伤。

3. 患者不可过分强调制动，急性期可做适当的轻度活动，慢性期则应进行肩关节各个方向活动的功能锻炼。

【按语】

本病主要是由于肩部的急、慢性损伤引起经络痹阻，气血运行不畅所致，属于中医学的"肩部伤筋""痹证"范畴。手法运用得当，常可获得满意的疗效。

项目十三　肱骨外上髁炎

肱骨外上髁炎又称网球肘、肱骨外髁炎、桡侧伸腕肌腱劳损、伸腕肌腱附着点扭伤、肱桡滑囊炎、肱骨外上髁症候群等，是指以肘关节外上髁周围软组织局限性疼痛，伸腕和前臂旋前功能受限为主要临床表现的一种伤科病症，常见于反复做前臂旋前和用力伸腕的成年人，如网球运动员、木工、钳工、水电工和炊事人员等，好发于右侧。

本病可因急性扭伤或拉伤引起，但多数患者发病缓慢，无明显外伤史。有关病因病理的解释很多，大多数学者认为是由于前臂伸肌腱反复、微小的损伤造成桡侧伸腕长肌起点或肱骨外上髁处的撕裂而致（因桡侧伸腕长肌起于髁上嵴）。也有人认为是由于肱骨外上髁局部滑囊炎、骨膜炎、缺血性坏死、桡神经分支或前臂外侧皮神经分支的神经炎、桡侧副韧带或环状韧带受刺激等原因引起。

肱骨外上髁炎属中医学的"肘部伤筋"范畴。中医学认为，多由气血虚弱，血不荣筋，肌肉失却温煦，筋骨失于濡养，加上局部长期反复扭拉刺激造成劳损，损伤后瘀血留滞，气血运行不畅，经络不通而发病。

【诊断】

1. 有外伤或慢性损伤史，多见于网球运动员、木工、钳工、水电工和炊事人员或肘部有损伤病史者。

2. 肱骨外上髁及其周围有明显压痛，有时可见局限性轻微肿胀。前臂旋转受限，持物无力，扫地、绞毛巾、上提端物不能或疼痛加剧，疼痛可沿前臂外侧向下放射至腕、手部位。

3. 前臂伸肌群紧张试验和密耳（Mill）试验阳性。

4. X线检查多无异常，偶见肱骨外上髁处骨质密度增高的钙化阴影或骨膜肥厚影。

【治疗】

1. 治疗原则　舒筋活血，松解粘连，通络止痛。

2. 基本操作　患者坐位，医者立于患肘前侧。

（1）擦推弹拨舒筋法。医者一手握住患肢腕部持定，一手沿上臂外侧向前臂外侧施小鱼际擦、一指禅推或拇指揉。然后用拇指指腹在肱骨外髁处或痛点稍用力往返推、揉、弹拨，最后拔伸腕长、短肌腱 3 ~ 5 次。

（2）旋转拔伸法。医者一手托拿肘关节，拇指压在痛处，一手握住腕关节上方，在拔伸牵引下摇腕关节 3 ~ 5 次后（摇动过程中拿肘之手拇指可在痛处按揉），将肘关节拔直，拿肘之手拇指改按肘窝，较快速度屈曲肘关节。接着拇指拿出改按痛点，再拔直肘关节，拇指同时在患处按揉，然后将肘关节屈曲至90°，并内旋至极点。如上反复操作3～5遍。

（3）小鱼际着力擦伸腕肌，以透热为度；搓、抖上肢。

【注意事项】

1. 手法宜轻柔，慎用强刺激手法，以免产生新的损伤。

2. 长期从事使用腕力、肘力劳动的患者，可根据情况改变原有姿势，以利病症的康复。

3. 治疗期间尽量减少患肢劳作，尤其是前臂旋前、伸腕、端提重物，注意局部保暖，防止受凉。

4. 平时要适度增加肘部和上肢功能锻炼，如太极云手、摆腕、砍肘、甩手（即前臂在内旋的同时屈肘，然后伸直肘关节）等，并配合自我局部推拿。

【按语】

本病名称较多，病因病理复杂，主要表现为肘关节外侧的疼痛症候群。临床观察发现，同时对肱骨外上髁炎及其周围神经通道病变进行治疗，可显著提高疗效。

项目十四　神经卡压综合征

神经卡压综合征是指周围神经受损或卡压导致神经传导阻滞，出现肢体的感觉和运动功能障碍，严重者甚至出现肌肉萎缩为主要临床表现的一类伤科病症。神经卡压综合征上下肢均有发生，尤以上肢为多见。这里主要讨论旋后肌综合征、腕管综合征、腕尺管综合征、旋前圆肌综合征等上肢部神经卡压病症。

旋后肌综合征：又称骨间背侧神经嵌压征、桡管综合征，是桡神经在肘关节部位被旋后肌卡压所致以肘痛为主症的症候群。本病较常见，易与肱骨外上髁炎相混淆。手工业工人、键盘操作者及某些运动员因前臂伸肌过度使用导致旋后肌慢性创伤性炎症，类风湿关节炎所致非感染性炎症等，均可使旋后肌腱弓处增生、粘连和瘢痕形成。此外，旋后肌处良性占位性病变，如腱鞘囊肿、脂肪瘤等，以及桡神经在旋后肌内行径异常，均可使桡神经受压而发生功能障碍。本病及时治疗，预后较好；长期受压可引起神经轴索变性，则预后较差。

腕管综合征：又称"指端感觉异常征""腕管狭窄症""正中神经卡压征"，是正中神经在腕管内受到卡压所引起的以桡侧3个手指麻木疼痛为主症的综合征，临床较为常见，女性多于男性。腕管是一个骨纤维管道，有一定的容积。正常情况下，指屈浅、深肌腱在腕管内顺畅滑动，不会妨碍正中神经。但当腕部外伤，包括腕关节骨折脱位、扭伤、挫伤引起腕横韧带增厚，或腕管内各肌腱周围发生炎性变化，滑膜鞘增生，体积增大，或腕管内在的脂肪瘤、腱鞘囊肿等引起腕管内容物增多时，可致腕管相对变窄，此时腕管内正中神经即被卡压而发生神经压迫症状。部分患者无外伤史，可因慢性劳损等因素引起。

腕尺管综合征：是指尺神经在腕部尺管内受到各种因素卡压而出现的综合征。尺管为一骨纤维鞘管，长度一般为1.5cm，其尺侧为豌豆骨及尺侧屈肌腱。尺管内有尺神经和尺动脉通过，神经位于动脉的尺侧。尺神经的深支为运动支，支配小指展肌、小指屈指肌、小指对掌肌、第3~4蚓状肌、全部骨间肌、拇收肌和拇短屈肌的深头。尺管处的创伤性关节炎、腱鞘囊肿、肿瘤、类风湿、解剖结构异常等因素均可压迫和刺激尺神经，引起尺神经深支所支配的肌肉瘫痪或萎缩，出现尺管综合征。本病常见于从事教师、编辑、录入、写字楼里以电脑为伴的上班族等职业人群，以及长期骑自行车上下班而姿势不正确或车座过高、过硬，车把高低不适，使腕关节过度背伸而致尺神经受到过度牵拉者。

旋前圆肌综合征：是旋前圆肌慢性劳损后刺激正中神经引起的临床症候群。旋前圆肌起点有两处：一为肱骨内上髁，称肱头；一为尺骨冠突，称尺头。正中神经行于肱、尺二头之间，大部分位于旋前圆肌平面。正中神经在肘部肱二头肌腱膜近侧位于最内侧，紧挨着肱动脉和肱二头肌腱；在前臂近1/3处支配旋前圆肌、桡侧腕屈肌、掌长肌及指浅屈肌。以下原因可使正中神经在旋前圆肌平面受压：①旋前圆肌肥大。②正中神经在旋前圆肌的两个头背侧经过。③肱二头肌腱膜或指浅屈肌弓增厚。④起自尺骨的桡侧腕屈肌的副腱或旋前圆肌至指浅屈肌弓的异常纤维束。⑤妊娠和内分泌紊乱。

【诊断】

1. 旋后肌综合征　一般表现为桡神经深支支配的肌肉不完全性麻痹，包括拇指外展、伸直障碍，2~5指掌指关节不能主动伸直，而前伸臂旋后障碍可能较轻。腕关节可以主动伸直（桡侧伸腕肌不属桡神经深支支配），但偏向桡侧。无虎口区感觉异常，电生理检查可见上述肌的失神经改变和前臂段桡神经运动传导速度减慢而感觉传导速度正常。中指抗阻力伸直不能或出现疼痛。

2. 腕管综合征　患手桡侧三个半手指感觉异样、麻木和刺痛。初期手腕部不适或疼痛，一般夜间较重。当手部温度增高或压力增高时更显著，偶可见疼痛放射到臂部和肩部，可伴有患肢发冷、发绀等血运障碍。后期患者出现大鱼际肌萎缩、麻痹及肌力减弱，拇、食指及环指桡侧的一半感觉消失，拇指外展肌力减弱，不能做对掌运动。腕叩击试验阳性，屈腕试验阳性。X线检查可发现局部骨质异常或腕横韧带钙化，腕骨陈旧性骨折、脱位等骨性改变，可除外腕骨畸形。

3. 腕尺管综合征　以腕和手部尺侧痛为主症，多呈刺痛或灼痛，夜间加重，可向无名指、小指或前臂放散。尺神经浅支受压，手掌尺侧及尺侧一个半手指可出现感觉减退。尺神经深支受压，表现为单纯的运动障碍。患者写字、结扣、拿筷子等动作失灵，小鱼际肌、大鱼际肌尺侧和骨间肌有不同程度的萎缩。尺神经受压或深浅支同时受压，可出现尺神经支配区感觉障碍及手内在肌运动障碍。尺管处可触及肥厚或压痛；屈腕检查可引出无名指、小指麻木、疼痛或灼热感。

4. **旋前圆肌综合征** 发病缓慢。初起为前臂疲劳酸困感，日久则出现肘窝及前臂掌侧附近疼痛，桡侧三个半手指麻木，正中神经支配的内在肌无力，活动后加重。正中神经支配区感觉减退，手指肌力（包括手内在肌和外在肌）广泛减弱。肘关节伸直时抗阻力旋前可加重症状。神经系统检查可见感觉和运动神经传导速度均减慢，波幅降低。

【治疗】

1. **治疗原则** 舒筋活血，松解粘连，通络止痛。

2. **基本操作** 患者坐位，医者立于患肢前侧。

（1）揉推弹拨舒筋法。医者一手握住患肢腕部或掌部持定，一手由肘部向前臂部、腕部施小鱼际滚法、一指禅推法或拇指揉法。然后用拇指指腹在痛点稍用力往返推揉并弹拨病变局部肌群及肌腱3～5次。

（2）旋转拔伸法。医者一手托拿肘关节或腕关节上方，拇指压在痛处，另一手握住腕关节上方或掌部，在拔伸牵引下摇腕关节3～5次后（摇动过程中拿肘之手拇指可在痛处推、按、揉），快速屈曲肘关节或上下左右屈伸、侧屈并扳腕关节，并以拇指按揉痛点，反复操作3～5次。

（3）小鱼际着力擦病变局部，以透热为度；搓、抖上肢。

3. **分证施治**

（1）**旋后肌综合征** 在基本操作（1）～（2）的基础上，适当增加以下手法：①滚臂：小鱼际部着力，依次沿天泉、曲泽、侠白、尺泽、臂臑、手五里、臑会、消泺滚1～2分钟。②揉旋后肌：食、中、无名指末节指腹着力，由旋后肌起点揉至止点2～3分钟。③分筋：拇指末节指腹着力，沿肱骨外上髁、肱桡关节、桡骨小头、旋后肌等部位分筋。④点穴：依次点按扶突、天鼎、臂臑、手五里、曲池、手三里、合谷等穴。⑤拿法：分别拿患肢掌背侧和尺、桡侧3～5遍。

（2）**腕管综合征** 在基本操作（1）～（2）的基础上，适当增加以下手法：①拿心包经：自肘部起，沿心包经拿至腕部1～2分钟。②分筋：以拇指末节指腹着力，沿腕部拇长屈肌腱、掌长肌腱、指浅屈肌腱分筋2～3分钟。③理筋：点患肢压痛点及内关、外关、阳溪等穴后，一手拿腕部，另一手拿患侧四指，在腕关节拔伸状态下屈伸、摇晃、抖动腕关节，最后以拇指轻揉腕关节疼痛部位。

（3）腕尺管综合征　参照腕管综合征施术，操作重点放在腕部尺侧。

（4）旋前圆肌综合征　在基本操作（1）～（2）的基础上，适当增加以下手法：①滚揉法：掌背滚患侧肩前、肩外侧2～3分钟；由肘窝揉至前臂下段3～5遍；由肱骨内上髁向下，沿旋前圆肌揉3～5遍。②推按旋前圆肌：双手拇指指腹着力，沿旋前圆肌走向，由起点向下分推3～5次；然后依次点按中府、天泉、曲泽、内关、郄门、极泉、青灵、少海等穴各0.5分钟。③拿揉舒筋法：由近至远沿心经、大肠经循行部位拿揉3～5遍。

【注意事项】

1. 治疗期间应注意局部保暖，病变部位应避免用力。

2. 手法宜轻柔，不可施用暴力，尤其是腕关节的拔伸牵引和被动运动应缓慢轻柔，以免造成新的损伤。

3. 治疗期间尽量减少病变部位损伤性动作，尤其是前臂过度旋转、腕关节屈伸、端提重物，并嘱患者做腕、肘关节轻柔的主动功能锻炼。

4. 因骨折、脱位引起者，应在骨折愈合、关节复位后再行推拿；占位性病变引起者，以手术治疗为宜，术后视情况考虑能否推拿。

5. 经保守治疗无效且出现肌肉萎缩者，应考虑手术治疗，防止神经因长时间严重卡压而变性。

【按语】

本病常见于一些特殊的职业群体，特别是工作时肢体长时间保持僵持性、机械性、重复性动作的人，如以电脑操作为主的人，手指手腕保持僵持性动作，容易出现"腕管综合征""腕尺神经卡压综合征"，即所谓的"鼠标手"；某些仪器操作甚至长期开车者，也会导致上下肢肌肉疲劳、损伤，严重者会引起肌肉萎缩，出现典型的疼痛、麻木等"神经卡压"症状。属于"神经卡压"范畴的病症很多，除上述病症外，常见的还有"梨状肌综合征""闭孔神经综合征""腓总神经综合征""跗管综合征""肘管综合征"等。此类疾病应重在预防，尽量避免肢体长时间处于僵持、机械而频繁的活动状态，应经常自然地活动肢体，做一些肢体放松动作。早期及时推拿治疗对本病的康复有十分重要的意义，迁延日久则预后较差。

项目十五　桡骨茎突狭窄性腱鞘炎

桡骨茎突狭窄性腱鞘炎，又称拇短伸肌和拇长展肌狭窄性腱鞘炎，是指以腕部桡侧疼痛并可向手掌部及前臂放射，握物无力，拇指活动功能受限为主要临床表现的一种伤科病症。常见于中青年，女性多于男性，如家庭妇女，经常持久用腕部工作者如瓦工、木工、水电工、理发师、会计和炊事人员等，好发于右侧。

拇长展肌起自尺骨和桡骨中部的背面，止于第1掌骨底的外侧，主持拇指的外展活动。拇短伸肌在拇长展肌的下方，起自桡骨背面，止于拇指第1指骨底的背侧，具有背伸拇指的第1指骨及外展拇指的功能。两肌腱在行于桡骨茎突处时共同或单独被腱鞘包绕，该段腱鞘长5~6cm。外侧及背侧被腕背侧韧带紧紧包围，内侧为桡骨茎突，故通过部位狭窄，伸或外展拇指时，肌腱在鞘内滑动摩擦。经常做拇指内收和腕关节的尺偏动作，使拇短伸肌和拇长展肌肌腱与骨性纤维管的壁频繁摩擦，反复的机械性刺激可引起桡骨茎突部狭窄性腱鞘炎。其病理改变是腕背侧韧带失去光泽、组织充血、炎细胞浸润。病变初期腱鞘水肿，以后逐渐增厚呈纤维变性，致腱鞘变狭窄。早期肌腱发生水肿，以后因受挤压而逐渐变细，但其上下两端可增粗，甚至发生肌腱纤维的磨损或撕裂。个别病例偶可发生桡骨茎突部骨膜炎，出现局部增生或硬结。在寒冷等不良环境下，手腕暴露工作较久，可加速本病的发生。

桡骨茎突狭窄性腱鞘炎属中医学"腕部伤筋""筋挛"和"筋结"范畴。拇指屈伸活动过多，劳伤筋脉，或寒邪侵袭，气血痹阻经络，血不荣筋而发生本病。

【诊断】

1. 起病多较缓慢，一般无明显外伤史。少数患者可因外伤而突然发病。

2. 腕部桡侧疼痛，握物无力，活动或受寒冷刺激时症状加重，疼痛可放射至上臂，伸拇指或外展拇指受限。

3. 桡骨茎突局部呈局限性肿胀，可触及硬结，拇指运动时有摩擦感或摩擦音。

4. 握拳尺偏试验（芬克斯坦试验）阳性。X线检查一般无异常发现，极个别病例于桡骨茎突处有轻度脱钙，少数病例有钙沉着现象。

【治疗】

1. 治疗原则　舒筋活血，松解粘连，通络止痛。

2. 基本操作　患者坐位，医者立于患肢前侧。

（1）揉推揉舒筋法　一指禅推、小鱼际揉前臂内、外侧及桡骨茎突处3~5分钟，拇指按揉手三里、偏历、阳溪、列缺、合谷及阿是等穴3~5分钟。

（2）推按理筋法　医者一手握患腕上方，拇指按住桡骨茎突处。另一手握患手，在拔伸牵引下做顺、逆时针方向摇腕关节6~7次；做腕关节的掌屈、背伸、尺偏、桡偏运动，拿腕之手拇指同时沿肌腱走向推抹。

（3）弹拨推抹法　按上法摇动、拔伸、尺偏腕关节后，握腕之手拇指在患处横向弹

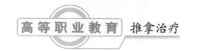

拨、推抹3~5遍。

（4）揉擦理筋法　用指揉法轻揉局部；擦桡骨茎突部，以透热为度。

【注意事项】

1. 手法宜轻柔，刺激量不宜过大，以防加重水肿和充血状态。

2. 治疗期间尽量避免腕关节过度活动，应尽量减少接触冷水，避免寒凉刺激。疼痛严重时，可用夹板固定腕关节于桡偏、拇指伸展位2~3周，以限制活动。

3. 适当做拇指外展、背伸的功能锻炼。

【按语】

腕指经常活动或短期内活动过度，使腱鞘受到急、慢性劳损，或长期受寒冷刺激，是造成本病的主要原因。患者平时做手部动作要缓慢，尽量避免做腕部过度活动的工作，不用或少用凉水洗涤，以减少刺激。本病在推拿治疗的同时，可配合热敷及外敷膏药，以加强治疗效果。

项目十六　退行性膝关节炎

退行性膝关节炎是指以膝关节疼痛并伴邻近软骨增殖、骨化，膝关节活动功能受限为主要临床表现的一种骨伤科病症。好发于45岁以上的中老年人，女性多于男性，可单侧发病，亦可双侧发病。

本病的病因目前尚不十分明确，一般认为与年龄、性别、职业、机体代谢和损伤等因素有关，与膝关节过度的机械运动关系尤其密切。以膝关节软骨变性、关节软骨面反应性增生、骨刺形成、关节囊产生纤维变性和增厚而影响关节的活动为主要病理表现。病变可分为原发性和继发性两种。原发性病变是随着年龄增长，内分泌系统功能减弱，骨性关节系统逐渐衰退，关节软骨变得脆弱，加上膝关节活动频繁和长期的磨损导致关节软骨面出现反应性软骨增生，经骨化形成骨刺或骨赘。继发性病变可因膝内、外翻畸形或膝关节创伤，造成关节受力不均或关节面不光滑，从而加速骨质退变，日久导致本病。

中医学认为，本病是因肝肾亏损，筋骨失荣，加之风寒湿邪痹阻经络所致。

【诊断】

1. 起病缓慢，膝关节疼痛。早期为钝性，以后逐渐加重，主动屈伸膝关节时髌骨下有摩擦感和疼痛，上下楼梯、走斜坡、早晨起床或从坐位站起时疼痛特别明显，轻微活动后减轻，但劳累后又加重。

2. 早期无明显功能障碍，后期可出现股四头肌萎缩，关节活动明显受限，甚至于半屈位强直。

3. 早期 X 线检查常为阴性，以后可见关节边缘骨质刺状或唇样增生，关节变形增粗，关节腔狭窄，关节内可见游离体或钙化斑。

4. 实验室检查。血常规、血沉及尿常规化验均正常，抗 "O" 及类风湿因子阴性，关节液为非炎性液体。

【治疗】

1. 治疗原则　舒筋活血，滑利关节，通络止痛。

2. 基本操作

（1）㨰揉舒筋法　患者仰卧，医者立于患侧，先以拇指按揉伏兔、血海、梁丘、膝眼及阿是等穴，然后掌揉、掌背㨰阴市、阳陵泉、足三里、股四头肌及膝关节周围2～3分钟。患者俯卧，如上法按、揉、㨰殷门、委中、阴陵泉、承山、腘窝和大腿后侧。

（2）按拿弹拨法　患者仰卧，医者立于患侧，先后以叠掌按法、五指拿法施术于患侧股四头肌腱、髌韧带和伏兔穴处2～3分钟。然后以双手拇指分别置于患膝内、外膝眼处，指端着力，向膝两侧分推至侧副韧带处；再以拇指指腹着力，弹拨患膝胫、腓侧副韧带2～3分钟。患者俯卧，医者双手拇指指腹分别置于患侧腓肠肌内、外侧头处，做滑动、弹拨法理筋、分筋2～3分钟。

（3）屈膝拔伸法　患者仰卧，膝关节屈曲90°，一助手固定大腿，医者双手握住踝关节对抗牵引膝关节1分钟，并在保持牵引力的同时左右转动2～3次，然后将膝关节尽量屈曲，再恢复至膝关节屈曲90°位，反复操作2～3遍，最后一遍在保持牵引的情况下，助手慢慢放松，使患膝完全伸直。

（4）摇扳搓膝　患者俯卧，医者一手按患侧腘窝上部，一手握患肢踝上，缓慢地顺、逆时针方向摇膝2～3分钟；然后医者一手拇指置于患侧腘窝处，一手握于踝部，使膝关节尽量缓慢屈曲至足跟贴近臀部，停留片刻再缓慢伸直，反复操作3～5遍。

（5）搓揉舒筋法　患者仰卧，医者双手小鱼际或手掌着力，按揉及搓擦患侧膝关节，以透热为度。

【注意事项】

1. 膝关节疼痛、肿胀严重者，以卧床休息为主，避免负重活动和劳动。

2. 治疗期间尽量避免膝关节过度活动，注意保暖防寒。嘱患者进行膝关节不负重功能锻炼，如坐在高处前后、左右和环旋摇动膝关节，幅度由小到大，以能耐受为度。

3. 过度肥胖的患者，应注意节食和减肥，以减轻膝关节受累状态。

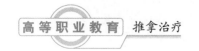

4. 防止过度劳累，避免超强度劳动和运动造成膝关节损伤。

【按语】

本病又称"膝关节骨性关节炎""老年性膝关节炎""增生性膝关节炎"，主要由膝关节的退行性改变和慢性积累性关节磨损造成。临床报道显示，同是膝关节增生现象，临床症状的有无及轻重，与增生程度并不相符，说明致病因素除关节局部增生的刺激外，还与膝关节腔内容物过度磨损、关节腔内压升高、膝关节周围组织病变等因素有密切关系。本病在推拿治疗的同时，可配合膝关节的不负重功能锻炼及中药热敷、膏药外敷等方法，以加强治疗效果。

项目十七　踝关节扭伤

踝关节扭伤是指踝关节因过度内、外翻而产生踝部韧带损伤，引起局部肿胀疼痛和功能障碍的一种骨伤科病症。临床可分为单纯性损伤和同时伴有骨、韧带、关节囊的损伤。本病临床很常见，一般分为内翻扭伤和外翻扭伤两类，以前者为多见，可发生于任何年龄，青壮年活动量较大，故发病较多。本病占全身关节扭伤的80%以上。踝关节扭伤严重者，极易造成内、外踝撕脱性骨折和脱位，故必须注意鉴别诊断。

踝关节是由胫、腓骨下端和距骨组成的屈戍关节。胫骨下端内侧向下的骨突称为内踝，胫骨下端后缘也稍向下突出，称为后踝，腓骨下端的突出部分称为外踝。内、外、后三踝构成踝穴，距骨体位于踝穴内，并与胫骨形成类似滑车形的关节。踝关节的关节囊前后松弛，两侧较紧。外侧副韧带由跟腓韧带及距腓前、后韧带三束组成。内侧副韧带由距胫前韧带、距胫后韧带和舟胫韧带组成。踝内侧副韧带呈三角形，故又称三角韧带。踝部的内、外侧副韧带，从踝内、外两个方向加固踝关节，维持踝关节的稳定性，有防止踝关节发生内翻和外翻的作用。但在正常情况下，由于其内侧副韧带比外侧副韧带紧张且结实，外踝的位置又较内踝低，故能有力地限制足外翻。另外，因为膝关节有一定的生理内翻角，故脚着地时，都是在轻微的内翻位上使足外侧先触地，加之内踝较低，踝关节外侧副韧带又比较松弛，阻碍足内翻的作用力小，这就是临床踝关节容易发生内翻损伤的解剖生理因素，即外侧副韧带比内侧副韧带更容易损伤的原因所在。

踝关节扭伤常由于在不平的路面行走、跑步、跳跃或下楼梯、下坡时，踝关节跖屈位突然向外或向内翻转，外侧或内侧副韧带受到强大的张力作用所致。呈内翻姿势时，常引起外踝的前下方距腓韧带和跟腓韧带的撕裂；外翻扭伤时，由于三角韧带比较坚强，较少发生撕裂，但可引起下胫腓韧带撕裂。由于解剖学上的因素，临床以内翻损伤较为常见，踝关节扭伤较重者，常可合并踝部的骨折和脱位。

【诊断】

1. 有明确的内翻或外翻扭伤史。

2. 伤后踝部即觉疼痛，也可在休息后出现疼痛，疼痛部位局限，可出现肿胀、瘀斑，踝关节活动受限，伴跛行。

3. 内翻造成外侧关节囊及腓前韧带损伤时，肿胀疼痛主要在关节外侧和外踝前下方。外翻扭伤时，可伴有外踝骨折。因此，内、外踝均肿胀疼痛，应仔细检查。

4. X线检查对本病诊断虽无直接意义，但有助于排除踝关节部位骨折和脱位。必要时做强力内翻或外翻位摄片，以确诊是否有韧带断裂和踝关节脱位。

【治疗】

1. 治疗原则　舒筋通络，滑利关节，散瘀消肿止痛。早期局部瘀肿明显者不宜推拿，可用中草药、跌打损伤外用药外敷、喷涂，并内服跌打损伤药物调治。中后期（伤后4～5日）待肿胀渐消，或单纯性踝部伤筋、韧带部分撕裂者，以推拿治疗为主。

2. 基本操作　患者仰卧位，医者立于患侧。

（1）揉按㨰推法　医者先以拇指按揉昆仑、解溪、丘墟、绝骨、阳陵泉及阿是穴等穴，然后一指禅推、掌揉、掌背㨰患侧小腿前侧、外侧直至踝部周围2～3分钟。

（2）推按弹拨法　双手拇指指腹着力分别置于小腿两侧，自膝下方推理至跖趾关节3～4遍；再以双手拇指指腹分别置于内、外踝，分推、弹拨踝部肌腱3～5分钟。

（3）拔伸摇扳法　外侧韧带损伤时，患者健侧卧位，患侧外踝向上，一助手固定小腿下端。医者双手分握足跟和足弓，拇指按压痛点，相向用力拔伸，在牵引状态下摇踝关节5～7遍，再用力将足跖屈内翻，随后迅速外翻背屈，按痛点之手同时顺肌腱行走方向推抹；内侧韧带损伤者，手法同上，唯内、外翻方向相反。

（4）搓擦舒筋法　双手小鱼际或手掌着力，搓擦患侧内、外踝，以透热为度。

【注意事项】

1. 踝部扭挫伤早期，瘀肿严重者宜局部冷敷，忌用手法。瘀肿减轻后推拿手法宜轻柔，刺激量不宜过大，以防加重水肿、充血状态。

2. 扭伤后踝关节的固定以将损伤韧带处于松弛位为原则，可用绷带、胶布或石膏托固定，并嘱患者抬高患肢，切忌站立和行走。

3. 外固定期间，可练习足趾的屈伸和小腿肌肉的收缩活动；解除固定后应尽早开始锻炼踝关节的屈伸功能，并逐渐练习行走。行走时足应放平，切忌用后跟、足尖或足外侧着地着力，否则易导致患踝功能失常，使病程迁延。

4. 对韧带完全断裂合并有撕脱性骨折或踝关节脱位的患者，均不宜推拿，应按踝部骨折或脱位处理。

5. 注意踝部保暖，防止受凉。避免反复扭伤，以防形成习惯性踝关节扭伤。

【按语】

踝关节扭伤多因行走、跑跳时踝关节失稳扭挫所致。因此，平时应加强体育锻炼，增强体能，改善踝关节的稳定性。行走、跑步、上下楼梯、走坡路、踢球时慎防扭闪、跌仆。一旦发生扭伤，若伴有骨折、脱位或韧带断裂，应在痊愈后采用推拿治疗。单纯性踝关节扭伤，关节稳定性未受损的患者，推拿治疗效果较好。对韧带完全断裂或有撕脱性骨折或踝关节脱位的患者，应按踝部骨折和脱位处理。

项目十八　颞颌关节脱位

颞颌关节脱位又称下颌关节脱位，是指以颞颌关节酸胀疼痛，下颌骨下垂、向前突出或向健侧倾斜，口张合功能障碍为主要临床表现的一种伤科病症，好发于老年人及体质虚弱者。

颞颌关节是颌面部唯一的活动关节，具有侧方转动和前后滑动等运动功能，由下颌头（髁状突）与颞骨的下颌窝构成，左右各一，对称分布，关节周围有一个较薄弱而松弛的关节囊包绕，关节囊前壁部薄且无韧带加强，后壁部较厚，囊的侧壁为韧带加强。因此，当过度张口，如大笑、打呵欠、拔牙、咬食较大硬物时，下颌头容易经前壁向前滑到关节结节的前方，形成颞颌关节前脱位。此外，下颌部因遭遇侧方暴力打击时，亦可发生脱位。

中医学认为，本病是因气血不足，肝肾亏损，筋肉失养，加之外力挫伤所致。

【诊断】

1. 有过度张口或外力撞击史。

2. 双侧前脱位。口张合困难，颞颌关节局部疼痛，下颌骨下垂、前突，伴言语不清，流涎。两侧下颌关节处可触及明显凹陷，颧弓下可触及下颌头。

3. 单侧前脱位。口角㖞斜，患侧颊部疼痛，向前突出，下颌骨向健侧倾斜并高于患侧。在患侧颧弓下可触及下颌头，在患侧下颌关节处可触及一明显凹陷。

4. 一般无须 X 线摄片检查即可确诊。但 X 线片可以排除颞颌关节部的骨折或其他病变。

【治疗】

1. 治疗原则　舒筋活络，理筋整复。

2. 基本手法

（1）双侧脱位复位法　患者坐于较低椅凳，一助手固定患者头部，医者立于患者前方，以多层无菌纱布包裹双拇指后伸入患者口腔内，指腹置于两侧下臼齿上，其余手指托于两侧下颌体下方，两拇指缓缓将臼齿向下按压，并做小幅度摇晃约1分钟，使两侧颞颌关节松动后，双手同时协调用力将下颌骨向后上方推送，拇指迅速向两侧滑开，听到关节滑入的弹响声，说明复位成功。

（2）单侧脱位复位法　患者体位同上，医者立于患者一侧，一手掌抱按住其健侧面颊部固定头部，另一手拇指用多层无菌纱布包裹后伸入患者口腔内，置于患侧下臼齿，其余四指托于下颌体下方。伸入口腔内的拇指先缓缓将臼齿向下按压，并做小幅度摇晃约1分钟，使两侧颞颌关节松动后，托于下颌体下方的四指再斜行上提，同时拇指用力向下推按，感觉有关节滑动感或听到弹响声，说明复位成功。

（3）口腔外复位法　医患体位同双侧脱位复位法。医者双手拇指分别置于两侧髁状突前方（下关穴处），先缓缓用力按揉，其余四指托于下颌角下、后方，待筋肉紧张解除后，双拇指同时向后推压两侧髁状突，余指斜行向上提拉两侧下颌角，此时多可闻及关节滑动响声，即表示复位成功。

【注意事项】

1. 复位成功后，应用四头带（或绷带）固定患者下颌部，防止受损的关节囊和韧带在修复前再度受到牵拉。固定时间一般为1~2周。习惯性脱位固定时间可延长至2~3周或更长。绷带固定松紧要适度，以患者能张口1cm为宜。

2. 固定期间患者可做闭口咬合训练，以锻炼咬肌肌力。治疗和恢复期间，患者不宜用力张口和大声说话，并应避免吃较大且硬的食物。

3. 避免寒冷刺激和过度疲劳，纠正不良的咀嚼习惯。

【按语】

按照脱位发生时间和位置的不同，颞颌关节脱位可分为新鲜性、陈旧性和习惯性脱位，单侧脱位（半脱位）和双侧脱位，前脱位和后脱位等。临床上以前脱位多见，后脱位极少见或仅见于合并下颌窝后壁严重骨折的患者。本病推拿复位简便验廉，复位后预后良好。若有骨性改变或陈旧性脱位且关节周围粘连严重者，推拿疗效欠佳，应转口腔科手术治疗。

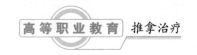

项目十九 肩关节脱位

肩关节脱位又称肩肱关节脱位，是指因肩关节受到直接或间接暴力的作用，使关节囊撕裂，肱骨头移位，周围软组织受损，从而出现肩部疼痛、肿胀、畸形及活动功能障碍的一种病症。本病好发于20~50岁，男性多于女性，是临床最常见的关节脱位之一。肩关节脱位易伴发大结节骨折，临床应注意鉴别。

肩关节由肱骨头和肩胛骨关节盂构成，为球凹关节，因肱骨头粗大而关节盂浅小，且关节囊松弛薄弱（前方尤为明显），因而呈现结构不稳的特点。在较强外力作用下或大幅度剧烈运动时，极易使肱骨头冲破较薄弱的关节囊前壁，停留嵌顿于喙肱肌及肱二头肌短头腱等组织间，形成关节盂前下方脱位。在关节囊前下方有众多肌腱、肌肉、血管和神经，如喙肱肌、肩胛下肌、胸小肌、肱二头肌长短头腱、胸大肌、三角肌等，以及头静脉和臂丛神经的各分支。当肩关节脱位时，这些组织结构同时受到损害而表现出一系列临床症状。肩关节脱位有前脱位、后脱位，新鲜性、陈旧性和习惯性脱位，以前脱位最多见。

【诊断】

1. 有明确外伤史或习惯性肩关节脱位史。
2. 肩部疼痛、肿胀，方肩畸形，患肢弹性固定于肩外展20°~30°，活动功能障碍。
3. 在喙突下、腋窝内或锁骨下可触及肱骨头。
4. 直尺试验、搭肩试验均呈阳性。
5. X线检查可明确脱位的类型及是否并发骨折。

【治疗】

1. **治疗原则** 舒筋活络，理筋整复。

2. **基本手法** 以前脱位为例。

（1）**拔伸足蹬法** 患者仰卧，医者立于患侧，双手握住患肢腕部，并以同侧足弓蹬于患侧腋窝内，先顺势用力牵拉患肢1~3分钟，然后在拔伸状态下将外展、外旋的患肢缓缓内收、内旋，并以足跟为支点，将肱骨头挤入关节盂内，此时可闻及入臼声，表示复位成功。

（2）**牵引推拿法** 患者仰卧，用一宽布带绕过胸部，令一助手向健侧牵拉，另一助手用布带绕过腋下向上向外牵引，第三名助手紧握患肢腕部向下牵引，并同时向外旋转、内收患肢。三名助手同时协调缓缓持续牵引，可使肱骨头自动复位。若不能复位，医者可用一手拇指或手掌根部由前上向外下，将肱骨头推入关节盂内。

（3）拔伸托入法　患者坐位，一助手立于患者健侧肩后用双手环抱患者上身，另一助手握患肢前臂顺势做对抗牵引 2~3 分钟；医者立于患肩外侧，两手拇指压住肩峰，余指插入腋窝用力将肱骨头向外上方钩托，同时第二助手将患肢向内收、内旋位牵拉，直至肱骨头有回纳感觉，复位即可完成。

【注意事项】

1. 复位成功后，一般需采用胸壁绷带固定，将患侧上臂保持在内收、内旋位，肘关节屈曲 60°~90°，前臂依附胸前，将纱布棉花放于腋下和肘内侧以保护皮肤，用绷带将上臂固定在胸壁，前臂用颈腕带或三角巾悬吊胸前 2~3 周。固定时间要充分，以防习惯性脱位的发生。

2. 遇到下列情况者，可考虑切开复位：合并肱二头肌长头腱向后滑脱、肱骨外科颈骨折、关节盂大块骨折、肱骨大结节骨折等；或推拿复位不能成功者；或脱位合并血管、神经损伤，临床症状明显者。

3. 陈旧性脱位在 1 个月左右，关节内、外若无钙化影者，亦可采用推拿复位。若推拿复位失败及习惯性肩关节脱位者，应考虑手术治疗。

4. 固定后即令患者做手腕和手指活动，新鲜脱位 1 周后去绷带，保留三角巾悬吊前臂，开始练习肩关节前屈、后伸活动；2 周后去除三角巾，开始逐渐做肩关节各个方向的主动活动，如小云手、双手托天、蝎子爬墙等。

【按语】

本病按照脱位发生时间、位置的不同，可分为新鲜性、陈旧性和习惯性脱位，前脱位和后脱位等。临床上以前脱位多见，后脱位少见。而前脱位又可分为喙突下、盂下、锁骨下脱位，其中以喙突下脱位最常见。对新鲜肩关节脱位，只要手法应用得当，一般都能复位成功。

项目二十　肘关节脱位

肘关节脱位是指因肘关节受到暴力作用，使关节囊撕裂、尺骨鹰嘴与桡骨头移位、周围软组织受损，从而出现肘部肿胀、疼痛、畸形、弹性固定及活动功能障碍的一种伤科病症。好发于青壮年，儿童和老年人少见，是临床最常见的脱位之一。肘关节脱位常并发尺骨冠突、鹰嘴等部位骨折，应注意鉴别。

肘关节属于屈戌关节，由肱骨滑车、肱骨小头、尺骨上端半月切迹和桡骨头组成，并共同包绕在一个关节囊内。肘关节内、外侧为坚强的尺、桡侧副韧带，前后关节囊相对松弛薄弱。由于对抗移位能力有明显差异，临床上以肘关节后脱位多见，侧方脱位较少见，而肘关节前脱位则极少见。

肘关节脱位多因间接暴力造成。当患者跌仆时前臂处于旋后位，肘关节伸直，手掌触地，外力沿尺骨纵轴上传，迫使肱骨下端冲破关节囊的前方而向前移位，尺、桡骨上端同时滑向后方，从而形成肘关节后脱位。如果屈肘跌倒，肘尖触地，暴力将尺骨鹰嘴推移至肱骨前方，则形成肘关节前脱位，并多伴发鹰嘴骨折。肘关节前、后脱位都会撕伤肘关节囊，同时使周围软组织挫伤，肌腱被剥离。肘关节在前或后脱位的同时，可伴有尺、桡侧移位。因此，肘关节尺、桡侧韧带也会有不同程度的损伤。

【诊断】

各类型脱位均有外伤史，正常"肘后三角"关系破坏，肘部出现肿胀、疼痛、畸形、弹性固定、活动功能障碍等症状和体征。后脱位时，肘关节弹性固定于约135°的微屈位，肘窝前饱满，后上方空虚、凹陷，可触到尺骨鹰嘴与桡骨小头；侧后方脱位，除具有后脱位的症状和体征外，可呈现肘内翻或外翻畸形，前臂出现内收、外展等异常活动，肘部左右横径增宽；前脱位时，呈现肘后部空虚，前臂较健侧长，肘前可触及尺桡骨上端，前臂可有不同程度的旋前或旋后畸形，常合并鹰嘴骨折。X线摄片可明确脱位类型及是否合并骨折。

【治疗】

1. 治疗原则　舒筋活络，理筋整复。
2. 基本手法　以后脱位为例。

（1）拔伸屈肘法　患者坐位或仰卧位，医者立于患者前方，令助手固定患肢上臂，医者双手握患肢腕部，在前臂旋后位下牵引数分钟后，医者改用单手保持牵引，同时以另一手拇指用力将肱骨下端向后推按，其余四指将鹰嘴向前端提，并缓缓屈曲肘关节，此时可闻及关节复位的入臼声，表明复位成功。

（2）膝顶屈肘复位法　患者坐位，医者立于患肢前方，双手分别握紧患肢前臂及腕部，同时以一侧膝部顶于患肢肘窝内，先顺势牵引数分钟，再缓缓屈肘，此时可闻及关节复位的入臼声，表明复位成功。

【注意事项】

1. 复位后将患肘屈曲90°并用三角巾悬吊于胸前固定2～3周。合并骨折者，骨折局部可用加压垫、小夹板或石膏托固定。

2. 固定期间可做肩、腕及手指各关节的活动。去除固定后，宜尽早开始肘关节的功能锻炼，如单臂拉吊环、屈肘增力、抬臂旋肘等，以防止关节粘连和血肿机化影响肘关节活动功能的恢复。一般 2～3 周后，肘关节功能即可恢复正常。

3. 闭合复位不成功者，或伤后已数月且无骨化、肌炎和明显骨萎缩者，可酌情实施关节切除或成形术、后外侧关节囊及侧副韧带紧缩术等。

【按语】

按照脱位发生的时间和位置的不同，肘关节脱位可分为新鲜性、陈旧性和习惯性脱位，前脱位、后脱位、侧方脱位及骨折脱位等。对新鲜肘关节脱位，宜推拿复位及固定。只要手法得当，一般都能成功。并发骨折者，应先整复脱位，然后处理骨折。陈旧性脱位，应先考虑手法复位，若失败可酌情手术治疗。

项目二十一　小儿桡骨小头半脱位

小儿桡骨小头半脱位又称"牵拉肘"，是指因上肢突然受到牵引力的作用，使桡骨小头从环状韧带中脱出，从而出现上肢不能高举，肘关节下方局部压痛及活动功能障碍的一种伤科病症。多发生于 5 岁以下儿童。

因突发原因，如家长引领幼儿上下楼梯、过沟、横过马路或穿脱衣服时向上提拉上肢，或行走跌倒时上肢处于伸直位而被挤压于身体下，患儿上肢受到纵向牵引力的作用，使关节囊和环状韧带嵌于桡骨小头与肱骨小头之间，或使桡骨小头从环状韧带中脱出而发生本病。

小儿在 5 岁以前桡骨头尚未发育完全，直径几乎与桡骨颈等粗。肘关节周围的肌肉、韧带发育较差，关节囊及环状韧带也较松弛。当肘关节突然受到牵拉或特殊体位下的挤压，肱桡关节间隙加大，关节内负压骤增，将关节囊和环状韧带一同吸入肱桡关节间隙，环状韧带向上滑越桡骨头，嵌于桡骨头与肱骨小头之间。此外，儿童桡骨头轮廓略呈椭圆形，偏后外侧桡骨头较平，当前臂旋后位牵拉时，骨性隆起与环状韧带形成对抗，当前臂旋前位牵拉时此部分环状韧带紧张，以致滑越桡骨头，形成桡骨小头半脱位。

【诊断】

1. 患肢有被纵向牵拉史或摔伤史。

2. 患肢弹性固定于前屈、旋前位不能伸直和高举，手不能握物，前臂旋转活动受限，触动患肢时患儿哭闹不止，一些患儿可指出肘部疼痛位置。

3. X 线摄片肘关节无异常改变，并排除肱骨髁上移位和骨折。

【治疗】

1. 治疗原则　舒筋活络，理筋整复。

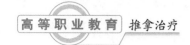

2. 基本手法

（1）医者与患儿相对，一手握持其腕关节上方，另一手固定肘关节，拇指压在桡骨小头上部，拔伸牵引肘关节，同时使前臂极度旋前和旋后。在旋转过程中听到桡骨小头处有弹响，表示复位成功。

（2）同上法，在拔伸牵引的同时，把患儿前臂略旋后，并屈曲肘关节，压在桡骨小头上部的拇指向前推按桡骨小头。当屈肘到最大限度时桡骨小头处发生弹响，接着缓慢摇肘关节数次。

【注意事项】

1. 复位后一般无须固定或用药，也可用三角巾悬吊前臂 2~3 天。
2. 嘱患者家人平时为小儿穿、脱衣服时应多加注意，防止牵拉患肢，以免再次脱位或反复发作形成习惯性脱位。

【按语】

本病主要由突然向上牵拉患肢所致，一般推拿复位均能成功，并且预后良好，无须药物治疗。

项目二十二　髋关节脱位

髋关节脱位是指因髋关节受到强大的直接或间接暴力作用，使关节囊撕裂、股骨头移位，出现髋部疼痛、肿胀、畸形、弹性固定及活动功能障碍的一种伤科病症。本病好发于活动力强的青壮年，男性多于女性，髋关节脱位易伴发骨折，临床应注意鉴别。

髋关节为球凹关节，又称"杵臼关节"，由髋臼和股骨头构成。髋臼大而深，位于髋骨外侧中部，开口向前外下方，下缘缺口有横韧带弥补，外缘及横韧带四周有一圈使髋臼深度增加的软骨，使髋臼成为完整的球窝；股骨头呈球形，表面 2/3 覆有软骨，并纳入髋臼内，关节周围还有许多坚强的韧带及丰厚肌肉群包绕，与骨性结构共同起到稳定髋关节的作用。因此，髋关节脱位并不常见，只有在遭受较强大的暴力时，如高处坠落、车祸、塌方等，才会引起脱位。关节囊内下方和后下方较薄弱，股骨头在暴力作用下最易冲破此部位发生后脱位。因此，临床上以后脱位多见。髋关节脱位有后脱位、前脱位、中心脱位，新鲜性、陈旧性脱位之分。在特别强大的暴力作用下，则可在造成脱位的同时伴有股骨干骨折。

【诊断】

有明显的外伤史，患侧疼痛、肿胀、畸形并弹性固定，关节活动功能障碍。不同类型的脱位有不同的特殊表现。

1. **后脱位**　患侧臀部异常膨隆，在髂前上棘与坐骨结节连线后上方可触及脱出的股骨头，患肢呈屈曲、内收、内旋位弹性固定，患膝常置健膝或健侧大腿上呈"粘膝征"阳性。X线摄片可明确诊断。

2. **前脱位**　患肢呈外展、外旋位弹性固定。在闭孔附近或腹股沟处可触及股骨头，患侧膝部不能靠在对侧大腿上。X线摄片可明确诊断。

3. **中心性脱位**　患肢较健侧明显缩短，大转子向内移位，髋关节屈伸功能障碍，患肢在轻度外展位弹性固定，下腹因血肿可出现压痛。X线摄片可协助诊断，CT检查可明确诊断。

4. **陈旧性脱位**　症状、体征同上，但脱位时间已超过3周，弹性固定更为明显。X线摄片可见局部血肿机化，时间较长者可见股骨头颈部骨质疏松或关节面不规则改变。陈旧性脱位以后脱位多见。

脱位可合并髋臼缘骨折或股骨干骨折，X线摄片可协助或明确诊断。

【治疗】

1. **治疗原则**　舒筋活络，理筋整复。

2. **基本手法**　临床最常用的治疗方法为屈髋拔伸法和回旋复位法。

（1）后脱位　①屈髋拔伸法：患者仰卧于低处，助手双手按于髂前上棘固定骨盆；医者面向患者，跨骑于患肢上，用双前臂与肘窝交叉抱紧患肢腘窝，在屈髋、屈膝90°位拔伸2～3分钟，使股骨头接近关节囊裂口，同时将患肢旋转，促使股骨头滑入髋臼；当听到入臼声后，再将患肢伸直，即可复位。②回旋复位法：患者仰卧，助手双手按于双侧髂前上棘固定骨盆；医者立于患侧，一手握患肢踝部，一手以肘窝扣紧腘窝部，在向上牵引的同时，将大腿内收、内旋，并极度屈曲髋关节，使膝部贴近腹壁，然后将患肢外展、外旋、伸直；在此过程中听到入臼声，表面复位成功。③拔伸足蹬法：患者仰卧，术者两手握患肢踝部，用与患肢同侧足的外缘蹬于坐骨结节和腹股沟内侧，手拉足蹬，身体后仰，协同发力，两手同时略将患肢旋转，即可复位。④俯卧下垂法：患者俯卧于床缘，两下肢置于床外悬空，患肢下垂，健肢由一助手扶持水平位，另一助手用双手固定骨盆；医者一手握住患肢踝上部，一手按于腘窝使屈膝90°，利用患肢的重量向下牵引；在牵引过程中同时轻旋患侧大腿，另一手加压于腘窝，增加牵引力使其复位；或取同样体位和手法，医者与固定骨盆的助手换位，施术中医者同时用力向外下方推压股骨头，使股骨头向髋臼中心滑入而复位。

（2）前脱位　①屈髋拔伸法：患者仰卧于低处，一助手固定骨盆，另一助手一手握患肢踝部屈曲患肢膝关节，另一手以肘窝扣紧腘窝部，并在髋外展、外旋位渐渐向上拔伸至屈髋90°位；医者同时双手环抱大腿根部，将大腿根部向后外方按压，即可使股骨头回纳髋臼。②反回旋法：操作步骤与后脱位回旋法相反，即先将髋关节外展、外旋，然后屈髋、屈膝，再内收、内旋，最后伸直下肢。③侧牵复位法：患者仰卧，一助手用双手固定骨盆，另一助手用一宽布带绕过大腿根部内侧，持续向外上方牵引；医者同时连续屈伸患髋，并缓缓内收、内旋患股，听到股骨头回纳髋口的声音，畸形也随之消失，表示复位成功。

（3）中心脱位　①拔伸扳拉法：轻度中心脱位者适用此法。患者仰卧，一助手握患肢踝部，在足中立、髋外展约30°位置上拔伸；另一助手扣住患者腋窝向相反方向牵引；医者立于患侧，用宽布带绕过患侧大腿根部，一手推骨盆向健侧，另一手抓住布带向外拔拉，将内移的股骨头拉出；触摸并比较两侧大转子，若位置对称，表示复位成功。②骨牵引复位法：股骨头突入盆腔较严重的患者适用此法。患者仰卧，患侧用 7～12kg 重量行股骨髁上牵引，可逐步复位。

陈旧性脱位未超过 2 个月者，仍可用推拿闭合复位。如手法复位困难，不应勉强反复进行，而应改行手术治疗。合并同侧股骨干骨折，先整复髋关节脱位，再行骨折切开复位内固定术。

【注意事项】

1. 复位后可采用皮肤或骨牵引固定，牵引重量 5～7kg，一般牵引 3～4 周，中心脱位牵引 6～8 周，在髋臼骨折愈合后才可解除牵引。合并同侧股骨干骨折者，牵引方法与股骨干骨折相同。康复期为防止髋关节发生内、外旋畸形，可在患肢两侧置沙袋或穿丁字鞋。

2. 陈旧性脱位推拿复位困难者，应考虑手术治疗。后脱位合并大块髋臼缘骨折妨碍手法复位者及合并同侧股骨干骨折的患者，可行切开复位术。

3. 固定期间可进行股四头肌舒缩及踝关节跖屈、背伸、旋转等功能锻炼；解除固定后可先在床上做屈髋、屈膝、内收、外展及内、外旋锻炼，再逐步扶拐下地，做患肢不负重行走练习；3 个月后逐步进行负重锻炼，即使在下地活动后亦应尽可能减少患肢负重，以防发生股骨头缺血性坏死。功能锻炼可选择下蹲、直腿抬高、蹬空增力、罗汉伏虎等。

【按语】

按照脱位发生时间、位置的不同，髋关节脱位可分为新鲜性、陈旧性脱位，前脱位、后脱位和中心性脱位。前脱位又分为耻骨部脱位和闭孔脱位，后脱位又可分为髂骨部脱位和坐骨部脱位。脱位超过 3 周以上为陈旧性脱位。临床上以后脱位多见，约占髋关节脱位的 2/3。新鲜脱位一般以推拿闭合复位为主，只要手法应用得当，都能复位成功；陈旧性脱位力争手法复位，若有困难，可考虑切开复位；脱位合并髋臼缘骨折，一般随着脱位的整复，骨折亦随之复位。合并股骨干骨折，先整复脱位，再治疗骨折。复位前可采用腰部麻醉、硬膜外麻醉甚至全身麻醉以解除患者疼痛。

复习思考

1. 简述落枕的临床症状及推拿治疗基本操作方法。

2. 颈部扭挫伤的诊断要点有哪些？

3. 简述胸胁迸伤的推拿治疗基本操作方法。

4. 简述急性腰扭伤的诊断要点及其推拿治疗的基本操作方法和注意事项。

5. 简述腰肌劳损的诊断要点及其推拿治疗的基本操作方法和注意事项。

6. 梨状肌综合征的注意事项有哪些？

7. 臀上皮神经损伤的诊断要点有哪些？

8. 肩周炎的诊断要点有哪些？

9. 简述肩周炎的推拿治疗基本操作要点及注意事项。

10. 肩峰下滑囊炎的诊断要点有哪些？

11. 肱骨外上髁炎的诊断要点有哪些？

12. 上、下肢的神经卡压综合征主要包括哪些疾病？主要症状分别是什么？

13. 桡骨茎突狭窄性腱鞘炎的诊断要点有哪些？

14. 退行性膝关节炎的诊断要点有哪些？

15. 简述退行性膝关节炎的推拿治疗基本操作要点。

16. 简述踝关节扭伤的推拿治疗基本操作要点。

17. 简述颞颌关节脱位的推拿治疗基本操作要点。

18. 简述肩关节脱位的推拿治疗基本操作要点。

19. 简述肘关节脱位的注意事项。

20. 髋关节脱位的诊断要点有哪些？

扫一扫，知答案

扫一扫，看课件

模块八

内妇五官科疾病

【学习目标】

1. 掌握内妇五官科病症的概念、诊断和推拿治疗。

2. 熟悉内妇五官科病症的病因病机和注意事项。

3. 了解内妇五官科病症的辅助治疗方法。

项目一　感　冒

感冒，亦称伤风、小伤寒、重伤风、冒风、冒寒，是因感受触冒风寒、风热等外邪，出现鼻塞、流涕、喷嚏、咳嗽、咽痛、头痛、恶寒、发热、全身不适等症状的一种外感疾病。

感冒是因外感六淫、时行病毒侵袭人体而致病。六淫以风邪为首，故外感病常以风邪为先导，流动于四时之中，全年均可发病，并夹杂寒、暑、湿、燥、热，如冬季多见风寒感冒，春季多见风热感冒，秋季多见风燥感冒，夏季多见风暑夹湿感冒。由于冬春两季气候多变，故临床以冬春季节发病率为高，以风寒感冒和风热感冒两证多见。

《素问·刺法论》认为："正气存内，邪不可干。"《灵枢·百病始生》认为："卒然逢疾风暴雨而不病者，盖无虚，故邪不能独伤人。"平素体虚，气血不足，正气虚弱，卫外不固，稍有不慎，吹风着凉则易感邪；肺主气，司呼吸，上通于喉，卫表不和则见恶寒、发热、头痛、身痛；肺失宣降则见鼻塞、流涕、咳嗽、咽痛。

感冒在西医学中属急性上呼吸道感染范畴，常因病毒或细菌感染，加之淋雨、受凉、气候突变、过度劳累等使机体免疫功能突然降低等因素，导致病毒或细菌迅速繁殖引起。

【诊断】

1. 初起以卫表或鼻咽症状为主，可见恶风或恶寒、鼻塞、流涕、多嚏、咽痒、咽痛、周身酸楚不适或发热，一些患者可伴有胸闷、恶心、脘痞、纳呆、便溏、咽干、少痰等症状。

2. 起病较急，潜伏期 1~3 天，主要表现为鼻部症状，如喷嚏、鼻塞、流清水样鼻涕，也可表现为咳嗽、咽干、咽痒或咽部灼热感。一般无发热及全身症状，或仅有低热、不适、轻度畏寒、头痛。查体可见鼻腔黏膜充血、水肿，有分泌物，咽部轻度充血。

3. 病程一般 3~7 天，普通感冒一般不传染和传变，时行感冒可传染他人，或传变入里，变生他病。

4. 本病通常可做血常规和胸部 X 线检查，病毒感染患者可见白细胞计数正常或偏低，伴淋巴细胞比例升高；细菌感染者可有白细胞计数与中性粒细胞增多和核左移现象。有咳嗽、痰多等呼吸道症状者，胸部 X 线摄片可见肺纹理增粗。

【治疗】

1. 治疗原则　解表达邪。

感冒由外邪客于肌表引起，应遵循《素问·阴阳应象大论》"其在皮者，汗而发之"之原则，采用辛散解表、祛除外邪，邪去则正安，感冒亦愈。解表之法应根据所感外邪寒热暑湿的不同，而分别选用辛温、辛凉和清暑解表法。

2. 基本操作

（1）手法　抹法、一指禅推法、点法、扫散法、擦法、拿揉法。

（2）取穴　神庭、印堂、太阳、攒竹、迎香、肩井、风府、风门、风池、头维、角孙等。

（3）操作

仰卧位：患者取仰卧位，医者坐于其头端：①自前额部向两侧分抹，经太阳穴至耳上角往返操作 5~7 遍。②一指禅推法沿上眼眶向外推至目外眦，再沿下眼眶向内，经目内眦推至对侧睛明穴，再按上眼眶向外、下眼眶向内的顺序做"∞"字形的环推，操作 5~7 遍。③点神庭、印堂、太阳穴、攒竹、迎香、肩井等穴，每穴 0.5 分钟。

俯卧位：患者取俯卧位，医者立于患者一侧。小鱼际交替擦背部两侧膀胱经。

坐位：患者取坐位，医者立于患者前方：①医者大拇指置于患者头维穴处，其余四指置于患者头颞部，做较快地单向擦动（大拇指范围是头维穴至角孙穴，同时其余四指在耳后至乳突范围内快速擦动），头两侧交替扫散各约 50 次。②拿揉双上肢肺经，左右各 3 次。

3. 辨证施治

（1）风寒束表证　恶寒，发热，无汗，头痛，肢节酸痛，鼻塞声重或鼻痒喷嚏，时流清涕，咽痒，咳嗽，痰吐稀薄色白，口不渴或渴喜热饮，舌苔薄白而润，脉浮或浮紧。治宜解表，疏风，散寒。在基本操作基础上加点按风府、风门、风池等穴各0.5分钟。

（2）风热犯表证　身热较著，微恶风，汗泄不畅，头胀痛，面赤，咳嗽，痰黏或黄，咽燥，或咽喉乳蛾红肿疼痛，鼻塞，流黄浊涕，口干欲饮，舌苔薄白微黄，舌边尖红，脉浮数。治宜祛风，散热。在基本操作基础上加点按大椎、风门、曲池、合谷、少商等穴各0.5分钟。

（3）暑湿伤表证　身热，微恶风，汗少，肢体酸重或疼痛，头昏重胀痛，咳嗽痰黏，鼻流浊涕，心烦口渴，或口中黏腻，渴不多饮，胸闷脘痞，泛恶，腹胀，大便或溏，小便短赤，舌苔薄黄而腻，脉濡数。治宜清暑化湿，解表达邪。在基本操作基础上加点按孔最、合谷、中脘、足三里、支沟等穴各0.5分钟；若腹胀、泄泻严重可摩腹5~7分钟，以腹内有温热感为度。

（4）气虚外感证　面色㿠白，容易出汗，气短乏力，四肢不温，无汗或少汗，面色不华，经常感冒，且缠绵难愈，发热恶寒，头身疼痛，倦怠乏力，咳嗽，咳声低怯，咳痰无力，患者多因素体亏虚，感邪后病程迁延不愈所致。治宜扶正固表，解表达邪。在基本操作基础上加摩腹5~7分钟；指揉气海、血海、关元、天枢、足三里等穴各0.5分钟；擦命门、涌泉穴，以透热为度。

【注意事项】

1. 操作时要固定好施术部位，避免患者头部随手法操作而出现晃动。手指螺纹面或掌面要贴紧施术部位皮肤，用力要均匀适中，动作要和缓灵活，做抹法时以手法不浮不滞为度。擦法操作不可隔衣操作，为保护皮肤可使用润滑剂（如精油、红花油、橄榄油等）。

2. 辨证施术。风寒型感冒宜发表散寒，施术时可选姜葱汁作润滑剂；风热型感冒宜发散风热，可用滑石粉作润滑剂，手法要柔和深透，切勿擦伤皮肤，取穴要准。

3. 手法操作后应休息片刻再离开治疗室，且注意避风保暖，并注意休息，多饮水。

4. 感冒康复后应坚持适度有规律的户外运动，以提高机体免疫力与耐寒能力，并且避免受凉、淋雨、过度疲劳。在气候冷热变化时及时增减衣物，并避免与感冒患者接触。年老体弱易感者更应注意防护，避免在人多的公共场合出入。

【按语】

感冒的病位在肺卫，卫表不和、肺失宣降是主要病机。若素体气虚阴亏，卫外不固，则极易反复感邪或患病后缠绵难愈。因此，冬春两季应多注意在气候变换时及时增减衣服，并进行适当的体育锻炼，以增强体质。感冒多属表证，治宜疏散为主，一般忌用补敛手法，以免闭门留寇，即使是体虚感冒也应酌情兼以祛邪，不宜一味补养。

附：头痛

头痛是指头部经脉绌急或失养，造成清窍不利所引起的以头部疼痛为主要症状的一种病症。

头痛多为自觉症状，一般泛指头颅上半部即眉毛以上至枕下部范围内的疼痛，临床较为常见，既可单独出现，也可见于各种急慢性疾病之中。中医学认为，头为"诸阳之会""清阳之府"，髓海之所在，凡六腑清阳之气、五脏精华之血皆上注于头。因此，凡六淫之邪外袭，上犯颠顶，阻抑清阳；或内伤不足，导致肝肾亏损，气血亏虚，不能上荣于脑；或跌仆损伤，头项闪挫，脉络瘀阻，均可导致头痛。

头痛的病因有外感与内伤两大类，病位均在于脑。外感头痛乃外邪上扰清空，邪壅经脉，脉络不通。内伤头痛常与肝、脾、肾有关。因于肝者，多为风阳上扰清空；因于脾者，多为痰浊上蒙清窍，或气血亏虚，脑脉失养；因于肾者，多为髓海空虚，脑失濡养。此外，跌仆外伤、久病入络、瘀血阻络等亦可导致头痛。

【诊断】

1. 以头痛为主症，头痛部位可在前额、额颞、颠顶、枕项、头一侧或两侧或全头。

2. 外感头痛者，多有起居不慎，感受外邪的病史；内伤头痛多有饮食、劳倦、房事不节、久病体虚等病史；瘀血头痛多有外伤病史及血瘀征象。

3. 做血常规、血压等常规检查，必要时做脑电图、经颅多普勒、头颅 CT 或 MRI、脑脊液等检查，以明确头痛的原因，并注意排除脑肿瘤等占位性病变。

【治疗】

1. **治疗原则** 外感头痛属实证，以感受风邪为主，治疗以疏风驱邪为主，并根据夹寒、夹湿、夹热的不同，兼以散寒、祛湿、清热。内伤头痛或虚或实，或虚实夹杂，临床当根据证候辨证施治。

2. **基本操作**

（1）**取穴** 印堂、神庭、头维、太阳、百会、鱼腰、风池、风府、天柱、大椎、肩井、阿是穴。

（2）**手法** 一指禅推法、抹法、按法、揉法、拿法、扫散法。

（3）**操作**

头面部：①患者坐位，医者从印堂至神庭，再自印堂经阳白至太阳，重复抹 5~7 次。

②以印堂、神庭、睛明、鱼腰、攒竹、太阳为重点，沿头部督脉、两侧膀胱经、两侧胆经循行路线施一指禅推法 3～5 遍。③五指拿法头顶至风池，扫散头侧胆经循行部位，指端反复击前额经头顶至枕部共约 5 分钟，以患者感觉头部微微发胀为度。

颈项部：①患者坐位，医者用一指禅推颈部两侧膀胱经上下往返 5～7 遍。②按揉风池、风府、天柱、大椎、肩井等穴各 0.5 分钟。③拿风池、肩井穴各 1.5 分钟，以患者感觉酸胀为度。

3. 辨证施治

（1）外感头痛

①风寒头痛：头痛连及项背，痛势较剧烈，常喜裹头，恶风寒，遇风尤剧，苔薄白，脉浮紧。治宜疏风散寒。在基本操作的基础上，擦项背部两侧膀胱经，以皮肤发红为度。稍用力按揉肺俞、风门，拿肩井，以患者感觉酸胀为度。擦背部膀胱经，以透热为度。

②风热头痛：头胀痛，甚则头胀如裂，发热，面红目赤，小便黄赤，舌尖红，苔薄黄，脉浮数。治宜疏风清热。在基本操作的基础上，按揉大椎、肺俞、风门、曲池、合谷等穴各 1 分钟。较轻快地拿两侧肩井穴 3 分钟，以患者感觉酸胀为度。拍击背部膀胱经 2 分钟。

③暑湿头痛：头痛如裹，肢体困重，胸闷纳呆，苔白腻，脉濡滑。治宜祛风胜湿。在基本操作基础上，按揉大椎、曲池、风门，拿肩井、曲池、合谷，每穴 0.5 分钟，以患者感觉酸胀为度。拍击背部膀胱经、提捏项背部皮肤，以皮肤发红为度。掌按、指揉中脘穴 3 分钟。

（2）内伤头痛

①肝阳头痛：见头胀痛或抽掣痛，以两侧为重，伴头晕目眩，面红目赤，口苦胁痛，舌红苔黄，脉弦数。治宜平肝潜阳。在基本操作基础上，一指禅推百会 2 分钟，拇指自上而下推左右桥弓，每侧各 20 次，以感觉酸胀为度。扫散头两侧胆经循行部位，按角孙穴，以发热为度。

②痰浊头痛：见头痛昏蒙，胸脘痞闷，纳呆呕恶，舌淡苔白腻，脉滑或弦滑。治宜健脾燥湿，化痰降逆。在基本操作基础上，顺时针摩腹 5 分钟，按揉中脘、天枢、脾俞、胃俞、大肠俞、足三里、丰隆等穴各 1 分钟。擦左背部脾胃区，以透热为度。

③血虚头痛：见头痛隐隐，缠绵不休，面色少华，心悸怔忡，舌质淡，苔薄白，脉细或细弱无力。治宜滋阴养血，和络止痛。在基本操作基础上，顺时针摩腹，以中脘、气海、关元为重点，以发热为度。按揉心俞、肺俞、膈俞、肝俞、脾俞、胃俞、足三里、血海、三阴交等穴各 0.5 分钟。直擦背部督脉，横擦腰骶部，以透热为度。

④肾虚头痛：见头空痛，腰膝酸软，遗精，带下，神疲乏力，舌红少苔，脉细数无力。治宜养阴补肾，填精益髓。在基本操作基础上，加擦腰骶部，以肾俞、命门、腰阳

关、八髎为重点。按揉肾俞、命门、腰阳关、气海、关元、太溪、三阴交等穴各1分钟。直擦背部督脉，横擦腰骶部，以透热为度。

⑤瘀血头痛：见头痛经久不愈，痛处固定不移，痛如锥刺，日轻夜重，头部多有外伤史；舌紫暗，或有瘀斑瘀点，苔薄白，脉弦细或细涩。治宜活血化瘀，通窍止痛。在基本操作基础上，加一指禅推或按揉疼痛部位，以有酸胀感为度。分抹前额至太阳穴5~7遍，以感觉酸胀为度。擦前额及两侧太阳穴，以透热为度。

【注意事项】

1. 保持良好心态，避免不良情绪的刺激。
2. 适当参加体育运动，增强体质，但应注意运动强度，避免过度运动。
3. 饮食宜清淡，避免过食油腻、肥甘之品，戒烟限酒。

【按语】

中医学认为，本病病位在头，涉及肝、肾等脏腑。在内伤、外感等致病因素作用下，导致脉络闭阻，神机受累，清窍不利而发生头痛。临床应注意辨别头痛之久暂、性质、特点和部位，以明确外感与内伤。辨证施治时手法要严谨，再适当配合药物和饮食调养，常有较好的临床疗效。

项目二　失　眠

失眠，又称不寐，是由于心神失养或不安而引起的经常不能获得正常睡眠为特征的一类病症，主要表现为入睡困难，或寐而易醒，或醒后不能再睡，甚则彻夜不能睡。《黄帝内经》称"目不瞑""不得眠""不得卧"，自《难经》始称"不寐"。西医学则归于神经衰弱，认为是一种常见的神经官能症。

不寐的病因非常复杂，如思虑、劳倦太过，心血暗伤，神不守舍，致使脾、心、胆、肝、肾等内脏功能失调，均可引起。脾伤则无以化生精微，营血亏虚不能奉养于心，以致心神不安；心胆气虚则善惊易恐，以致不能寐或夜寐不酣；情志不遂致使肝气郁结，郁而化火，邪火扰动心神，神不得安而致不寐；禀赋不足、房劳过度或久病，肾阴耗伤，不能上奉于心，水不济火，心火独亢，或五志过极，心火内炽，不能下交于肾，心肾不交或肝肾阴虚，肝阳偏亢，相火上炎，心火盛则神动，肾阴虚则志伤，心肾失交而神志不宁，因而不寐；饮食不节，脾胃受伤，或饮食积为热痰，壅遏其中，胃气失和，阳气浮越于外而夜寐不安。此外，颈椎病也常引起不寐、多梦。

【诊断】

1. 以不寐为主症，轻者入睡困难或寐而易醒，醒后不寐，重者彻夜难眠。
2. 常伴有心悸、头晕、健忘、多梦、心烦。
3. 经各系统和实验室检查常未发现明显异常。
4. 多导睡眠图是用于临床评定睡眠质量的手段。

【治疗】

1. 治疗原则　调节身心，安神定志。实证宜泻其有余，在安神定志的基础上，或疏肝解郁，或降火涤痰，或消导和中；虚证则在安神定志的基础上补其不足，或益气养血，或健脾、补肝、益肾；虚实夹杂者，宜攻补兼施。

2. 基本操作

（1）取穴　上脘、中脘、关元、气海、足三里、睛明、头维、百会、四神聪、安眠、心俞、脾俞、肝俞、命门、涌泉、丰隆等穴及背部督脉及膀胱经腧穴。

（2）手法　摩腹法、指揉法、一指禅推法、点按法、抹法、擦法。

（3）操作　①患者仰卧位，医者立于患者一侧，以脐为中心做顺、逆时针摩腹各 3 分钟，以腹部温热为度。②食、中、无名指三指叠加按揉上脘、中脘、关元、气海、足三里等穴各 0.5 分钟。③自前额向两侧分抹至太阳穴再至耳上角，反复操作 5~7 遍。④一指禅推法沿上眼眶向外推至目外眦，再沿下眼眶向目内眦推至对侧睛明穴，再按上眼眶向外、下眼眶向内的顺序做"∞"字形的环推，操作 5~7 遍。⑤患者坐位，医者立于患者前方，点按百会、四神聪、太阳、安眠等穴各 0.5 分钟。

3. 辨证施治

（1）肝郁化火证　见头晕头胀，目赤耳鸣，甚至彻夜不眠，口干口苦，不思饮食，便秘溲赤，舌红，苔黄，脉弦而数。治宜疏肝理气解郁。在基本操作基础上加一指禅推肝俞、期门、阳陵泉、太冲、风池等穴各 0.5 分钟；患者坐位，医者立于患者背侧，双手沿肋骨走形擦双侧胁肋部，以温热为度。

（2）心脾两虚证　见多梦易醒，心悸健忘，头晕目眩，面色少华，饮食无味，肢倦神疲，舌质淡，脉细弱。治宜补益心脾，养心安神。在基本操作基础上加按揉心俞、脾俞、胃俞、小肠俞、足三里等穴各 0.5 分钟；擦背部督脉、膀胱经，以透热为度。

（3）痰热内扰证　见胸闷心烦不寐，泛恶，嗳气，头重目眩，苔黄腻，脉滑数。治宜清热除痰，和中安神。在基本操作基础上加按揉中脘、足三里、丰隆等穴各 0.5 分钟；擦背部膀胱经，以透热为度。

（4）胃气失和证　见不寐，胸闷嗳气，脘腹不适，胀满，大便不爽，苔腻，脉滑。治宜理气和胃化滞。在基本操作基础上加按揉脾俞、胃俞、中脘、下脘、天枢、足三里等穴各0.5分钟；擦脾俞，以透热为度。

（5）阴虚火旺证　见心悸心烦不寐，腰膝酸软，头晕耳鸣，健忘遗精，舌红，脉细数。治宜益肾降火，交通心肾。在基本操作基础上加点按太冲、太溪、照海、大陵等穴各0.5分钟；擦命门、涌泉，以透热为度。

【注意事项】

1. 腹部操作时应嘱患者先排净二便，以免操作时患者有紧张感和排便感。按揉时应注意适当施压，不可用力过猛。擦法操作必须暴露施术部位，不可隔衣操作，为保护皮肤可使用润滑剂（如精油、红花油、橄榄油等）。

2. 嘱患者在临睡前不要做激烈、紧张的活动，晚餐不要过饱，不宜食用夜宵，不喝咖啡、浓茶等兴奋性饮料，可以喝一杯热牛奶以助睡眠。洗温水澡或热水泡脚有利于缓解紧张情绪，促进睡眠。

3. 不寐分为虚证和实证。实证发病急，病程短，去除病因即可恢复良好睡眠。虚证则发病缓，病程长，且易受情志及各种外因影响，故易反复发作，需要按疗程坚持治疗。切不可情绪急躁，影响治疗效果。

【按语】

入睡困难，甚至彻夜难眠，寐而不酣，时寐时醒，寐而早醒，或醒后不易再寐，夜梦繁多，中医学称不寐，即一般所谓"失眠"，是因阳不入阴所引起的以经常不易入寐为特征的病症。不寐的病位在心，与肝、胆、脾、胃、肾关系密切。多因心、肝、脾、肾的阴阳失调，气血失和，导致心神失养，故应以调整脏腑气血阴阳为治疗重点。现今大部分失眠症都与患者精神压力过大、长期情志抑郁等情绪因素有关。因此，在推拿治疗的同时，可增加心理疏导和催眠疗法，亦可适当给予解郁药物。

项目三　胸　痹

胸痹亦称"真心痛"，是因心脉挛急或闭塞引起的膻中部位及左胸膺部疼痛为主症的一类病症。轻者仅感胸闷如窒，呼吸欠畅；重者突然胸痛如刺，甚或绞痛、灼痛，胸痛彻背、背痛彻胸，面色苍白，大汗淋漓，四肢不温。

本病的发生多与寒邪内侵、情志失调、饮食不当等因素有关，可分为虚、实两证。虚证多见于老年体虚，或中年劳累过度，肾气渐衰，温煦滋养无权，终致心肝脾肾俱亏，功能失调；实证多见气滞、血瘀、寒凝、痰阻，痹遏胸阳，阻滞心脉，不通则痛而发胸痛。

胸痹的主要病机为心脉痹阻，其病位以心为主，其发病多与肝、脾、肾关系密切。脾的运化通过肝的疏泄和肾的温煦，才能"中焦受气取汁，变化而赤，是谓血"，灌注经脉，荣养心血，鼓舞心阳；心主血脉，营养周身，并靠肝的条达以助之，使得心肾相交，水火既济。脾为湿困，不能运化水谷精微，湿聚凝结成痰，则阻滞心脉，发为胸痹。肝肾不足则心失所养，导致心血不足，阴损及阳，而成阴阳气阴两虚，或兼痰浊中阻，或兼瘀血阻滞，或兼痰瘀互结，均易引发胸痹。

胸痹西医学称为心绞痛，是在冠状动脉固定性严重狭窄的基础上，随着心肌负荷的增加而引起心肌急剧、暂时的缺血与缺氧的临床综合征。其特点为阵发性胸前（主要位于胸骨后）压榨性疼痛或憋闷感觉，可放射至心前区和左上肢。常由过劳或情绪激动等因素诱发，饱食、寒冷、吸烟、心动过速、休克等亦可诱发。一般疼痛出现后常逐步加重，在3~5分钟内逐渐消失，可数天或数星期发作1次，亦可1日内发作多次。

【诊断】

1. 膻中及左胸膺部突发憋闷而痛，亦可呈灼痛、绞痛、刺痛、隐痛等。疼痛可放射至肩背、前臂、咽喉、胃脘等部位，甚至可沿手少阴心经、手厥阴心包经放射至中指或小指，呈发作性或持续不解。常伴有心悸气短、自汗，严重者喘息不得卧。

2. 突然发病，时作时止，反复发作，严重者可剧烈疼痛，但持续时间短暂，一般几秒至数十分钟，经休息或服药可迅速缓解。

3. 心电图示心脏缺血性改变，必要时可做动态心电图、标测心电图、心功能测定和运动试验心电图进一步确诊。血清酶学、白细胞总数、血沉等检查可以进一步明确诊断。超声心动图、心脏冠脉造影也是确诊心肌缺血、冠状动脉病变的重要方法。

4. 患者多见于中年以上人群，常因情志波动、气候变化、暴饮暴食、劳累过度等诱发。亦有无明显诱因或安静时发病者。

【治疗】

1. 治疗原则　胸痹是临床常见危急重症之一，发作时要先治其标，后治其本。即从祛邪入手，再予以扶正，必要时可根据病症的标本虚实，兼顾同治。

标，当分清阴寒、血瘀、气滞；本，当分清气、血、阴、阳亏虚。祛邪治标常以活血化瘀、辛温通阳、宣痹涤痰为主；扶正治本常用温阳补气、益气养阴、补益肝肾、养血滋阴等法。

2. 基本操作

（1）手法　掌揉法、摩法、一指禅推法、滚法、按法、揉法、抹法、擦法、捏脊法、拿揉法。

（2）取穴 中府、巨阙、膻中、中脘、天枢、膜原、大包、心俞、脾俞、肺俞、神门、内关、间使、阴郄、少冲、商丘、心俞、厥阴俞、膻中、鸠尾。

（3）操作 患者仰卧位，医者立于患者一侧：①先用掌部按揉胸腹部任脉、胃经、脾经各约1分钟。②沿顺时针方向摩腹3~5分钟。③一指禅推中府、巨阙、膻中、中脘、天枢、膜原、大包等穴各0.5分钟。

患者俯卧位，医者立于患者一侧：①上下往返㨰两侧膀胱经5分钟。②按揉心俞、脾俞、肺俞等穴各0.5分钟。③食、中二指指腹循督脉从大椎穴向长强穴轻抹3遍。④捏脊5~7遍，以皮肤略红稍热为度。⑤擦督脉、命门，以透热为度。

患者取坐位，医者立于患者前方：①拿揉双上肢心经5~7遍。②按揉神门、内关、间使、阴郄等穴各0.5分钟。

3. 辨证施治

（1）心血瘀阻证 见胸部刺痛，固定不移，入夜加重，胸闷心悸，时作时止，日久不愈，常因恼怒而起，舌质紫暗或有瘀斑，脉沉涩，或弦涩，或结代，舌苔白腻或黄腻。治宜活血化瘀，通脉止痛。在基本操作基础上加推背部膀胱经肺俞至膈俞3~5遍；捏揉内关、外关、尺泽、间使等穴5~7分钟；从胸骨正中开始，自上而下按顺序分推至两侧腋中线，每处操作5~7遍。

（2）阴寒凝滞证 见疼痛如绞，时作时止，感寒痛甚，胸闷，气短，心悸，面色苍白，四肢不温，舌苔白滑或白腻，脉沉细。治宜辛温通阳，开痹散结。在基本操作基础上加点按少冲、商丘，擦心俞、厥阴俞、膻中、鸠尾及两胁肋。

（3）痰浊内阻证 见胸闷痛如窒，痛引肩背，疲乏，气短，肢体沉重，痰多，苔厚腻，脉滑；或胸闷刺痛，疼痛不移，舌质紫暗，苔厚腻；或胸闷时灼痛，舌质紫暗，脉弦滑。治宜通阳，豁痰，开结。在基本操作基础上加掌摩上腹部3~5分钟，按揉上脘、中脘及两侧天枢穴各1分钟；小鱼际擦脾俞、胃俞，以透热为度；点按丰隆、足三里各0.5分钟。

【注意事项】

1. 操作不可突施暴力，宜缓发缓收，点按后宜用揉法，以避免所点部位气血聚积和软组织损伤。"摩法不宜急，不宜缓，不宜轻，不宜重，以中和之意取之"。

2. 注意防寒保暖，避免寒冷刺激，起居有节，不可暴饮暴食及过食肥甘厚味，亦不可过劳，并注意怡情养性，避免暴喜暴怒等精神刺激。可适当进行太极拳、八段锦等轻柔舒缓锻炼。

3. 胸痹发作时可引起胃脘及肩胛痛，要注意与局部病变区别，切不可误诊误治。突然发病时应及时舌下含服硝酸甘油、速效救心丸等，并静卧休息，不宜推拿。

【按语】

胸痹除传统的中医辨证类型外，临床还常见由颈、胸椎病变引起者，此类胸痹治疗时应推拿整脊，详参"模块六脊柱骨盆疾病"。

胸痹的日常护理非常重要，尤其要注意细心观察病情变化，生活要有规律，勿过劳、忌饱餐，畅情志，保持大便通畅，学会自救方法，谨慎安排日常活动等，都有利于病变恢复或稳定。

项目四 眩 晕

眩晕指因风邪、风痰所致的以头晕、目眩头痛、血压增高、脉弦等为主要表现的一类疾病。多由血气亏虚、风邪上乘所致，又称为风头眩。

中医学认为，本病病位在血脉，病机关键为虚、风、痰、火。先天禀赋异常、饮食不节、情志失调、年老脏腑功能衰退及环境因素等，导致脏腑气血阴阳失调，形成风、火、痰、瘀等病理性因素扰乱血脉，导致气血运行乖逆而形成本病。

西医学中的高血压病归属于其范畴，为体循环动脉血压增高而产生的一种常见的临床病症，可分为原发性和继发性高血压。原发性高血压是以动脉血压升高，尤其是舒张压持续升高为特点的全身性、慢性血管疾病。头痛、头晕、乏力是较为常见的一般症状。晚期患者常因心、肾、脑等脏器出现不同程度的器质性损害而产生各种相应的临床表现。

【诊断】

1. 多有情志不遂、年高体虚、饮食不节、跌仆损伤、高血压等病史。

2. 头晕目眩，视物模糊。轻者闭目可止，重者如坐车船，甚则仆到，往往伴有头痛、项强、烦躁、心悸、失眠、注意力不集中、记忆力减退、肢体麻木、出血、恶心呕吐、眼球震颤、耳聋耳鸣、汗出、面色苍白等多种症状。

3. 检测血压、心电图、超声心动图、眼底、肾功能等，有助于诊断高血压病及高血压危象和低血压，判断本病的病因病理。

【治疗】

1. 治疗原则　急则治其标，缓则治其本。具体辨证施治有平肝潜阳、滋补肝肾，平肝健脾、化痰降浊，滋阴温阳，平肝安神等。

2. 基本操作

（1）手法　五指拿法、推法、抹法、扫散法、平推法、振法。

（2）取穴　大椎、风府、印堂、睛明、迎香、人中、承浆、章门、期门、曲池、合谷、命门。

（3）操作

头面颈项部：①患者坐位，在头顶部用五指拿法，由前向后3~5次，至颈项以大拇指指腹推风府至大椎3~5次及项部两侧膀胱经3~4次。②抹两侧桥弓各0.5分钟。③扫散头部两侧2分钟，抹印堂、睛明、迎香、人中、承浆穴各0.5分钟。

胸腹腰背部：患者坐位，先平推胸腹约2分钟，再平推腰背部2分钟，然后平推两胁约0.5分钟，着重在章门、期门穴。

上肢部操作：①患者坐位，先后推手臂三阳经和三阴经3~5次，并按揉曲池、合谷。②振百会、大椎、命门穴各0.5分钟。

3. 辨证施治

（1）肝阳上亢证　见眩晕、耳鸣，头目胀痛，面红目赤，口苦，失眠多梦，遇烦劳郁怒加重，甚则仆到，颜面潮红，急躁易怒，肢体震颤，舌红苔黄，脉弦或数。治宜平肝息风，清脑降火。在基本操作基础上，着重抹桥弓，扫散头部胆经，点太冲，振百会、大椎、命门。

（2）阴虚阳亢证　见头晕头痛，头重脚轻，耳鸣健忘，五心烦热，心悸失眠，舌质红，苔薄白，脉弦细而数。治宜平肝潜阳，滋阴补肾。在基本操作基础上，着重以一指禅推或摩气海、关元、肾俞。

（3）阴阳两虚证　见眩晕头痛，耳鸣心悸，行动气急，失眠多梦，夜间多尿，筋惕肉瞤，舌质淡或红，脉弦细。治宜养血滋阴，温肾壮阳。在基本操作基础上，着重用一指禅推关元、气海，摩全腹，揉血海、三阴交、足三里、涌泉，再以一指禅推肾俞、脾俞、气海俞、关元俞，擦命门、肾俞、脾俞。

（4）痰湿壅盛证　见眩晕，头重昏蒙，或伴视物旋转，胸闷恶心，呕吐痰涎，食少多寐，舌苔白腻，脉滑濡。治宜化痰祛湿，健脾和胃。在基本操作基础上，着重平推前胸，按揉中府、云门、膻中，点天突，摩腹，擦脾俞、胃俞，按足三里、丰隆。

【注意事项】

1. 生活要有规律，不宜过度疲劳，在医生指导下进行适当的体育锻炼，禁食动物脂肪、内脏，戒烟禁酒。

2. 眩晕为慢性疾患，患者须有坚持配合医生治疗的信心，并要保持乐观、豁达的心态，克服对疾病的恐惧及悲观心理，避免精神刺激。

【按语】

本病的诊断需要谨慎，特别是在西医诊断方面，对于血压升高患者应鉴别诊断原发性还是继发性的血压升高。推拿治疗具有清醒头脑、镇静安神、理气解郁、除湿祛痰、调整阴阳等作用，因而能有效缓解症状，坚持治疗可稳定血压，并缓解其他症状。

项目五 咳 嗽

咳嗽是因外邪犯肺或痰浊内蕴、气阴亏虚等，使肺失清肃而肺气上逆，表现为以咳嗽为突出症状，伴有咳痰、喘息的肺系非特异性疾病。其新起而病程短者为新咳，病久而反复发作者为久咳。西医学的"气管-支气管炎"属于本病范畴。

肺主宣发肃降，外感、内伤之邪犯肺均可引起咳嗽。但其根本病机是肺在致病因素作用下，宣降失常，肺气上逆。外感病邪侵犯人体，首先伤及皮毛，皮毛为肺之所合，故皮毛受邪，邪气内合于肺导致肺气不利，宣降失常，肺气上逆，发为咳嗽、喘息，甚至肺络损伤而见咯血。

西医学认为，本病是由感染、物理化学刺激或过敏等引起的气管、支气管黏膜及其周围组织的非特异性炎症，临床以咳嗽、咳痰或伴有喘息为主要症状，可分为急性和慢性。

【诊断】

1. 起病缓慢，病程长，反复急性发作而病情加重，既往有咳嗽、咳痰病史，由外感诸邪等因素诱发。

2. 咳嗽、咳痰、喘息为主要症状。

3. 急性发病时在背部或双肺底可听到干、湿啰音，咳嗽后可减少或消失。如合并哮喘可闻及广泛哮鸣音并伴有呼气期延长。X线检查早期可无异常，反复发作引起支气管壁增厚，细支气管或肺泡间质炎症浸润或纤维化，表现为肺纹理增粗、紊乱，呈网状或条索状、斑点状阴影，以双下肺野明显。血液检查可出现白细胞总数和（或）中性粒细胞增高。痰液检查可培养出致病菌，涂片可发现革兰阳性菌或革兰阴性菌，或大量破坏的白细胞。

【治疗】

1. 治疗原则 外感咳嗽多为实证，应祛邪利肺。内伤咳嗽，多属邪实正虚。邪实为主者，治以祛邪止咳；本虚为主者，扶正补虚为主，兼以祛邪止咳。

2. 基本操作

（1）手法 拿法、分法、扫散法、擦法、振法、搓法、抖法。

（2）取穴　桥弓穴、百会、大椎、命门。

（3）操作

头面及颈部：①从头顶到枕部用五指拿法，从枕部到项部用三指拿法，单向反复操作3遍，以充分放松患者头项部。②推桥弓穴30遍。③分推、分抹前额及颔面3遍。④扫散头部胆经循行区域10余次。

躯干部：①从锁骨下缘开始到十二肋横擦前胸部，往返2～3遍。②横擦肩、背、腰部，往返2～3遍。③斜擦肋间约半分钟。

上肢部：①掌擦双上肢，以透热为度。②自肩部至腕部，拿上肢3～5次。③运肩关节，理手指，搓、抖上肢。

3. 辨证施治

（1）风寒袭肺证　见咳嗽声重，气急，咽痒，咳痰稀薄色白，常伴鼻塞，流清涕，头痛，肢体酸楚，或见恶寒发热、无汗等症，舌苔薄白，脉浮或浮紧。治宜疏风散寒，宣肺止咳。在基本操作基础上加拿风池、肩井、曲池、合谷，按肾俞、风门、中府、云门，擦背部膀胱经，以透热（起痧）为度。

（2）风热犯肺证　见咳嗽频剧，气粗或咳声嘶哑，喉燥咽痛，咳痰不爽，痰黏稠或黄，咳时汗出，常伴鼻流黄涕，口渴，头痛，身楚，或见恶风，身热等，舌苔薄黄，脉浮数或浮滑。治宜疏风清热，宣肺止咳。在基本操作基础上加三指拿、按、揉颈项部5～6次，振百会、大椎穴各1分钟，点天突穴0.5分钟。

（3）痰浊阻肺证　见咳嗽反复发作，咳声重浊，痰多，常因痰而咳，痰出咳平，痰黏腻或稠厚成块，色白或带灰色，每日清晨或食后咳甚痰多，进甘甜油腻食物加重，胸闷脘痞，呕恶食少，体倦，大便溏薄，舌苔白腻，脉濡滑。治宜燥湿化痰，理气止咳。在基本操作基础上加平推上腹5～7次，按脾俞、三焦俞、足三里、丰隆穴各0.5分钟。

（4）肺阴亏虚证　见干咳、咳声短促，痰少黏白，或痰中带血，或声音嘶哑，口干咽燥，或午后潮热，颧红，盗汗，日渐消瘦，神疲，舌质红少苔，脉细数。治宜滋阴润肺，化痰止咳。在基本操作基础上加横擦前胸及心俞、肺俞5～7次，按揉膻中、肺俞、脾俞、肾俞等穴各1分钟。

【注意事项】

1. 在患者头面部操作时需注意手法力度及操作规范，避免损伤患者皮肤。

2. 忌食烟、酒、酸、辛、辣、海鲜等刺激性食物，少食肥甘厚味，减少诱发因素。

3. 加强体质锻炼，提高机体的抗病能力。注意保暖，防止受凉，换季、天气变化时尤其需要及时增减衣物。

【按语】

咳嗽是因外邪犯肺，或痰浊内蕴、气阴亏虚等，使肺失清肃而肺气上逆，表现为以咳嗽为主要症状，伴有咳痰、喘息的肺系非特异性疾病。其主要病因是外受寒邪、内伤寒饮；根本机制是肺在致病因素作用下，宣降失常，肺气上逆，其病位在肺。外感新病多属邪实，治当祛邪利肺；内伤多属邪实正虚，治当祛邪止咳，扶正补虚，并应分清主次治疗。

附： 肺胀

肺胀是多种慢性肺系疾患反复发作，日久不愈，导致肺气胀满，肺脾肾虚损，气道滞塞不利而出现以胸中胀满如塞，痰涎壅盛，上气喘咳，心悸，烦躁，动则尤甚，甚则面色晦暗，唇甲青紫，颜面、四肢浮肿，病程缠绵，经久难愈为特征的内科病症。肺胀具有咳、喘、痰、肿四大特点，多见于老年男性，特别是有吸烟史者，相当于西医学的慢性肺源性心脏病、慢性支气管炎并肺气肿。

肺胀多因久病肺虚、痰浊潴留而致肺不敛降，气还肺间，肺气胀满，每因复感外邪诱使病情发作或加剧。如内伤久咳、支饮、哮喘、肺痨等肺系慢性疾病迁延失治，痰浊潴留，壅阻肺气，气之出纳失常，日久导致肺虚，发为本病。肺虚久病，卫外不固，六淫外邪每易乘虚侵袭，诱使本病发生和发展。

西医学认为，本病主要是由于慢性支气管炎持续进展引起，支气管哮喘、慢性纤维空洞性肺气肿、尘肺和广泛性支气管扩张等失治误治也是导致本病的常见原因。

【诊断】

1. 既往有慢性肺系疾病病史，反复发作，时轻时重，经久不愈，多见于老年患者。

2. 咳逆上气，痰多，胸中憋闷如塞，胸部膨满，喘息，动则加剧，甚则鼻息煽动，张口抬肩，目突如脱，烦躁不安，日久见心慌动悸，面唇紫绀，胸腹胀满，肢体浮肿，严重者可出现喘脱。

3. X 线检查见胸廓扩张，肋间隙增宽，肋骨平行，活动减弱，横膈降低且变平，两肺透亮度增加，肺血管纹理增粗紊乱，右下支动脉干扩张，左心室增大。心电图检查表现为右心室肥大改变，电轴右偏，顺钟向转位，出现肺型 P 波等。血气分析检查可见低氧血症或合并高碳酸血症。血液检查红细胞和血红蛋白升高，全血黏度和血浆黏度可增加，白细胞总数可增高，中性粒细胞增加。

【治疗】

1. 治疗原则　以扶正固本，提高机体免疫抗病能力为主，酌情选用补肾固元、健脾理中、宽胸理气。本虚者，当以补肾健脾、补养心肺为主，或气阴兼调，或阴阳双补。正气欲脱时则应扶正固脱，救阴回阳。

2. 基本操作及辨证施治　基本上同咳嗽，但在力度和治疗时间上要有所增加。

【注意事项】

1. 除推拿治疗外，嘱患者循序渐进地进行适当的体育运动，尤其要加强腹式呼吸锻炼。

2. 禁烟酒，忌恣食辛辣、生冷、咸、甜之品，有水肿者应进食低盐或无盐饮食。

【按语】

肺胀多由慢性肺系病症后期转归而成。治疗上要分清标本虚实，辨别新久，分清标本缓急。未发时，扶正气为主；发病时，攻邪气为主。在上治肺，在下治肾，上下兼治。外感治肺，内伤治肾。由于肺胀是因肺、脾、肾三脏虚损所致，总以扶正为主，祛邪为辅。扶正须辨阴阳，攻邪宜分微甚，同时配合调情绪、节饮食、戒烟酒。平时注意进行耐寒训练，从夏天开始每天用冷水擦脸、擦耳，长期坚持可提高机体抗病能力，减少上呼吸道并发感染。

项目六　呃　逆

呃逆是指胃气上逆动膈，以气逆上冲，喉间呃呃连声，声短而频，难以自制为主要表现的内科病症。

中医学认为，呃逆的病因多为进食过快、过食生冷或滥服寒凉药物，导致寒气蕴蓄于胃，循手太阴之脉上动于膈；或过食辛热煎炒，醇酒厚味，或过服温补之剂，燥热内生，腑气不通，气逆动膈，引起呃逆；又或恼怒伤肝，气机不利，横逆犯胃，或肝郁克脾，忧思伤脾，运化失职，滋生痰浊，或素有痰浊内停，复因恼怒气逆，逆气夹痰浊上逆动膈所致。此外，还有部分患者因素体禀赋不足，或年高体弱，或吐下太过，损伤中焦脾胃之阴阳，使胃失和降，甚则病深及肾，肾失摄纳，浊气上乘，上逆动膈而发为呃逆。呃逆之病位在膈，其病机乃膈间气机不利，胃气上逆动膈。因此，胃、肝、脾、肾的寒、热、虚、实诸证均能导致胃气上逆动膈而引起呃逆。

【诊断】

1. 多见于青壮年，女性多于男性。常因受凉、饮食不节、情志不遂等诱发，多起病较急。

2. 以气逆上冲、喉间呃呃连声、声短而频、不能自止为主症，其呃声或高或低，或疏或密，间歇时间不定，常伴有胸膈痞闷、脘中不适、情绪不安、胸膈脘腹间疼痛等症，亦可伴有嗳气、纳呆，甚至厌食或拒食、不寐等。

3. 单纯性膈肌痉挛无须做理化检查。胃肠钡剂 X 线透视及内窥镜检查可诊断胃肠神经官能症、胃炎、胃扩张、胃癌等。

【治疗】

1. 治疗原则　理气和胃，降逆止呃。

2. 基本操作

（1）取穴　缺盆、膻中、中脘、膈俞、脾俞、胃俞。

（2）手法　按法、揉法、摩法、一指禅推法、搓法。

（3）操作　①患者仰卧位，医者坐于病床右侧，按揉两侧缺盆各 0.5 分钟。②按揉膻中约 0.5 分钟，顺时针摩腹、点按中脘穴共约 10 分钟。③患者俯卧位，医者坐于患者右侧，一指禅推法自上而下往返推膀胱经 3～5 遍。④一指禅推或按揉脾俞、胃俞、膈俞约 5 分钟。⑤双手搓背部及两肋，以皮肤微红、稍有温热为度。

3. 辨证施治

（1）胃中寒冷证　见呃声沉缓有力，胸肋及胃脘不适，得热则减，遇寒更甚，进食减少，喜热饮，口淡不渴，舌苔白润，脉迟缓。治宜温中散寒，降逆止呃。在基本操作基础上适当延长摩腹时间，并加按揉气海；擦背部两侧膀胱经，以透热为度。

（2）胃中燥热证　见呃声洪亮有力，冲逆而出，口臭烦渴，多喜冷饮，脘腹满闷，大便秘结，小便短赤，舌苔黄燥，脉滑数。治宜清胃泄热，降逆止呃。在基本操作基础上加摩少腹 3 分钟，点按大横、天枢、腹结等穴各 0.5 分钟，按揉大肠俞、八髎、足三里穴各 0.5 分钟。

（3）气郁痰结证　见呃逆连声，常因情志不畅而诱发或加重，胸肋满闷，嗳气纳减，肠鸣矢气，舌苔薄白，脉弦。治宜顺气解郁，和胃降逆。在基本操作基础上加按揉中府、云门、膻中穴各 0.5 分钟；摩两肋肋 3～5 分钟，重点在章门、期门穴；按揉肺俞、肝俞、内关、足三里、丰隆等穴各 0.5 分钟。

（4）正气亏虚证　见呃声低沉无力，气不得续，不思饮食，脘腹不舒，乏力等。治宜补益脾胃止呃。在基本操作基础上适当延长摩腹时间，加按揉气海、关元穴；擦背部膀胱经及督脉，重点在关元俞、气海俞、肾俞、腰阳关、命门等穴，以透热为度；按揉足三里、内关各0.5分钟；捏脊3～5遍。

【注意事项】

1. 在使用擦法时，注意使用精油等润滑介质，避免患者皮肤擦伤。

2. 手法频率不可过快和使用重力，避免对膈肌造成进一步刺激。

3. 保持精神放松，避免暴怒、过喜等不良情志刺激；注意保暖，防止受凉；饮食宜清淡，忌生冷、辛辣、肥腻之品，进食易于消化的食物。

【按语】

呃逆为消化系统常见病症，主要因饮食不节、情志不遂、病后体虚等引起胃失和降，气逆于上。轻者可以自愈，若呃呃连声，不能自愈，则需治疗。若在慢性疾病的严重阶段出现呃逆不止，往往是胃气衰败的危象，推拿效果不佳，预后亦较差，应当警惕。

项目七 胃脘痛

胃脘痛是以上腹部近心窝处疼痛为主症的上消化道疾病，故也称"心痛""心下痛"等，是一种临床常见症状，相当于西医学中的急慢性胃炎、胃和十二指肠球部溃疡、胃神经官能症等。病情反复发作，缠绵难愈，个别病例可发生恶变，转化为胃癌。

胃脘痛发生的常见原因有寒邪客胃、饮食伤胃、肝气犯胃和脾胃虚弱等。胃主受纳、腐熟水谷，若寒邪客于胃中，寒凝不散，阻滞气机，可致胃气不和而发为疼痛；或因饮食不节，食滞不化，气机受阻，胃失和降引起胃痛；恼怒抑郁，气郁伤肝，肝失条达，横逆犯胃，亦可发生胃痛；若劳倦内伤，久病脾胃虚弱，或禀赋不足，中阳亏虚，可使胃失温养，内寒滋生，中焦虚寒而痛；亦有气郁日久，瘀血内结，血瘀气滞，阻碍中焦气机而致胃痛。总之，胃痛发生的病机可分为虚实两端。实证为气机阻滞，不通则痛；虚证为胃腑失于温煦或濡养，失荣则痛。

【诊断】

1. 有经常暴饮暴食、嗜食辛辣刺激食物、饮食生活不规律、吸烟、喝酒等生活史；长期消化不良，患有溃疡病、急性胃肠炎、便秘等病史。

2. 上腹部隐痛，胃脘嘈杂，嗳气，泛酸，常因情志不遂或饮食不节或受寒后突然发作，疼痛彻背；或身体羸瘦，精神萎靡，头晕耳鸣，心悸不寐；甚则出现吐血、便血等。

3. X线钡餐造影、纤维胃镜检查可以明确胃、十二指肠病变。

【治疗】

1. 治疗原则　理气，和胃，止痛。实证以祛邪为主，根据寒凝、食积、气滞、郁热、血瘀之不同，分别用温胃散寒、消食导滞、疏肝理气、泄热和胃、活血化瘀诸法；虚证以扶正为主，根据阳虚、阴虚之异，分别用温中益气、养阴益胃之法；虚实并见者，则扶正兼以祛邪。

2. 基本操作

（1）取穴　上脘、中脘、天枢、气海、关元、膻中、期门、章门、脾俞、胃俞、膈俞、肝俞、大肠俞、上髎、次髎、内关、足三里、梁丘。

（2）手法　一指禅推法、摩法、按法、揉法、擦法、振法。

（3）操作　①患者仰卧位，医者位于患者右侧，一指禅推上脘、中脘、天枢、气海穴，往返操作10分钟。②鱼际揉中脘、天枢、气海约5分钟。③按揉足三里，以感觉酸胀为度。④患者俯卧位，医者立于患者身侧，一指禅推脾俞、胃俞、大肠俞，上下往返操作5分钟。⑤根据急则治标，缓则治本的原则，凡疼痛剧烈者，宜先止痛，可渐次用力按揉脾俞、胃俞，以左侧为主，持续2~3分钟，胸闷堵塞者配合按揉内关穴1分钟。

3. 辨证施治

（1）寒邪客胃证　见胃痛暴作，恶寒喜暖，得温痛减，遇寒加重，口淡不渴，或喜热饮，苔薄白，脉弦紧。治宜温经通络，散寒止痛。在基本操作基础上加振脘腹部3分钟；重按脾俞、胃俞、大肠俞等穴各0.5分钟；擦背部膀胱经，以透热为度。

（2）饮食停滞证　见胃脘疼痛，胀满拒按，嗳腐吞酸，或呕吐不消化食物，吐后痛减，不思饮食，大便不爽，得矢气及便后稍舒，苔厚腻，脉滑。治宜消食导滞，和胃止痛。在基本操作基础上加顺时针摩腹5分钟，按揉脾俞、胃俞穴各1分钟。

（3）肝气犯胃证　见胃脘胀满，攻撑作痛，脘痛连胁，胸闷嗳气，喜长叹息，大便不畅，得嗳气、矢气则舒，遇烦恼郁怒则痛作或痛甚，苔薄白，脉弦。治宜疏肝理气，和胃止痛。在基本操作基础上揉摩膻中、期门、章门等穴5分钟；按揉膈俞、肝俞、内关等穴各0.5分钟；擦膻中、期门、章门，以透热为度。

（4）脾胃虚寒证　见胃痛隐隐，绵绵不休，喜暖喜按，空腹痛甚，得食则缓，劳累或受凉后发作或加重，泛吐清水，神疲纳呆，四肢倦怠，手足不温，大便溏薄，舌淡苔白，脉虚弱。治宜温中健脾，和胃止痛。在基本操作基础上加揉中脘、天枢、气海、关元等穴各0.5分钟，摩腹5分钟，按揉大肠俞、上髎、次髎等穴各0.5分钟，横擦脾俞、胃俞、大肠俞、上髎、次髎等处，均以透热为度。

（5）瘀血凝滞证　见胃脘疼痛如针刺、刀割，痛有定处，按之痛甚，痛时持久，食后加剧，入夜尤甚，或见吐血、黑便，舌质紫暗或有瘀斑，脉涩。治宜活血化瘀，和胃止痛。本型在出现呕血、黑便等症状时禁用手法，血症消除后可在基本操作基础上轻摩中脘、天枢、气海等穴各 5 分钟，并按揉脾俞、胃俞、内关、足三里各 0.5 分钟；横擦脾俞、胃俞至大肠俞处，均以透热为度。胃酸过多者加按揉梁丘穴 1 分钟。

【注意事项】

1. 上消化道出血患者或胃脘部出现肌紧张甚至板结者，禁用推拿治疗，以免加重出血倾向，造成医疗事故。

2. 手法宜轻柔和缓，以达行气通腑的作用。切忌使用蛮力、暴力。

【按语】

推拿治疗胃脘痛，首应辨其病症的虚、实、寒、热及病的在气在血，然后审证求因，给予恰当的手法治疗。新病暴痛，痛势急迫而痛处拒按者，多属实证；久病痛缓，病势绵绵而痛处喜按者，多属虚证；喜温热饮，遇寒痛增，多属寒证；喜凉冷饮，遇热痛剧，多属热证；以胀痛为主，或痛引胸胁，疼痛每因情志变化而增减，多属气滞；痛处固定不移，刺痛者，多属血瘀；烦热似饥，舌红无苔或少津者，多属胃阴不足。

项目八 胃 缓

胃缓，是指由于长期饮食失节，或七情内伤，或劳倦过度，导致中气下陷、升降失常，出现以脘腹胀满、嗳气不舒、胃脘疼痛、辘辘有声等脾胃虚弱症状为主要临床表现的病症。相当于西医学的胃下垂、慢性萎缩性胃炎、胃神经官能症。

中医学将胃缓的病因分为先天与后天两类。先天因素为禀赋薄弱，体质亏虚；后天则常因饮食失调，久病或产育过多，七情违和等。其病位在脾胃，病机多虚中夹实，以虚为主。

本病多见于瘦长体型，站立时脘部凹陷，腹部凸出有下坠感，下腹部发胀，食后尤为明显，伴有纳呆，消化不良，便秘如羊屎状，也有便秘和腹泻交替出现者，久病患者常有头晕、少寐、心悸、身疲乏力、腰膝酸软等症。此外，还可合并肝、脾、肾等内脏下垂。轻度胃下垂多无症状，中度以上者常出现胃肠动力差、消化不良的症状。

【诊断】

1. 多发于 20~40 岁之女性，身长体瘦者易患。

2. 以脘腹痞胀为主症，食后脘腹坠胀明显，站立或劳累时症状加重，平卧或向上托扶下腹时坠胀减轻。常伴无规律性胃痛，食欲不振，乏力，消瘦，可有嗳气、恶心、肠鸣辘辘、眩晕等症，偶有便秘、腹泻或腹泻及便秘交替。部分患者可有直立性低血压、昏厥等症。

3. 上腹部可触及腹主动脉的明显搏动，按压脘腹部时可闻及击水声。

4. X线检查、胃肠钡餐造影可见：①胃体明显向下、向左移位，重者几乎完全位于脊柱中线的左侧。②胃小弯弧线最低点在髂嵴连线以下。③无张力型胃，其胃体呈垂直方向，体部较底部宽大，胃窦部低于幽门水平以下，蠕动无力，紧张力减退，钡餐滞留，6小时后仍有 1/4～1/3 残留胃内。④十二指肠壶腹部受牵引、拉长，其上角尖锐，十二指肠第二部常位于幽门管后面，即向左偏移。⑤十二指肠第 3 段可因肠系膜动脉压迫而呈十二指肠壅滞。

【治疗】

1. 治疗原则　健脾和胃，补中益气，升举阳气，温通经络。

2. 基本操作

（1）取穴　鸠尾、中脘、天枢、神阙、气海、关元、足三里、阳陵泉、脾俞、胃俞、大肠俞、百会、阿是穴（左肩胛骨部）。

（2）手法　一指禅推法、摩法、按法、揉法、振法、托法、插法。

（3）操作　①患者俯卧位，医者立于患者的右侧，推、按、拨、揉两侧膀胱经10分钟，重点在脾俞、胃俞、胃仓穴施术。②患者仰卧位，医者立于患者右侧，揉摩腹部任脉诸穴10分钟，重点在建里、上脘、中脘、气海穴；揉按天枢、关元穴各1分钟，推气海、关元、天枢、大横穴5～8次，并提拿拨动腹直肌，或以小鱼际托振胃脘部；按揉足三里，拿委中、承山。

3. 辨证施治

（1）脾气下陷证　见脘腹坠胀疼痛，食后尤甚，纳少便溏，神疲乏力，面色萎黄，血压偏低，舌淡，苔薄白，脉缓无力。治宜补气升提。在基本操作基础上加一指禅推鸠尾、中脘、天枢、气海、关元穴，往返4～5次；逆时针摩腹5～10分钟；延长托振胃脘部。

（2）寒饮停胃证　见脘腹坠胀，冷痛，呕吐水饮，肠鸣辘辘，腹泻便稀，舌淡胖，苔白滑，脉濡缓或沉紧。治宜温胃化饮。在基本操作基础上加轻摩腹部5分钟，掌振小腹部5分钟，大鱼际擦小腹部至透热，以脐为中心轻颤、轻压腹部各1分钟。

（3）肝胃不和证　见脘腹坠胀疼痛，胁肋胀闷作痛，嗳气恶心，嘈杂吞酸，食欲不振，口干口苦，舌红，苔薄黄，脉弦。治宜疏肝和胃。在基本操作基础上加按揉足三里、阳陵泉各1分钟，插左肩胛骨3～5次。

（4）胃阴虚证　见脘腹坠痛，嘈杂，口燥咽干，身体消瘦，大便干结，小便短黄，舌红苔薄黄，脉细数。治宜滋阴益胃。在基本操作基础上加推脾俞、胃俞、大肠俞共5分钟；按揉上述穴位和百会穴，以酸胀为度。

【注意事项】

1. 饱食、饮酒、饮用较多液体后不宜进行推拿治疗。
2. 对女性患者应在征求患者同意后，男医生方可进行腹部推拿。

【按语】

推拿治疗胃缓以健脾和胃、补中益气为主，取中脘、气海、脾俞、胃俞、足三里等穴以健脾和胃，增强脾胃的运化功能。观察发现，通过手法对上述穴位的刺激，可以调节胃肠蠕动功能，增强胃肠平滑肌的收缩力，从而升提下降的脏器。托振胃脘和插肩胛骨有激发胃腑上升的特殊作用。

项目九　伤　食

伤食又称食积、宿食病，是指因饮食过量、生冷不均、杂食相克而导致食物滞纳在胃，不能消化，致使脾胃功能减退而出现腹胀腹痛、吞吐不适的病症。

伤食的病因主要是饮食内积，损伤脾胃。病机为饮食不化，停积胃肠，脾运失常，气滞不行。饮食停积中焦，胃失和降，则呕吐酸腐不消化之物；脾失运化，升降失常，气机不利，出现脘腹胀痛，大便不利，臭如败卵；或积滞壅塞，腑气不通，而见腹胀腹痛，大便秘结。食积日久，损伤脾胃，脾胃虚弱，运纳失常，复又生积，此乃因积致虚；亦有先天不足，病后失调，脾胃虚弱，胃不腐熟，脾失运化，而致饮食停滞为积，此乃因虚致积。正所谓"饮食自倍，肠胃乃伤"。

西医学认为，引起伤食的原因很多，包括胃和十二指肠部位的慢性炎症，使食管、胃、十二指肠的正常蠕动功能失调；由糖尿病、原发性神经性厌食和胃切除术所致的胃轻瘫；特发性、先天性、炎症性、传染性或胰腺疾病所致胃动力减弱，也可继发于多种全身性疾病和精神因素。

【诊断】

1. 有饮食过饱和慢性持续性的消化不良的病史。
2. 以恶心厌食、嗳腐酸臭、脘腹胀痛等为主要表现，可伴有呕吐、吐后自觉胃部舒适、夜卧不安、大便干燥或泻下酸臭。
3. 查体见剑突下压痛。实验室、X线、B超、CT、MRI、结肠镜、逆行胰胆管造影等检查可以排除其他病变。

【治疗】

1. 治疗原则　和胃通络，健脾消食，温补中焦。
2. 基本操作

（1）取穴　神阙、气海、期门、章门、中脘、建里等。

（2）手法　推法、揉法、点法、按法等。

（3）操作　①患者仰卧位，医者用食指、中指、无名指三指并拢按神阙穴 0.5 分钟，再以拇指点按气海穴 0.5 分钟，接着两拇指分别点按双侧天枢，并向内侧挤压 0.5 分钟。②两拇指分推肋弓 5～7 次，点按双侧期门、章门穴各 0.5 分钟。③拇指点按双侧建里、天枢、中脘各 1 分钟。④右手掌紧贴腹部，左手掌叠于右手上，以大鱼际、掌跟贴紧腹部用力，顺时针方向揉腹 3 分钟。

【注意事项】

1. 避免偏食、暴饮暴食和饮食生冷、油腻、坚硬等难消化食物，发病后应禁食 1～2 餐，或仅食易消化的流质和半流质食物。
2. 伤食后禁止剧烈运动或重体力劳动，以免损伤胃肠。
3. 推拿治疗后可酌情散步或做四肢部的轻柔运动。

【按语】

推拿治疗本病能迅速缓解症状，恢复消化功能。施术中脘腹和胁肋部手法应轻柔，腰背和四肢部可由轻到重。

项目十　久　泄

　　久泄乃泄泻之久者，古称"溏泄""飧泄"，是临床消化系统疾病中的常见病，以排便次数增多、粪便稀薄为主要临床表现，病程通常持续或反复超过 2 个月以上。

　　久泄的病因病机有三：①脾虚湿滞：为病机之关键。感受湿邪、饮食不节不洁、久病失治或素体脾胃虚弱，均可伤及脾胃。脾司运化功能失职，升降失常，清浊不分，水湿不化，或因虚而湿自内生，水湿留中，下注肠道而为泻。②肝郁脾虚：人伤于七情，肝气郁结，气机不利，肝失条达，横逆犯脾，脾失健运，或素体脾虚，运化失健，土虚木乘，水谷不化而致泄泻。③脾肾阳虚：其乃久泻病机之根本。肾为先天之本，内寓真阴真阳；脾为后天之本，气血生化之源。先天禀赋不足或久病之后，伤及肾阳，肾阳虚不能温养脾土，或泄泻日久，脾土亏虚不能充养肾阳，故脾肾俱虚。诚如《张氏医通》云："肾脏真阳虚则水邪胜，水气内溢，必渍脾而为泄泻。"

西医学认为，久泄的病因复杂，如肠易激综合征、炎症性肠病、胆囊切除术后、慢性胰腺炎、甲状腺功能亢进症、吸收不良综合征等，均可引起久泻。

【诊断】

1. 多起病缓慢，病程较长，且有反复发作病史，常因外邪、饮食、情志、劳倦等因素诱发。

2. 大便清稀，便次数多，甚则呈水样便。亦有便次不多，粪质清稀或泻下完谷不化者。可伴有腹痛肠鸣、食少腹胀和发热、口渴、体乏无力等全身症状。

3. 大便镜检可见少量红细胞、白细胞，肠道感染者粪培养可见致病菌；钡剂灌肠 X 线检查可见肠黏膜皱襞紊乱，甚至结肠袋变浅、消失。乙状结肠镜、纤维结肠镜检查可见肠黏膜充血水肿，或伴有浅表糜烂、出血点。

此外，一些全身性疾病如甲亢、糖尿病、慢性肾功能不全等也可引起泄泻，可进行相关检查。

【治疗】

1. 治疗原则 运脾化湿，固涩止泻。久泻的治疗以健脾温阳、固涩止泻为基本原则，根据不同的证型分别用温中、温肾、疏肝等法辨证施治。

2. 基本操作

（1）取穴 神阙、天枢、上脘、中脘、下脘、建里、阑门、气海、关元、肾俞、大肠俞、八髎。

（2）手法 摩法、一指禅推法、振法、按法、揉法、弹拨法、擦法。

（3）操作 ①患者仰卧位，医者坐其右侧，摩腹3分钟。②一指禅推上、中、下脘及阑门、建里、天枢等穴各2分钟。③振神阙、气海、关元穴各3分钟。④患者俯卧位，按揉肾俞、大肠俞穴各1分钟。⑤弹拨次髎1分钟。⑥横擦八髎穴，以透热为度。

3. 辨证施治

（1）脾虚湿滞证 见大便时溏时泻，饮食稍有不慎即发或加重，舌质淡。治宜益气健脾。在基本操作基础上加叠掌揉腹5分钟，点按关元、按揉足三里穴各1分钟，掐隐白穴0.5分钟。

（2）肾阳虚衰证 见晨起泄泻，大便清稀，或夹有不消化食物，舌质淡胖，苔白。治宜温补脾肾，涩肠止泻。在基本操作基础上加小鱼际擦下腹部，横擦肾俞、命门、八髎穴，均以透热为度。

（3）肝郁脾虚证 见泄泻腹痛，每因情志不畅而发或加重，泻后痛缓，脉弦。治宜抑肝扶脾。在基本操作基础上加食指、中指、无名指三指点按章门、期门穴各 1 分钟；双手提拿两侧胸大肌各 3 次，以松软为度；振两胁下 2 分钟。

【注意事项】

1. 注意饮食卫生，忌食生冷、荤腥和油腻食物，防止病从口入。病后多食用米粥等温热食物，以温养胃气。

2. 调畅情志，保持乐观情绪，有助于调和肝脾，恢复健康，巩固疗效。

3. 暴泻时要及时补充体液，并配合药物治疗。

【按语】

中医学认为，本病病位主要在脾、胃及大、小肠。内伤、外感等致病因素导致脾胃虚弱，肾阳虚衰，发生久泻不止。推拿治疗时应先消后补，以通为用，以培正固本为目的，在手法治疗的基础上配合患者的自我饮食调养，有较好的临床疗效。

项目十一　气腹痛

气腹痛是因饮食不慎、感受寒邪、情志刺激等，使胃肠气机阻滞而引起的内科病症，主要表现为上腹痛，呕吐，多为突然发生、间歇性的腹痛，而在间歇期无异常体征是本病的主要特点。

中医学认为，本病由外受寒邪，内入腹中，或饮食生冷，中阳受伤，脾胃运化无权，寒积留滞于中，以致气机阻滞而发病；或因暴饮暴食，饮食不洁，食滞内停，或恣食肥厚、辛辣，湿热积滞，蓄积肠胃，导致脾胃失健，腑气通降不利而发病；或愤怒忧思，肝失条达，以致脘腹胀满，攻窜不定，或引及小腹，每因情绪改变而疼痛加剧。正如《素问·举痛论》所说："寒气客于肠胃之间，膜原之下，血不得散，小络急引故痛。"《诸病源候论·论腹痛病诸候》亦载："腹痛者，因腑脏虚，寒冷之气，客于肠胃募（膜）原之间，结聚不散，正气与邪气交争相击故痛。"

西医学中胃肠痉挛属于气腹痛范畴，特指胃部无明显器质性病变，以胃壁平滑肌的过度收缩为主所引起的以上腹痛为主要特征的一种消化道疾病，临床多因患者自身有慢性胃病，如溃疡、胃炎、胆汁反流等，胃肠功能失调所致。胃肠道平滑肌痉挛及血液循环障碍、缺氧是引起腹痛的主要病机。饮食不当、腹部受凉、情绪异常、食物过敏等通常是发病的诱因。

【诊断】

1. 既往有胃病病史，成人多见，常于夜间或清晨突发，缓解后无明显症状。

2. 突发腹部或胃脘部绞痛，痛剧难忍，四肢厥冷，或见恶心呕吐，肠鸣欲便，但呕吐、泄泻不明显，面白冷汗，可经治疗或自然缓解，移时又可复作。严重者呈剧烈腹部绞痛，可持续数十分钟甚至数小时。患者弯腰屈膝、辗转呻吟、冷汗淋漓、面色苍白，或伴恶心、呕吐、腹胀等。

3. 可有上腹部轻压痛，但压痛部位不固定，肠鸣音亢进，部分患者没有明显的腹部阳性体征。X 线及胃肠镜等检查无器质性病变发现，血、粪、尿常规一般无特殊发现。

4. 注意排除早期的阑尾炎、胆道疾病、胰腺炎、肠梗阻、输尿管上段结石等腹腔器质性疾病。

【治疗】

1. 治疗原则　理气止痛。
2. 基本操作
（1）取穴　巨阙、上脘、通谷、足三里、内关、三阴交、背俞、夹脊穴。
（2）手法　点法、按法、弹拨法、按揉法。
（3）操作　①患者仰卧位，医者坐其右侧，点按巨阙、上脘、通谷5分钟。②点按内关、三阴交各3分钟，弹拨足三里2分钟。③患者俯卧位，医者立其右侧，用双手大拇指按揉胸5～胸12段足太阳膀胱经的背俞穴及夹脊穴各1分钟，敏感点可加力按揉1～2分钟。

3. 辨证施治
（1）寒邪直中证　见脘腹剧痛，恶心欲吐，腹胀肠鸣，腹泻或便秘，恶寒肢冷，面色苍白，苔白，脉沉弦有力。治宜温中散寒，行气止痛。在基本操作基础上加摩腹3分钟，食指、中指、无名指三指并拢按揉阑门穴1分钟，掌振上腹部3分钟。

（2）肝郁气滞证　见脘腹疼痛，两胁闷痛，面红目赤，情绪易怒，舌红苔白，脉弦。治宜疏肝解郁，行气止痛。在基本操作基础上，自上而下一指禅偏峰推腹部任脉和两侧胃经3遍，掌振右胁肋下3分钟，自上而下弹拨右下肢胆经和胃经3～4遍。

（3）脾胃阳虚证　见脘腹疼痛，喜温喜按，恶心欲吐，畏寒肢冷，面色萎黄或苍白，神疲乏力，大便稀溏，舌淡苔白，脉缓弱或沉迟。治宜温补脾胃。在基本操作基础上加摩腹3分钟，揉腹3分钟，振左胁肋下和上腹部3分钟。

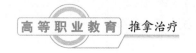
【注意事项】

本病要早诊断，早治疗。气腹痛多与情志因素和饮食失调有关，平素要调畅情志，忌暴饮暴食，忌食生冷、不洁食物，养成良好的饮食习惯和生活态度。推拿治疗仅用于非器质性病变引起的胃疼（痉挛）、胃胀，如有胃溃疡及其他急腹症则禁用此法。

【按语】

本病当辨证为寒邪直中时，应用温中散寒、行气止痛的手法即可去除病因。《养生方·导引法》云："偃卧，口纳气，鼻出之。除里急。饱咽气数十，令温，中寒，干呕吐腹痛。口纳气七十所，大振腹，咽气数十，两手相摩，令热，以摩腹，令气下。"指出了导引吐纳结合推拿手法，如振颤法和摩法，对本病有显著疗效。

项目十二　肠　郁

肠郁属于胃肠功能紊乱性疾病，指一组包括腹痛、腹胀、排便习惯和大便性状异常、黏液便，持续存在或间歇发作，而又缺乏形态学和生化异常改变可资解释的症候群。相当于西医学中的肠易激综合征、肠功能紊乱症或肠道神经官能症等。

中医学认为，本病多与情志、饮食和感受外邪有关，如情志不舒，气机郁滞，使肠道运化失常而出现腹痛、腹胀等肠郁症状。

西医学认为，本病的发作或加重均与情绪有关。焦虑、抑郁、激动、恐惧等情绪不安因素刺激机体，影响了自主神经功能，从而引起结肠和小肠的运动功能改变和分泌功能的失调。

【诊断】

1. 多见于青壮年，起病缓慢，病程多经年累月，呈持续性或反复发作，症状轻重不一，一般情况较好。

2. 病情与情绪关系密切，对饮食、寒温、劳累等亦颇敏感而易于诱发，常伴有失眠、焦虑、精神涣散、头痛、健忘、神经过敏等症状。对药物"敏感"，初服多有效，再服则无效。

3. 主要表现为腹痛不适，多为胀痛或呈痉挛痛，部位以左少腹多见，矢气或排便后腹痛可减轻或缓解。排便习惯改变，可为便秘、腹泻或两者交替出现。粪便带黏液，但无脓血便，多伴有食欲不振、嗳气、腹胀、肠鸣、消化不良等症。体检可无阳性发现，或于左下腹有轻压痛，或可扪及条索状肠管。

4. 实验室检查，粪便黏液较多，镜检无红、白细胞，细菌培养阴性。

5. X线、钡剂灌肠检查多无阳性发现，或结肠可见有激惹现象。内窥镜检可见肠运动亢进甚至痉挛，黏膜无异常，活检多正常。

6. 结肠动力学检查可见结肠压力波和肌电图异常，但特异性差，有待进一步研究。

【治疗】

1. **治疗原则** 疏肝健脾，理气止痛。

2. **基本操作**

（1）**取穴** 中脘、天枢、大横、腹结、关元、足三里、地机、太冲。

（2）**手法** 摩法、揉法、点法、抹法、按法、一指禅推法、弹拨法、掐法、振法、擦法。

（3）**操作** ①患者仰卧位，医生立于其右侧，以神阙为中心摩腹、揉腹各3分钟。②三指按揉中脘、天枢、大横、腹结各1分钟。③抹两胁肋部2分钟，叠掌按关元穴1分钟。④点足三里、地机穴，以感觉酸胀为度。⑤双拇指掐两侧太冲穴各36次。⑥搓膀胱经和督脉10分钟。

3. **辨证施治**

（1）**肝郁脾虚证** 每因情志怫郁即腹痛、肠鸣、腹泻，泻后痛减，脘痞胸闷，烦躁易怒，嗳气纳少，舌淡红，苔薄白，脉弦。治宜疏肝健脾。在基本操作基础上加点左右期门穴各1分钟。

（2）**寒热错杂证** 见腹痛，肠鸣，腹泻，大便不爽带黏腻，或夹泡沫，或腹泻与便秘交替，烦闷不欲食，脘腹喜暖，口干，舌红苔腻，脉弦滑。治宜平调寒热。在基本操作基础上加点按太冲，以有热气至足为度。

（3）**脾胃气虚证** 见大便稀溏，水谷不化，食欲不振，脘腹闷痛，稍进油腻或刺激性食物即大便次数增多，面色萎黄，神疲乏力，舌淡苔白，脉缓弱。治宜补脾益气。在基本操作基础上加搓带脉1分钟。

（4）**阴虚肠燥证** 见便秘数日一行，硬结难解，或于左少腹可扪及条索状包块，压痛，常伴失眠、头痛、烦闷、手足心热，舌红少苔或苔燥，脉细弱。治宜滋阴通便。在基本操作基础上加点三阴交1分钟。

（5）**肠道瘀滞证** 见大便溏薄或便秘，左少腹疼痛固定，并可扪及条索状包块，腹胀，嗳气，纳差，舌质紫暗或有瘀斑，脉弦涩。治宜理气化瘀。在基本操作基础上加叠掌逆时针方向摩腹3分钟。

【注意事项】

1. 调整心态，保持良好的情绪。

2. 积极防治感染性肠炎，防止迁延不愈形成慢性反复发作性腹泻。

3. 注意饮食调理。便秘型患者注意多讲食含纤维素较多的食品及能够软化大便的饮食；腹泻型患者根据不同证型选择适宜食品，忌食生冷、油腻和辛辣刺激等食品。

4. 注意生活起居，加强体育锻炼，改善自主神经功能。

【按语】

肠郁常伴有失眠、忧虑、头痛、精神涣散、神经过敏等神志症状，而肠癌、休息痢、大瘕泄、肠痨、伏梁、奇恒痢、胰胀等虽也有相似症状，但都各有相应特征性改变，可与肠郁相鉴别。

项目十三　便　秘

便秘是以经常大便干结、排便困难、排便间隔时间延长为主要表现的一类疾病。多因燥热内结，阴津亏少，或脾虚失运，阴寒凝滞等，使肠道传导迟缓所致。本病相当于西医学的习惯性便秘。

便秘的病位在大肠，系大肠传导功能失常所致。常见于肠道实热或气滞、脾虚气弱、脾肾阳虚、阴虚肠燥等。肠道实热多因饮食不节，嗜食辛辣、炙煿及醇酒，或偏食精细、少食蔬菜，致肠腑积热，津液被灼，肠道失润，大便干燥。肠道气滞多因内伤七情，郁怒失节，肝失疏泄，或久坐少动，气机郁滞，通降失常，糟粕内停，不得下行，大便秘结。脾虚气弱多由劳逸失度，或大病久病，或年老体虚，脾胃虚弱，化源不足，气血两亏，气虚则转运无力，血虚则肠失润泽，致大便秘结。脾肾阳虚多因恣食寒凉生冷，或过用苦寒药物，或年老及病后阳气衰微，阴寒凝滞，传导无力，腑气不行，大便秘结。阴虚肠燥多因素体阴虚，或病后产后，阴血虚少等。上述因素均可导致津亏血少，血虚则大肠不荣，阴亏则大肠干涩，故大便干结难下。

【诊断】

1. 以排便困难为主症，在临床上有各种不同的表现：或2日以上甚至1周左右大便1次，粪质干硬，排出艰难；或虽每日大便1次，但粪质干燥，排出困难；或粪质虽不干硬，也有便意，但排出艰难，努争难出，常伴食欲不振、口苦或口臭、腹痛、神疲、头痛、不寐等；或于左少腹触及包块。严重者可导致痔疮或肛裂。阴虚肠燥者大便干结，状如羊屎，口干少津，神疲纳差，舌红，苔少，脉细小数。

2. 胃肠 X 线检查，见钡剂到达结肠后运行明显减慢，特别显出扩张的直肠壶腹，或见钡剂在结肠内被分成小块。

3. 直肠镜、乙状结肠镜及纤维结肠镜检查，可见直肠黏膜有不同程度的充血、水肿、血管走向模糊，或可见肠管痉挛性收缩等。

【治疗】

1. **治疗原则** 调理肠胃，润肠通便。肠道热结者，清泻肠热；肠道气滞者，理气导滞；阴血亏虚者，滋阴养血；脾气亏虚者，补益中气；脾胃阳虚者，温通散结。以腹部和背部操作为主，手法轻柔和缓，力量适度，"得气"即可，速度缓慢，操作时间稍长些。

2. **基本操作**

（1）**取穴** 以腹部和腰骶部为主，常取中脘、大横、天枢、大巨、水道、足三里、肝俞、肾俞、三焦俞、大肠俞、膀胱俞、八髎、长强等穴。

（2）**手法** 一指禅推法、按揉法、推法、拨法、点揉法、擦法、摩法。

（3）**操作** ①患者仰卧位，医者用一指禅推中脘、建里、天枢、大横、关元约 3 分钟，速度不宜太快，力量由轻到重。②顺时针方向摩腹约 1 分钟，再顺时针方向揉小腹约100 次，运力由轻到重，再由重到轻。③按揉中脘、大横、天枢、水道、足三里各 5 ~ 10分钟。④患者俯卧位，医者自上而下推腰背部膀胱经循行部位约 10 遍。⑤往返一指禅推、弹拨肝俞、八髎穴 5 次。⑥点揉、按揉肝俞、肾俞、三焦俞、大肠俞、膀胱俞、八髎、长强等腧穴各 1 分钟。⑦推、擦八髎和长强，以透热为度。

3. **辨证施治**

（1）**肠道实热证** 见大便干结，腹部胀满，按之作痛，口干或口臭，舌苔黄燥，脉滑实。在基本操作基础上加按法和揉法于支沟、曲池、合谷，点八髎、长强、胃俞、足三里各 1 分钟；横擦八髎，以透热为度。

（2）**肠道气滞证** 见大便不畅，欲解不得，甚则少腹作胀，嗳气频作，苔白，脉细弦。在基本操作基础上加按法和揉法于中府、云门、膻中、章门、期门、肺俞、肝俞、胆俞、膈俞各 1 分钟；顺时针方向摩气海 2 分钟；横擦胸上部，以透热为度；斜擦两胁肋8 ~ 10 次。

（3）**脾虚气弱证** 见大便干结如栗，临厕无力努挣，挣则汗出气短，面色苍白，神疲气怯，舌淡，苔薄白，脉弱。在基本操作基础上加横擦胸上部、左侧背部，以透热为度；轻揉肺俞、心俞、脾俞、肾俞、气海、内关、足三里、支沟各 1 分钟；推、擦八髎、长强，以透热为度。纳呆腹胀者，捏脊 3 遍。

（4）**脾肾阳虚证** 见大便秘结，面色萎黄无华，时作眩晕，心悸，甚则少腹冷痛，小便清长，畏寒肢冷，舌质淡，苔白润，脉沉迟。在基本操作基础上加横擦脾俞、肾俞、命门、八髎，直擦背部督脉，均以透热为度。

（5）阴虚肠燥证　见大便干结，状如羊屎，口干少津，神疲纳差，舌红，苔少，脉细小数。在基本操作基础上加横擦胸上部、左侧背部，以透热为度；轻揉肺俞、心俞、脾俞、肾俞、气海、内关、足三里、支沟各1分钟；推、擦八髎和长强，以透热为度。

【注意事项】

1. 调节饮食，多吃纤维素含量高的食物，如蔬菜、瓜果、粗粮，常吃黑芝麻、核桃肉、松子仁等，忌食辛辣油炸，戒烟限酒。

2. 调畅情志，保持精神舒畅；调摄生活，避免久坐，养成定时排便的习惯。

3. 加强体育运动，尤其是腹肌锻炼，切勿养成依赖药物通便的意识。

【按语】

推拿治疗便秘疗效显著，自我推拿也有良好的疗效，但必须持之以恒，才能使大便日趋正常。

项目十四　胆胀、胆石

胆胀是以反复发作右上腹疼痛、痞胀等为主要表现的一类疾病，多因湿热痰瘀等邪阻滞于胆，或因情志郁怒等刺激，使胆气郁滞不舒所致。胆石是以右上腹胀闷或痛，检查发现胆道结石为主要表现的结石类疾病，多因嗜食肥甘及湿浊热邪虫毒等蕴聚于胆，胆汁瘀积，与邪毒凝结而成砂石。

胆胀相当于西医学所说的慢性胆囊炎；胆石即西医学的胆石症，包括胆囊结石、胆总管结石及肝胆管结石，常与胆瘅或胆胀并存。

胆胀病位在胆，涉及脾胃。由于饮食偏嗜，情志失调，湿热未尽，邪著胆腑，以致肝胆疏泄失常，胆腑气机通降失常，气血瘀阻，湿热蕴结，甚至形成砂石，影响脾胃运化功能，出现右胁痞胀、疼痛，纳呆腹胀等症。本病较为顽固，常反复发作，且多数合并有胆石。正气尚旺者，预后一般良好，若体弱而经常发作者，则预后较差。

胆石乃嗜食肥甘，肝郁气滞，或湿热虫毒蕴阻，影响肝脏的疏泄和胆腑的通降功能，胆汁排泄不畅而瘀积，胆汁与湿热邪毒凝结，相互煎熬，日久而成结石。结石积于肝胆，气机阻闭，胆汁不能下泄以助消化，故有右上腹胀闷或痛等症。胆石未经及时治疗，痛久不已，常形成慢性过程，并可因情志失调、寒温不慎、过食油腻等而诱发疼痛、胀闷。

【诊断】

1. 胆胀　多见于肥胖女性，好发于 30～50 岁，可有胆瘅病史，病程较长，常有右上腹部隐痛、胀痛和不适感，纳呆，腹胀，便溏，嗳气。上述症状往往在进食油腻后加重。发作时可有右上腹绞痛，放射至右肩，可伴发热，或有恶心呕吐。查体可见右上腹有压痛，胆囊区触痛明显。腹部 X 线摄片可显示结石、膨大的胆囊、胆囊钙化和胆囊收缩或排空功能不良。超声波检查可见胆囊壁增厚，胆囊缩小或变形，胆囊结石等。

2. 胆石　平时仅有脘腹或右胁胀闷不适、腹胀、嗳气等症，饱餐或食油腻后加重。进食油腻或饱餐、劳累、腹部受震动、左侧卧位等可诱发结石梗阻胆道，出现右上腹绞痛或持续胀痛，可向右肩或背部放射。可伴有恶心呕吐、轻度发热及黄疸。B 超检查可显示胆囊或肝胆管内有增强光团和声影；X 线腹部摄片可显示结石阴影，胆囊胆道造影可显示结石阴影。

【治疗】

1. 治疗原则　疏肝清热，利胆排石，疏通经络，解痉止痛。以腹部、背部操作为主，手法轻柔和缓，力量适度，"得气"即可，速度缓慢，操作时间稍长些。

2. 基本操作

（1）取穴　以背部和腹部操作为主。常用腧穴有膈俞、肝俞、胆俞、脾俞、胃俞、日月、期门、胆囊、足三里等。

（2）手法　按法、揉法、推法、拨法、点揉法、分推法、拿法、捏法、点法。

（3）操作　①患者俯卧位，自上而下擦腰背部膀胱经 5 分钟。②按揉、弹拨背部膀胱经及其腧穴，重点在右侧肝俞、胆俞、膈俞、脾俞、胃俞、阿是穴操作。③重手法点按胆囊、阳陵泉，直至腹痛缓解。④合并有胆石者，掌揉背部 2～3 分钟，按揉肩胛下角处阿是穴 3～6 分钟。⑤患者仰卧位，医者逆时针方向轻揉上腹部 3～5 分钟。⑥从剑突下沿肋弓向两侧轻轻分推腹部 5～9 次。⑦按揉梁门、期门各 1 分钟，再大幅度颤抖胸肋部 1 分钟。⑧患者左侧卧位，医者手掌自肋弓向两侧轻轻分推 5～9 次，再双手捏拿、按揉季肋 3～6 分钟。

3. 辨证施治　肝胆气滞者在基本操作基础上延长摩、揉季肋和点按期门、章门的时间。肝胆湿热者在基本操作基础上加按揉肝俞、胆俞、脾俞、肾俞、阴陵泉各 1 分钟。热毒瘀胆者在基本操作基础上加按揉太冲、外丘各 1 分钟。

【注意事项】

1. 饮食宜以清淡为主，忌食肥甘厚味、醇酒辛辣之品。

2. 患者宜心情舒畅，保证充足的睡眠。

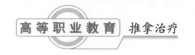

【按语】

推拿治疗胆胀、胆石有显著的改善症状作用，尤其是胁肋部施术有显著的排石效果。如能辨证施治，疗效会更好。

项目十五 癃 闭

癃闭是以小便量少、点滴而出，甚至闭塞不通为主要表现的一类疾病。因败精阻塞、阴部手术等，使膀胱气化失司，水道不利而致病。该病可见于西医学各种原因引起的尿潴留和无尿症，如神经性尿闭、膀胱括约肌痉挛、前列腺增生、尿路损伤、尿道狭窄、尿路结石、尿路肿瘤、脊髓损伤、尿毒症等。

本病的病位在膀胱，而病机则与三焦的气化有密切关系。过食辛辣，或恣食肥甘，酿湿生热，中焦湿热不解，下注膀胱，或肾热移于膀胱，膀胱湿热阻滞，气化不利而为癃闭。热壅于肺，肺失肃降，津液输布失常，水道通调不利，不能下输膀胱；或因热气过盛，下移膀胱，以致上、下焦均为热气闭阻，气化受阻而致癃闭。七情内伤，肝气郁结，疏泄失职，从而影响三焦水液的气化和运行，水道通调受阻而致癃闭。年老体弱或久病体虚，肾阳不足，命门火衰，气不化水，尿不得出而致癃闭。瘀血败精，或肿块结石，阻塞压迫尿路，小便难以排出而致癃闭。

总之，癃闭是由于膀胱气化不利所致，与三焦、肺、脾、肾的关系最为密切。另外，肝郁气滞及各种原因引起的尿路阻塞也可引起癃闭。

【诊断】

1. 以小便量少、点滴而出，甚至闭塞不通为主要表现。

2. 详细询问病史，了解发病经过及伴随症状，再结合体检，如肛门指诊、B 超、腹部 X 线摄片、膀胱镜、肾功能等检查，以确定肾、膀胱、尿道、前列腺等原发性疾病。

【治疗】

1. **治疗原则** 疏调气机，通利小便。膀胱湿热者，治以清利湿热；肺热壅盛者，治以清热宣肺；肝气郁滞者，治以疏肝理气；肾阳不足者，治以温肾益气；尿路阻塞者，治以行瘀散结。以腹部操作为主，手法轻柔和缓，力量适度，"得气"即可，速度缓慢，操作时间稍长些，配合腰背部操作，手法宜稳重，力量稍重，"得气"感可强，以发热为佳。

2. **基本操作**

（1）取穴 以腹部、腰骶部和下肢操作为主。常用腧穴有中极、气海、关元、髀关、

172

足三里、三阴交、肺俞、脾俞、三焦俞、肾俞、膀胱俞、八髎、长强等。

（2）手法 一指禅推法、按法、揉法、推法、擦法、摩法、振颤法。

（3）操作 ①腹部操作：患者仰卧位，放松身体，呼吸自然。医者顺时针方向摩小腹约5分钟；取中极、气海、关元，采用一指禅推或按揉并振法，每穴约2分钟；用手掌按压、振颤膀胱隆起部位。②腰骶部操作：患者俯卧位，搓腰骶部3~6分钟，按揉肺俞、脾俞、三焦俞、肾俞、膀胱俞等穴各1分钟；推擦八髎、长强穴，以透热为度。③下肢部操作：患者仰卧位，医者轻缓地掌摩、掌揉两大腿内侧约5分钟；按揉髀关、足三里、三阴交穴各约1分钟；捏拿、拍击、搓抖、推擦下肢约5分钟。

3. 辨证施治

（1）膀胱湿热证 见小便点滴不通，或量极少而短赤灼热，小腹胀满，口苦口黏，或口渴不欲饮，或大便不畅，舌质红，苔根黄腻，脉数。在基本操作基础上加按揉阴陵泉、膀胱俞各1分钟；横擦八髎穴，以透热为度。

（2）肺热壅盛证 见小便点滴不通，或点滴不爽，鼻咽干燥，烦渴欲饮，呼吸急促，或有咳嗽，苔薄黄，脉数。在基本操作基础上加横擦胸上部、大椎、后背部和八髎穴，均以透热为度；按揉中府、云门、曲池、太渊、合谷，每穴约1分钟；斜擦两胁，以透热为度。

（3）肝气郁滞证 见小便不通，或通而不畅，情志抑郁，或多烦善怒，胁腹胀满，舌红，苔薄或苔黄，脉弦。在基本操作基础上加按揉太冲、行间、蠡沟，每穴约1分钟；斜擦肋间隙3~5分钟。

（4）肾阳不足证 见小便不通或点滴不爽，排出无力，面白无华，神气怯弱，畏寒，腰膝冷而酸软无力，舌淡，苔白，脉沉细而迟弱。在基本操作基础上加按揉肾俞、命门各约1分钟；横擦肾俞、命门、八髎，直擦督脉，均以透热为度。

（5）瘀血凝聚证（尿路结石） 见小便点滴而下，或尿如细线，甚则阻塞不通，小腹胀满疼痛，舌质紫暗或有瘀点，脉涩。在基本操作基础上加按揉肾俞、志室、三焦俞、水道、阳陵泉各约1分钟；横擦腰骶部，以透热为度。

【注意事项】

1. 推拿手法要轻柔、缓和、深透。患者宜保持镇静，配合医生治疗。

2. 饮食要有规律，戒烟忌酒，少食辛辣刺激之品。

3. 起居有节，不可劳倦太过，尤其要节制房事，恢复肾的开阖功能。

4. 适当活动，增强体质，但以不疲劳为度。

5. 积极治疗水肿、淋证、结石、肿瘤等原发病，对防止癃闭的发生有重要意义。

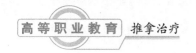

【按语】

推拿对膀胱充盈性尿潴留具有明显疗效，手法治疗时要掌握好动作的节奏感和施术顺序。

项目十六 糖尿病

糖尿病是以胰岛素分泌和（或）作用有缺陷所致的以高血糖为主要特征，并引起糖、蛋白质、脂肪、水和电解质等一系列代谢异常的一组代谢性疾病。中医学称为"消渴"病，以多饮、多食、多尿、尿糖及血糖增高为典型临床表现。消渴主要因恣食肥甘，或情志过极、房事不节、热病之后等，郁热内蕴，气化失常，津液精微不能正常输布而下泄，导致阴虚燥热。口渴引饮为上消，善食易饥为中消，饮一溲一为下消，统称为消渴。

近年来，我国的糖尿病患病率增长非常迅速，城市远高于农村。糖尿病患者群自40岁起患病率急剧上升，60岁左右达高峰期，且有体重超重者为非超重者的 2 ~ 3 倍、脑力劳动者多见等现象。

糖尿病的慢性并发症是造成患者致死、致残的重要原因。病久不愈可引起多系统损害，导致眼、肾、神经、心脏、血管等组织的慢性进行性病变，造成功能缺陷及衰竭。目前，西医将糖尿病分为四大类型，即 1 型、2 型、其他特殊类型和妊娠期糖尿病。其中 1 型糖尿病多见于青少年，发病较急，病情较重，必须应用胰岛素治疗。2 型糖尿病在我国约占糖尿病患者的 90% ，多见于成年人，起病较慢，病情较轻，患者血浆胰岛素水平正常或稍高。2 型糖尿病有明显的家族史，普遍认为是多基因遗传疾病，肥胖是主要的促发因素。肥胖者胰岛素受体数目减少，对胰岛素敏感性降低，容易促发糖尿病。此外，感染、应激、缺乏体力活动、多次妊娠、分娩等，可使拮抗胰岛素物质增加而诱发 2 型糖尿病。2 型患者胰岛病变较轻，约有 30% 的患者无明显胰岛组织的病理变化。

糖尿病血管病变包括微血管病变和大血管病变，常常出现在视网膜、肾、神经、肌肉、皮肤等组织。微循环障碍、微血管瘤形成和微血管基底膜增厚，是糖尿病微血管病变的典型改变。大血管病变包括动脉粥样硬化和继发于高血压的中、小动脉硬化。神经病变多出现在病程长或病情控制不良的患者，末梢神经纤维呈轴突变性，继而出现节段性或弥漫性脱髓鞘改变。糖尿病控制不良时还可发生肝脏脂肪沉积和变性。

中医学认为，本病的成因主要为禀赋不足，素体阴虚，加之饮食不节、情志失调、劳欲过度，致燥热偏盛，从而发病。其发病机理有以下的特点：阴虚为本，燥热为标，互为因果。燥热愈甚，阴虚愈甚；阴虚愈重，燥热愈甚。病变脏腑主要为肺、胃、肾，其中以肾为关键。三者之间，虽有偏重，但往往又相互影响。如肺燥阴伤，津液失于敷布，则脾胃失于濡养，肾精不得滋助；脾胃燥热偏盛，上灼肺津，下耗肾阴，阴虚火旺，亦上灼肺胃，致肺燥胃热肾虚；病久则阴损及阳，致阴阳两虚，尤以肾阳虚及脾阳虚多见；久病入络，血脉瘀滞，则可累及多个脏腑。

【诊断】

1. **典型表现** 即代谢紊乱症候群，其表现常常被称为"三多一少"，即多尿、多饮、多食和体重减轻：①多尿：因血糖过高，经肾小球滤过而不能完全被肾小管重吸收，形成渗透性利尿；每日尿量多为 3~5L，甚至可达到 10L 以上。②多饮：由于多尿，水分丢失过多而口渴所致。③多食：糖不能被利用并大量丢失，使机体处于饥饿状态，能量缺乏，致使食欲亢进。④体重减轻：患者体内葡萄糖不能利用，脂肪分解增多，蛋白质合成减少、分解加速，呈负氮平衡，肌肉渐见消瘦，体重减轻。⑤其他症状：疲乏无力，皮肤瘙痒，腰肢酸痛，阳痿，月经失调，便秘等。

2. **并发症** 慢性并发症最常见的有：①心血管病变：以大、中动脉粥样硬化较为常见。临床表现为冠心病、急性脑血管病、肾动脉硬化、肢体动脉硬化等。心脏微血管病变及心肌代谢紊乱可致心肌广泛性坏死，称为糖尿病性心肌病，常可诱发心力衰竭、心律失常，甚至猝死。②肾脏病变：主要有肾小球硬化，出现蛋白尿、水肿、高血压等；晚期有氮质血症，最终发生肾功能衰竭，为 1 型糖尿病死亡的主要原因。③眼部病变：病史超过 10~15 年，半数以上有视网膜病变，为糖尿病患者失明的主要原因。也可引起白内障、青光眼、屈光改变等。④神经病变：病变可累及神经系统任何部位，以周围神经病变最为常见，表现为对称性的周围神经炎，但进展缓慢，下肢较明显，出现糖尿病足，即下肢远端神经异常和不同程度的周围血管病变引起足部感染、溃疡和深部组织的破坏。⑤皮肤及其他病变：因组织缺氧引起小血管扩张，面色红润；因毛细血管脆性增加易出现皮下出血和瘀斑。皮肤小动脉病变所致供血不足可引起局部皮肤紫绀或缺血性溃疡，其溃疡表浅、疼痛，多见于足部；神经营养不良和外伤可引起营养不良性皮肤溃疡，溃疡较深、不痛，不易愈合，亦多见于足部。疖、痈等皮肤化脓性感染常见，可反复发生，甚则引起败血症或脓毒血症。

急性并发症主要为糖尿病酮症酸中毒，是糖尿病的一种严重的并发症，多发生于 1 型和 2 型严重阶段。

3. **血糖检查** ①随机血糖（是在一天中的任何时间，而不管上次进餐的时间）≥11.1mmol/L（200mg/dL）。②空腹血糖（是至少 8 小时没有热量的摄入）≥7mmol/L（126mg/dL）。③口服葡萄糖耐量试验，餐后 2 小时血糖≥11.1mmol/L（200mg/dL）。

【治疗】

1. 治疗原则　调理脏腑，养阴清热，益气补肾。

2. 基本操作

（1）取穴　主要选肾经、膀胱经、胃经、任脉、胆经等经脉腧穴；重点取膻中、鸠尾、中脘、神阙、天枢、中极、肺俞、肝俞、脾俞、胃俞、肾俞、三焦俞、足三里、阳陵泉、三阴交、涌泉等。

（2）手法　按法、揉法、推法、搓法、点法、擦法、摩法、振颤法、扳法、摇法、击法、拍法。

（3）操作

①仰卧位：医者双手多指交叉，用掌面轻柔抚摩揉按前胸及两胁部位 3 ~ 5 分钟；两掌紧贴胸胁自上而下交替揉搓 2 ~ 3 分钟；点按、振颤中府、膻中穴 1 ~ 2 分钟；横擦前胸上部，以透热为度；叠掌和缓揉按上腹部（重点在剑突下鸠尾、上脘穴）5 ~ 8 分钟；空拳快速、小幅度、轻柔地叩击上腹及肋弓下等部位 2 ~ 3 分钟；双拇指分推腹阴阳 10 ~ 20 遍；顺时针方向掌摩全腹约 5 分钟；掌推鸠尾穴至中极穴的任脉一线 10 ~ 20 遍；双拇指交替按压、掌根拌揉、轻柔地振颤按压脐下小腹部位 5 分钟；掌摩下腹部 10 ~ 20 分钟；以拇指或小鱼际分别按揉上肢手阳明经脉和下肢足阳明经脉循行线路 3 遍，重点按揉上肢的曲池、手三里、合谷、支沟和下肢的足三里、复溜、太溪等腧穴各 1 ~ 2 分钟。

②俯卧位：医者双掌沿背部膀胱经，从肩推至跟腱 5 ~ 8 遍；再沿胆经走向从两腋下胁肋推至外踝部 5 ~ 8 遍；两拇指分别揉按膀胱经背俞穴肺俞至三焦俞节段 5 ~ 8 遍，并重点揉按、弹拨脾俞、胃俞、肾俞、三焦俞；横擦腰部肾俞、命门穴，斜擦八髎穴，均以透热为度；拿揉下肢 3 ~ 5 遍；从小腿至大腿沿膀胱经分推 3 ~ 5 遍；拿揉跟腱 1 ~ 2 分钟；向足趾方向分推、挤按、擦涌泉约 2 分钟；屈伸扳摇踝关节、膝关节，后伸摇转髋关节各 2 分钟；握拳叩击跟骨 5 ~ 8 次；叩击、拍肩背至跟腱 3 遍。

③坐位：点、振百会、风府、风池穴各 1 ~ 2 分钟；轻摇颈椎左右 3 ~ 5 圈；提拿肩井 3 ~ 5 次；掌揉肺俞和肩胛骨内缘 2 ~ 3 分钟；插肩胛骨内侧缘 1 ~ 3 分钟；振颤肩背 2 分钟；搓揉肩部约 1 分钟；叩击肩背部约 1 分钟；拿揉肩井 2 分钟。

3. 辨证施治　在基本操作基础上，烦渴多饮者加按揉左梁门、左章门、肺俞、心俞、膈俞、肝俞、脾俞等穴各 1 分钟；点按足三里、阳陵泉，掐少商，每穴约 1 分钟。饮多食多者加按揉中脘、建里等穴各 1 ~ 2 分钟；自中脘向上推按至咽部 3 ~ 5 遍；搓擦胁肋约 1 分钟。对多尿者加按揉水分、关元、中极、肺俞、肝俞、肾俞、膀胱俞等穴各 1 ~ 2 分钟；横擦腰部、斜擦八髎，均以透热为度；按揉百会、拿揉肩井各 2 分钟。

【注意事项】

1. 推拿治疗见效较慢，必须认真坚持。凡糖尿病病情较重、合并有并发症的患者，以及皮肤有紫绀、感染和溃疡者，为推拿治疗禁忌。推拿操作手法强调轻柔缓和，避免施用重力。推拿施治注重阴虚为本的病机特点，重视对下肢和四肢远端的治疗，多采用顾护脾胃之气的手法。

2. 起居有常，戒烟限酒，讲究卫生，预防感染。

3. 适度参加文娱活动和体育运动，可促进糖的利用而稳定血糖。

4. 长期严格地坚持饮食疗法，即食饮总热量和营养成分须适应生理需要，进餐定时定量，以利于血糖水平的控制。忌食膏粱厚味、辛辣香甜之品。

【按语】

推拿对糖尿病及其慢性并发症具有一定的辅助治疗作用，可改善部分受损组织的功能状态，缓解疾病的部分症状，促进病症向良性方向转化，对并发症的预防也有辅助治疗功效。

项目十七　尪　痹

尪痹是以关节晨僵、小关节对称性多发性肿痛、活动受限，甚至僵硬变形为主要表现的肢体痹病类疾病。多因风寒湿热之邪留滞筋骨关节，久之损伤肝肾阴血所致。本病相当于西医学的类风湿关节炎。

中医学认为，肝藏血、主筋，肾藏精、主骨、生髓。因房事不节、劳倦过度等造成肝肾精血不足，风寒湿热之邪乘虚侵袭，留滞筋骨，流注关节，痹阻经络，血行不畅，瘀痰阻滞，久之肝肾精血更虚，筋骨关节失养，以致筋脉挛急，骨质疏松，关节变形，活动受限。本病多迁延反复，常因失治、误治和不善保养致残。

【诊断】

1. 好发于 15 岁以后，病变高峰在 35 ~ 45 岁，女性多于男性，起病缓慢，病势迁延反复。

2. 晨起指关节或（和）脊背僵硬，关节活动不利，特别是握拳不紧。至少有 1 个以上的关节在活动时疼痛或压痛、拒按，功能受限，常有对称性特点。症状出现持续 6 周以上，间隔期少于 3 个月，即可拟诊。受累关节一般依顺序是指（趾）、腕、踝、膝、肘、肩、髋。病久可出现关节梭状畸形、强硬、表面平滑、肌肉萎缩、形体赢瘦，常伴全身虚弱症状。少数病例于关节周围的骨突起处或伸面可有皮下结节。

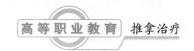

3. 血清类风湿因子阳性，活动期血沉增快，可伴有贫血。

4. X线检查，早期可见关节软组织肿胀及骨质疏松，中期显示关节间隙变窄及不同程度的骨质腐蚀，晚期显示关节严重破坏、脱位或融合。

【治疗】

1. **治疗原则**　早期以和营通络、滑利关节为主；后期骨性强直者以舒筋通络、活血止痛为原则。

2. **基本操作**

（1）**取穴**　以病患关节及其周围为主，配合相应肢体和全身相关部位的操作。常取腧穴有肩髃、肩贞、肩髎、曲池、尺泽、手三里、合谷、肾俞、膀胱俞、环跳、居髎、足三里、委中、阳陵泉等。

（2）**手法**　按法、揉法、推法、搓法、扳法、捻法、滚法。

（3）**操作**　①患者坐位，医者捏拿颈肩肌肉5分钟。②上下往返滚肩至腕部和手臂内、外侧4~5遍。③拿肩、肘、腕部，按、揉肩髃、肩贞、肩髎、曲池、尺泽、手三里、合谷等穴各1~2分钟；被动活动上肢各关节10~15分钟；从肩至腕部拿上肢5~6遍。④捻、揉腕部及各掌指和指间关节，同时配合适度地摇扳牵抖手指4~5分钟。⑤患者俯卧位，医者自下而上推揉督脉9~10遍；滚、擦膀胱经循行部位8~10分钟；滚臀部至踝关节5~7遍，并重点滚髋、膝、踝关节后面。⑥按、揉肾俞、膀胱俞、环跳、居髎、足三里、委中等穴各1~2分钟；被动后伸、外展髋关节，屈伸、摇膝关节。⑦患者仰卧位，医者滚大腿前部及内外侧，向下到小腿外侧，再沿足三里、阳陵泉向下到踝部3~4遍。⑧拿、揉膝关节周围2~3分钟；按、揉踝关节4~5分钟；拿委中至跟腱3~5遍；搓大腿至小腿5~6遍；被动外展、外旋髋关节4~5次。

【注意事项】

1. 施术后嘱患者自行活动关节，以巩固疗效。

2. 不论上肢或下肢，凡病变较重的关节，均可加用擦法和中药热敷，对提高疗效有一定帮助。

3. 注意保暖，避免受凉及居处潮湿；忌食生冷等寒性食物。

4. 适当参加体育锻炼，增强体质，提高关节的活动能力。

【按语】

本病较为顽固，容易复发，患者要树立信心。推拿对减轻和消除症状、延缓病情发展有较好效果，若能配合气功导引、中药、针灸治疗，效果更好。

项目十八　阳　痿

阳痿是以阴茎萎软，或举而不坚，不能插入阴道进行性交为主要表现的一类疾病。因命门火衰，肝肾亏虚，或因惊恐、抑郁等所致。西医学的男子性功能障碍和某些慢性疾病表现以阳痿为主者，可参考本节内容辨证论治。

中医学认为，先天不足、恣情纵欲、手淫、劳伤心脾、大病久病等，均可致命门火衰，或气血不足，宗筋失其温煦润养，作强不能，阳事不举。肝气郁结而失于疏达、湿热下注等，亦可致宗筋弛纵，阳痿不用而成本病。

【诊断】

1. 以阴茎萎软，或举而不坚，不能插入阴道进行性交为主症。

命门火衰者：阳事不举，精薄清冷，头晕耳鸣，精神萎靡，腰膝酸软，畏寒肢冷，舌质淡，苔白，脉沉细。心脾两虚者阳事不举，精神不振，夜寐不安，食少纳呆，面色不华，舌质淡，苔薄腻，脉细。

湿热下注者：阴茎痿软，勃而不坚，阴囊潮湿臊臭，下肢酸困，小便黄赤，余沥不尽，舌质红，苔黄腻，脉濡数。恐惧伤肾者阳痿不振，举而不坚，胆怯多疑，心悸失眠，苔薄腻，脉弦细。

2. 排除性器官发育不全或药物引起的阳痿等。

【治疗】

1. 治疗原则　虚者宜补，实者宜泻，有火宜清，无火宜温。命门火衰者，治以温肾壮阳；心脾两虚者，治以补养心脾；湿热下注者，治以清热利湿；恐惧伤肾者，治以补肾宁神。推拿治疗实证手法宜重，操作时间可短些，可用强刺激手法；虚证手法宜轻柔和缓，操作时间宜长。操作的同时应注意心理疏导。

2. 基本操作

（1）取穴　以腹部和腰骶部操作为主。常用腧穴有神阙、气海、关元、中极、心俞、脾俞、肾俞、命门、腰阳关、三阴交。

（2）手法　一指禅推法、按揉法、推法、揉法、擦法、摩法、振颤法、拿法、抹法。

（3）操作　①患者仰卧，精神放松，进入闭目安静入睡状。医者掌根揉神阙穴5分钟。②一指禅推气海、关元、中极等穴各2分钟。③掌摩下腹部，以透热为度；掌振下腹部2分钟。④患者俯卧，医者按揉背腰部膀胱经及督脉3~5遍，按揉心俞、脾俞、肾俞、命门等穴各1~2分钟。⑤推、擦腰阳关，以透热为度。⑥按揉委中、三阴交穴约2分钟，捏拿大腿内侧肌肉，叩击、拍打、搓抖下肢 3~5 分钟。

3. 辨证施治

（1）命门火衰证　见阳事不举，精薄清冷，头晕耳鸣，精神萎靡，腰膝酸软，畏寒肢冷，舌质淡，苔白，脉沉细。在基本操作基础上加指按揉肾俞、命门各约 5 分钟，直擦督脉及脊柱两侧膀胱经，横擦肾俞、命门、八髎穴，均以透热为度。

（2）心脾两虚证　见阳事不举，精神不振，夜寐不安，食少纳呆，面色不华，舌质淡，苔薄腻，脉细。在基本操作基础上加按揉内关、足三里、血海各 1~2 分钟；按揉心俞、脾俞各约 5 分钟。

（3）湿热下注证　见阴茎痿软，勃而不坚，阴囊潮湿臊臭，下肢酸困，小便黄赤，余沥不尽，舌质红，苔黄腻，脉濡数。在基本操作基础上加按揉天枢、丰隆、足三里、阴陵泉、大肠俞、膀胱俞各 1~2 分钟；掌摩下腹部约 5 分钟。

（4）恐惧伤肾证　见阳痿不振，举而不坚，胆怯多疑，心悸失眠，苔薄腻，脉弦细。在基本操作基础上加分抹前额 10 余次；按揉太阳、神门、大陵、胆囊穴各 1~2 分钟；拿上肢内侧肌肉约 3 分钟。

【注意事项】

1. 清心寡欲，戒除手淫，节制房事。
2. 劳逸结合，适当参加体育锻炼和体力劳动。
3. 生活要有规律，适当增加营养，戒除烟酒。
4. 鼓励患者树立战胜疾病的信心，特别是夫妻之间要相互关怀体贴。

【按语】

推拿治疗对阳痿有较好的疗效，若辨证准确，手法恰当，再辅以自我推拿和针灸、中药及饮食疗法，常能获得满意的疗效。本病与心理关系很大，消除紧张恐惧心理，保持心情愉快舒畅是保障疗效的重要因素。

项目十九　痛　经

痛经是以经期或经行前后周期性出现小腹疼痛，或痛引腰骶，甚至剧痛昏厥为主要临床表现的月经类疾病。多因情志所伤，六淫为害，冲任阻滞，或因精血不足，胞脉失于濡养所致，以青年女性较为多见。西医学将其分为原发性和继发性两种。原发性系指生殖器官无明显异常者，又称为功能性痛经；继发性者多继发于生殖器官的某些器质性病变，如子宫内膜异位症、子宫腺肌病、慢性盆腔炎、子宫肌瘤等。

【诊断】

1. 有经行腹痛史。注意有无精神过度紧张，经期或产后冒雨涉水、过度寒凉或不节房事等情况及妇科手术史。

2. 经行小腹疼痛，也可掣及全腹、腰骶、外阴，以及肛门坠痛。疼痛剧烈者，可出现面色苍白、冷汗淋漓、手足厥冷，甚至昏厥虚脱等症状，并随月经周期而发作。临床需根据疼痛发作的时间和性质辨其寒热虚实。以经前、经期痛者属实，经后痛者多虚；痛时拒按属实，喜按属虚；得热痛减为寒，得热痛剧为热；痛甚于胀，血块排出疼痛减轻者为血瘀；胀甚于痛为气滞。

3. 功能性痛经者妇科检查无明显病变，部分患者可有子宫体极度屈曲、宫颈口狭窄。子宫内膜异位症多有痛性结节，子宫粘连，活动受限，或伴有卵巢囊肿；子宫腺肌病患者子宫多呈均匀性增大，局部有压痛；慢性盆腔炎患者，有盆腔炎症的征象。

4. 盆腔 B 超扫描对子宫内膜异位症、子宫腺肌病、慢性盆腔炎的诊断有帮助，必要时进行腹腔检查。

【治疗】

1. 治疗原则　调理冲任，通调气血，调经止痛。如因气滞血瘀者，宜行气活血，化瘀止痛；因寒湿凝滞者，宜温散寒湿，行瘀止痛；因气血虚弱者，宜养气养血，补血止痛；因肝肾虚损者，宜益肝养肾，填精补血。

2. 基本操作

(1) 取穴　以腹部和腰骶部操作为主。主要取穴有气海、关元、肾俞、八髎等。

(2) 手法　一指禅推法、按揉法、推法、揉法、擦法、摩法、捏法、拿法。

(3) 操作　①患者半仰卧位，放松身体，自然呼吸，平心静气。医者顺时针方向揉摩小腹部 5~6 分钟。②一指禅推或按气海、关元各 2 分钟。③捏拿、直推、分推、揉摩腹部 3~6 分钟。④患者俯卧位。医者搓腰部脊柱两旁及骶部 4~5 分钟。⑤一指禅推或按肝俞、脾俞、肾俞、八髎等穴，以酸胀为度。⑥推擦八髎穴，以透热为度。⑦对疼痛剧烈者，应先点按肝俞、膈俞等以缓解疼痛，再进行腹部和腰骶部操作。

3. 辨证施治

(1) 气滞血瘀证　在基本操作基础上加按揉章门、期门、膈俞、日月、太冲、行间等穴 0.5 分钟；按揉、捏拿血海、三阴交，以酸胀为度。

(2) 寒湿凝滞证　在基本操作基础上加直擦督脉，横擦肾俞、命门，均以透热为度；按揉血海、三阴交各约 1 分钟。

(3) 气血虚弱证　在基本操作基础上加直擦督脉，横擦右侧背部，均以透热为度；摩腹时加揉中脘 3~5 分钟；按揉命门、气海、胃俞、足三里各约 2 分钟；擦足太阴脾经和足阳明胃经膝以下至踝部，以透热为度。

（4）肝肾虚损证　在基本操作基础上加直擦督脉，横擦肾俞、命门，均以透热为度；按揉照海、太溪等穴各 1 分钟。

【注意事项】

1. 在月经来潮前 1 周治疗 5~6 次，连续治疗 3~5 个月经周期。以腹部和腰骶部操作为主，手法宜轻柔和缓，多用一指禅推、按揉、摩等温柔手法。

2. 在经期注意保暖，避免寒冷，注意经期卫生。经期禁止房事。

3. 适当休息，不要过度疲劳。

4. 情绪安定，避免暴怒、忧郁。

5. 经期注意调理饮食，忌食寒凉生冷之品。

【按语】

推拿治疗痛经疗效肯定，只要辨证准确，手法恰当，且能把握治疗时机，一般能收到满意效果。但痛经病因复杂，治疗前应先做妇科检查，以便确定治疗手法或配合针药治疗。对继发性痛经，推拿的远期疗效尚不满意，应积极治疗原发病。

项目二十　闭　经

闭经是以女子年逾 18 周岁月经尚未初潮，或已行经，非怀孕而又中断达 3 个月以上为主要表现的月经类疾病。前者称原发性闭经，后者为继发性闭经，两者均属病理性闭经。闭经多因肝肾不足，气血亏虚，阴虚血燥，血海空虚，或因痨虫侵及胞宫，或气滞血瘀、痰湿阻滞冲任所致。妊娠期、哺乳期的月经不能按时而至，以及部分少女初潮后的一时性停经而无其他不适反应，属生理现象，不作闭经论。本病与西医学的闭经概念基本相同。

【诊断】

1. 闭经 3 个月以上，可伴有体格发育不良、畸形、绝经前后诸症、肥胖、多毛、不孕、溢乳等或结核病症状。

2. 妇科检查可见子宫体细小、畸形等。

3. 实验室检查卵巢激素、甲状腺、肾上腺、促性腺激素和催乳素，对下丘脑-垂体-卵巢性腺轴功能失调性闭经的诊断有意义。

4. 其他检查：B超检查了解子宫内膜及卵泡发育情况；诊断性刮宫、子宫碘油造影，以及宫腔镜、腹腔镜等检查，有助于子宫内膜结核或非特异性炎症导致闭经的诊断。

【治疗】

1. 治疗原则　以疏通经络、理气活血为主。肝肾虚者，宜补肾养肝调经；气血虚弱则补气养血调经；气滞血瘀者，则理气活血，化瘀通经；痰湿阻滞者，当除湿祛痰，理气活血通经。以腹部操作为主，手法宜轻柔和缓，以一指禅推、按揉、摩等温柔手法为主要手法，力量宜轻，速度宜慢，有些手法可配合呼吸进行操作，配合腰骶部操作，以擦法、一指禅推、按揉、推擦等为主要手法，力量可重些，令其腰骶部有温热感为佳。

2. 基本操作

（1）取穴　以腹部、腰骶和下肢部操作为主。常用腧穴有关元、气海、肝俞、脾俞、肾俞、血海、三阴交、足三里等。

（2）手法　一指禅推法、按揉法、揉法、擦法、摩法、捏法、拿法。

（3）操作　①患者仰卧，放松身体，呼吸自然。医者逆时针方向掌摩小腹3~5分钟，按揉关元、气海各2分钟。②按揉血海、三阴交、足三里各1~3分钟。③五指捏拿、空拳叩击、虚掌拍打、搓抖下肢共约5分钟，运动下肢关节1~3分钟。④擦或一指禅推胸腰部脊柱两旁3~5遍，按揉肝俞、脾俞、肾俞各1~3分钟。⑤直擦背部督脉、横擦骶部，均以小腹透热为度；按揉八髎，以局部温热为度。

3. 辨证施治

（1）肝肾不足证　见女子18岁尚未行经，或初潮迟晚，或由月经后期、量少、色淡，逐渐致闭经，体质虚弱，腰酸腿软，头晕耳鸣，舌淡红，苔少，脉沉弱或细涩。在基本操作基础上加横擦中府、云门、左侧背部脾胃区及肾俞、命门，均以透热为度；直擦背部督脉，斜擦小腹两侧，均以透热为度。

（2）气血虚弱证　多见月经周期逐渐后延、量少，而渐致停经，或伴头晕眼花，心悸气短，神倦肢疲，食欲不振，毛发不泽或易脱落，羸瘦萎黄，舌质淡边有齿印，苔少或薄白，脉沉缓或细弱。治疗同肝肾不足证。

（3）气滞血瘀证　多见月经数月不行，胸胁胀满，少腹胀痛或拒按，精神郁滞，舌质紫暗，边有瘀点，苔薄，脉沉弦或沉涩。在基本操作基础上加按揉章门、期门各0.5分钟；按、掐太冲、行间，以患者感觉酸胀为度；斜擦两胁，以微热为度。

（4）痰湿阻滞证　多见月经停闭，形体肥胖，胸胁满闷，头晕目眩，泛恶多痰，神疲嗜睡，带下量多色白，面浮足肿，苔白腻，脉濡或滑。在基本操作基础上加按揉丰隆、足三里、手三里各1~2分钟；按揉八髎穴，以酸胀以度；横擦背部脾胃区（重点为左侧）及腰骶部，以透热为度。

【注意事项】

1. 注意饮食卫生，勿食生冷之物，防止风、寒、湿侵袭。
2. 保持心情愉快，避免情志刺激。

【按语】

本病属难治之症，病程较长，疗效较差。因此，必要时应采用多种疗法综合治疗以提高疗效。推拿治疗非器质性闭经疗效良好，一般经过 3 个月治疗能见效，如能坚持半年至 1 年，远期疗效颇佳。因子宫发育不全和器质性损伤引起者，应采用手术等其他方法治疗。

项目二十一　绝经前后诸证

妇女在绝经前后，或轻或重，或久或暂出现月经紊乱、烘热汗出、头晕耳鸣、失眠健忘、心悸、烦躁易怒、浮肿便溏、皮肤瘙痒等症状的妇科病症，称为"绝经前后诸证"。这些症状常三三两两、程度轻重不一地出现，短者数月，长者可迁延数年。多因肾气渐衰，天癸将竭，阴阳失调所致。本病相当于西医学的围绝经期综合征。

本病的发生与绝经前后的生理变化有密切关系。妇女 49 岁前后，肾气渐衰，天癸减少渐至衰竭，月经渐断而至绝经。在此生理转折时期，受内、外环境的影响，如素体阴阳有所偏胜偏衰，素性抑郁，宿有痼疾，或家庭、社会等环境改变等，容易导致肾阴、肾阳失调波及其他脏腑而发病。

【诊断】

1. 发病年龄多在 45～55 岁，若在 40 岁以前发病者，应考虑为"卵巢早衰"。注意发病前有无工作、生活方面的改变及精神创伤、妇科手术和放射治疗等病史。

2. 月经紊乱或绝经、烘热汗出、头晕耳鸣、失眠健忘、心悸、烦躁易怒、浮肿便溏、皮肤瘙痒等为常见症状。烘热多从胸前开始，涌向头部、颈部和面部，继而出汗，汗出热退，这个过程持续时间长短不定，短者数秒，长者数分钟，每日发作次数也没有规律；情绪改变常表现为易激动，烦躁易怒，或无故悲伤啼哭，不能自我控制，可伴有头晕、头痛、失眠心悸、腰酸背痛等。晚期常有阴道干燥灼热、阴痒、尿频急或尿失禁、皮肤瘙痒等症状。

3. 妇科检查可有阴道、子宫不同程度的萎缩，宫颈及阴道分泌物减少。

4. 实验室检查。阴道脱落细胞涂片检查显示雌激素水平不同程度的低落，血清垂体促卵泡生成素（FSH）水平增高而雌二醇（E_2）水平下降，对本病的诊断有参考意义。

【治疗】

1. 治疗原则　调和阴阳，补肾安神。推拿以腹部操作为主，手法宜轻柔，力量不宜太重，速度不宜太快，时间宜长些，配合头部常规操作，时间宜长些，同时可进行心理疏导。

2. 基本操作

（1）取穴　以腹部和头部操作为主。常用穴有肾俞、气海、关元、中脘、内关、足三里、三阴交、印堂、太阳、风池、大椎、肩井、百会等。

（2）手法　一指禅推法、按揉法、分推法、揉法、擦法、捏法、拿法、开天门、推坎宫、搓法、抖法。

（3）操作　①患者仰卧位，放松身体，呼吸自然，平心静气。摩腹4～5分钟。②一指禅推、按揉中脘、肓俞、气海、关元等穴各1～2分钟。③按揉内关、足三里、三阴交等穴各1分钟。④患者端坐，术者施用开天门20～30遍，分推坎宫20～30遍，按揉太阳穴1～2分钟，分推前额至后头部5～6遍。⑤按揉印堂1～2分钟，按揉眼眶周围、太阳穴、百会等穴各1分钟。⑥捏拿、按揉后项部、肩部3遍，点按揉风池、大椎等穴各1分钟，捏拿肩井4～5分钟。⑦捏拿、搓抖上肢3遍，按揉内关、合谷等穴各1分钟。

4. 辨证施治

（1）肾阴不足证　在基本操作基础上加推擦两腿内侧1～3分钟；掐、按、揉阴陵泉、三阴交、复溜、太溪、涌泉各1～2分钟；推、按、擦、揉腰背部3遍；按、揉肝俞、肾俞各1分钟；分运、推腰骶部2～3分钟，横擦腰骶部2分钟。

（2）肾阳亏损证　在基本操作基础上加点、按建里、梁门、气海等穴各1～2分钟；再捏拿三阴交2分钟，按揉脾俞、胃俞、命门、肾俞等穴各1分钟；拿、捏肩井4～5分钟；横擦腰骶，以透热为度；点、按手三里、阳池等穴各1分钟。

【注意事项】

1. 注意保持良好的心情，消除忧虑，以客观、积极的态度对待病情，适当参加体育锻炼。

2. 饮食宜以清淡为主。

3. 可以配合中西药和针灸治疗，以提高疗效。

【按语】

推拿治疗本病疗效肯定，只要能抓住主要矛盾辨证施治，加之患者的配合治疗，常能获得满意的效果。

项目二十二　近　视

近视是以视近物清晰、视远物模糊为主要表现的一类疾病，又称为"能近怯远证"。本病多发于青少年，发病率高，多因青少年时期竭视劳倦，导致神光不足，或禀赋不足。

形成近视的原因很多，以不良用眼习惯，如长久阅读、书写、近距离工作，或照明不足、光线强烈、姿势不正等，使眼过度疲劳为主要因素。个别患者乃禀赋不足，先天遗传所致。心阳衰弱，目窍失去温养，神光不得发越于远处，故视远模糊；脾失健运，则化源不足，影响升清输布；久视伤目或过劳伤肾，髓海空虚，目失所养均为本病发生的主要病机。

【诊断】

1. 以青少年学生为多见，多有长久近距离视物史。

2. 目测视力。国际标准视力低于0.8，对数视力低于4.9。

3. 检眼镜、验光等检查。<-3D为轻度近视；-3D～-6D之间为中度近视；>-6D为高度近视。屈光度正常而目力不能持久者为目倦。

【治疗】

1. 治疗原则　滋补肝肾，疏经通络，解痉明目。心阳不足者，治以养心潜阳；脾虚气弱者，治以补脾益气；肝肾亏虚者，治以滋补肝肾。以眼眶周围七穴操作为主，主要施以一指禅推、指按揉手法，手法宜轻柔，力量不宜太重，速度不宜太快，同时配合背部俞穴操作，以按揉为主。

2. 基本操作

（1）取穴　以头面部腧穴为主。常用穴有太阳、印堂、阳白、睛明、攒竹、鱼腰、丝竹空、四白、养老等。

（2）手法　一指禅推法、按揉法、分推法、揉法、擦法、开天门、推坎宫。

（3）操作　①患者仰卧，双目微闭，平心静气，呼吸自然。医者双手拇指交替从印堂推至神庭，再从印堂分推至太阳穴各3遍。②一指禅推前额。从右侧太阳穴开始，慢慢地推向右侧阳白穴，然后经过印堂、左侧阳白穴，再推到左侧太阳穴为止。接着从左侧太阳穴开始，经左侧阳白、印堂、右侧阳白穴，到右侧太阳穴为止，反复操作5～6遍。③双手拇指端或中指端轻揉或一指禅推眶周围及其腧穴，如睛明、鱼腰、太阳、攒竹、丝竹空、承泣、四白等穴，每穴2～3分钟；双手拇指指腹分抹上下眼眶，从外向内反复分抹8～10遍。④拇指指端按揉肝俞、胆俞、脾俞、胃俞、肾俞、养老、光明穴各1～2分钟。

3. 辨证施治

（1）肝肾亏虚证　远视力下降，目视昏暗，眼前黑花飞舞，伴头昏耳鸣、夜寐多梦、腰膝酸软，舌淡红，少苔，脉细。在基本操作基础上加拿风池3分钟左右；按揉肝俞、肾俞各1~2分钟；横擦肾俞、命门，以透热为度。

（2）脾虚气弱证　视近清晰，视远模糊，目视疲劳，目喜垂闭，或伴病后体虚、食欲不振、四肢乏力，舌淡红，苔薄白，脉弱。在基本操作基础上加按揉脾俞、胃俞、中脘各1~2分钟；点按足三里、三阴交各1~2分钟。

（3）心阳不足证　视近清晰，视远模糊，视力减退，或伴有失眠健忘、神疲乏力、畏寒肢冷，舌淡，苔薄，脉弱。在基本操作基础上加按揉心俞、膈俞各1~2分钟；点按神门、内关各1~2分钟。

【注意事项】

1. 眼部穴位推拿手法不宜过重，施术者要注意手部卫生，修剪指甲。

2. 治疗期间须嘱患者坚持做眼保健操，并保持良好的用眼卫生习惯，尽可能少看电视、小说和上网，切不可在暗淡的光线下或连续长时间地看书学习，以免眼肌过度疲劳，影响疗效。

【按语】

推拿治疗近视疗效确切，不仅可以治疗假性近视，而且对真性近视也有较好效果。如果配合明目气功或眼保健操练习，疗效更加满意。本病应坚持较长疗程才能使疗效巩固。

项目二十三　伤风鼻塞

伤风鼻塞是以鼻塞流涕为主要表现的鼻病，俗称"伤风"或"感冒"。多因风寒或风热之邪壅塞肺系、犯及鼻窍所致。本病相当于西医学中的急性鼻炎。

气候多变，寒热不调，或生活起居失慎、过度疲劳等，致使正气虚弱，肺卫不固，风邪病毒乘虚侵袭，内犯于肺，上聚鼻窍，发为鼻塞。风寒邪毒外袭，皮毛受邪，内犯于肺，肺为寒邪所遏，清肃失常，邪毒上聚鼻窍；风热上侵犯肺，或风寒之邪郁久化热犯肺，以致肺失清肃，宣降失常，邪毒停聚鼻窍，均可引起本病的发生。

【诊断】

1. 以鼻塞流涕为主要临床表现。

2. 鼻腔检查鼻黏膜充血，鼻甲肿大，鼻腔内分泌物增多。

【治疗】

1. 治疗原则　宣肺疏邪通窍。推拿手法力量可重，时间不宜太长，以使鼻部通气为度。可多选用摩擦类手法。

2. 基本操作

（1）取穴　以头面鼻部腧穴为主，配合颈项背部腧穴。常用穴有上星、印堂、迎香、太阳、山根、中府、曲池、合谷、列缺、风池、大椎、风门、肺俞、肩井等。

（2）手法　一指禅推法、按揉法、推法、揉法、擦法、点法、拿法、捏法。

（3）操作　①患者仰卧，医者施点、按揉上星、印堂、迎香、太阳各1~2分钟。②揉、推山根、迎香，往返4遍。③按揉中府、云门1~2分钟。④捏拿、按揉曲池、合谷、列缺各1~2分钟。⑤患者俯卧或端坐，医者以一指禅推风池、大椎穴各2分钟；擦背部膀胱经循行部位，往返3~4遍。⑥按揉大椎、风门、肺俞各2分钟；拿风池、肩井各4~5次。⑦擦风池、肺俞7~9遍；横擦大椎，以透热为度。

3. 辨证施治

（1）风寒袭肺证　见鼻黏膜轻度充血，但肿胀较甚，鼻塞遇寒加重，喷嚏频作，涕多且清稀，讲话鼻音重，或伴头痛，身痛，恶寒重、发热轻，口淡不渴，舌质淡，苔薄白，脉浮紧。在基本操作基础上加点、按列缺、外关各2分钟；推擦背部膀胱经循行部位4~6遍。

（2）风热犯肺证　见鼻黏膜红肿，鼻塞时轻时重，鼻痒气热，喷嚏，涕黄稠，或伴发热，恶风，头痛，咽痛，舌质偏红，苔白或微黄，脉浮数。在基本操作基础上加轻拍项部和大椎，以皮肤微红为度；拿、揉两侧风池1~2分钟；拇指推风府2分钟；按、揉印堂、迎香、合谷1~2分钟；梳、理前发际至后发际3~5分钟；双手指交叉合掌提、拿项部5~6次。

【注意事项】

1. 注意休息，多饮开水，有利于疾病的康复。
2. 加强锻炼，适当参加户外运动，增强机体的抵抗力。
3. 起居规律，注意寒温适中，劳动、出汗后谨防受凉。

【按语】

推拿是治疗本病的有效措施之一，如果能配合针灸、中药和自我按摩，可提高治愈率。若患者能于饭后、起床前后配合搓擦鼻翼50~100次，不仅可以治愈，而且能预防复发。

项目二十四 喉 痹

喉痹是以咽部红肿疼痛，或干燥、异物感、咽痒不适等为主要表现的咽部疾病。多因外邪犯咽，或邪滞于咽日久，或脏腑虚损，咽喉失养，或虚火上灼，咽部气血不畅所致。有急喉痹和慢喉痹之分。本病类似于西医学的急、慢性咽炎。

外感风热，从口、鼻而入，搏结于咽喉，致咽喉肿痛；外邪入里化热，或肺胃热盛，火热循经结于咽喉；或多食炙烤，过饮热酒，热毒上攻咽喉；肺肾精气耗损于内，虚火上炎，蒸灼咽喉，均是引起喉痹的常见病因病机。小儿形气未充，易感外邪，故罹病者居多。

【诊断】

1. 以咽部红肿疼痛，或干燥、异物感、咽痒不适等为主要临床表现。

风热外袭者咽喉红肿疼痛，有干燥灼热感，吞咽不利，当吞咽或咳嗽时加剧，口微渴，发热，微恶寒，咽部轻度充血，水肿，舌边尖红，苔薄白，脉浮数。肺胃实热者咽痛较剧，痛连耳根和颌下，颌下有瘰核，压痛明显，伴发热、头痛，口渴多饮，咽干口臭，咳嗽，咯痰黄稠，大便偏干，小便黄赤，咽部充血较甚，舌红，苔黄，脉数有力。肺肾阴虚者咽喉干疼、灼热，多言之后加重，午后及黄昏时症状明显，疼痛较轻，伴口干舌燥、颧颊红赤，咽部充血呈暗红色，黏膜干燥，或有萎缩，或有淋巴滤泡增生，舌红，苔薄，脉细数。

2. 咽喉检查。急性者见黏膜充血、肿胀，咽侧索红肿，咽后壁淋巴滤泡增生。慢性者见黏膜肿胀，或有萎缩，或有暗红色斑块状、树枝状充血，咽侧索肿大，咽后壁淋巴滤泡增生。

【治疗】

1. **治疗原则** 疏散外邪，清利咽喉。

2. **基本操作**

（1）**取穴** 以喉结旁腧穴为主，配合全身经穴操作。常用穴有大椎、风门、曲池、合谷、少泽、鱼际等穴位。

（2）**手法** 按揉法、揉法、擦法、点法、拿法、捏法、抹法、掐法、抖法、振颤法。

（3）**操作** ①患者仰卧，身体放松。医者用轻柔手法按揉、捏拿、推抹人迎、扶突、廉泉等穴各1分钟，操作时患者可配合做吞咽运动。②患者端坐。医者点、按揉大椎、风门穴各1~3分钟。③按揉曲池、合谷、少泽、鱼际等穴各2分钟。

3. 辨证施治

（1）风热外袭证　见咽喉红肿疼痛，有干燥灼热感，吞咽不利，当吞咽或咳嗽时加剧，口微渴，发热，微恶寒，咽部轻度充血，水肿，舌边尖红，苔薄白，脉浮数。在基本操作基础上加掐少商 1~2 分钟；掐、揉曲池、关冲、合谷各 1~3 分钟。

（2）肺胃实热证　见咽痛较剧，痛连耳根和颌下，颌下有瘰核，压痛明显，伴发热、头痛，口渴多饮，咽干口臭，咳嗽，咯痰黄稠，大便偏干，小便黄赤，咽部充血较甚，舌红，苔黄，脉数有力。在基本操作基础上加横擦胸部 3 分钟；振胸部 1~2 分钟；拿、抖腹部 5~7 次；按、揉天突、气舍各 1~2 分钟。

（3）肺肾阴虚证　见咽喉干疼、灼热，多言之后加重，午后及黄昏时症状明显，疼痛较轻，伴口干舌燥、颧颊红赤，咽部充血呈暗红色，黏膜干燥，或有萎缩，或有淋巴滤泡增生，舌红，苔薄，脉细数。在基本操作基础上加轻按、揉胸部 3~5 分钟；分推分抹胁肋 5~7 次；按、揉人迎、足三里、太溪、照海、三阴交、肺俞、肾俞各 1 分钟，同时嘱患者频咽唾液。

【注意事项】

1. 推拿治疗本病效果良好，但在治疗中应忌食生冷、辛辣等刺激性食品。
2. 减少或避免过度的发音、讲话等，以保护咽喉。
3. 注意适度休息，坚持锻炼，增强体质。

【按语】

本病多迁延难愈，故除坚持推拿治疗以外，可以配合针灸、中药治疗，以巩固疗效。

复习思考

1. 能与推拿相配合，治疗感冒的中医外治法有哪些？
2. 试述感冒、头痛的病因病机。头痛的辨证分型及治法如何？
3. 简述失眠的推拿和自我推拿治疗。
4. 试述胸痹的病因病机、辨证分型和推拿治疗基本操作。
5. 胸痹疼痛与胃脘痛、肩胛痛有何区别？
6. 如何鉴别风眩与眩晕？试述风眩的病位及其各脏腑之间的辨证关系。
7. 简述肺咳推拿治疗的辨证施治。
8. 肺胀的推拿治疗原则是什么？简述肺胀的发病机理及发展过程。
9. 简易止呃的方法有哪些？呃逆的寒热虚实不同，其临床表现有何异同？

10. 治疗胃脘痛的常用穴位有哪些？

11. 简述胃缓的推拿治疗机理和基本操作。

12. 简述久泄的病因病机、辨证分型和治则。

13. 试述气腹痛的临床表现、辨证分型和基本操作。

14. 肠郁病因是什么？临床表现如何？

15. 简述便秘的推拿治疗基本操作。

16. 简述癃闭的推拿治疗基本操作。癃闭在腹部操作时如何运用振法？

17. 糖尿病的典型表现和并发症有哪些？糖尿病的推拿基本治则是什么？

18. 简述阳痿的推拿治疗基本操作。阳痿患者在推拿治疗时应注意什么？

19. 简述痛经腹部推拿的基本操作。痛经腹部推拿操作时应注意什么？

20. 简述闭经推拿治疗的基本操作。

21. 绝经前后诸证在推拿治疗时间上应注意什么？

22. 简述近视的推拿治疗基本操作。

23. 简述伤风鼻塞的推拿治疗基本操作。

扫一扫，知答案

扫一扫，看课件

模 块 九

儿科疾病

【学习目标】

1. 掌握儿科病症的概念、病因病机、诊断和推拿治疗。
2. 熟悉儿科病症的注意事项和不同证型的辨证施治。

项目一 发 热

发热，即体温异常升高超过正常范围，是小儿许多急慢性疾病中的一个常见临床症状。本节讨论以发热为主要临床表现的一些儿科常见病症。发热一年四季均可发生，根据不同的发病原因可伴有不同的兼证。由于小儿"阳常有余，阴常不足"的生理特点，故朱丹溪有"凡小儿有病皆热"，王肯堂有"小儿之病，为热居多"等论述。

中医学认为，发热可分为外感发热和内伤发热两大类。小儿形气未充、腠理疏薄、卫表不固，加之冷热不能自调，易为六淫之邪侵袭，尤以感受风寒、风热或暑热为多。邪气侵袭机体，正气奋起抗争，邪正相争于肺卫，卫阳被遏，郁而发热。内伤发热可因乳食积滞、环境改变等造成脾胃实热，或先天不足、后天失养、热病耗阴致使阴虚发热。

西医学将发热分为感染性发热和非感染性发热。感染性发热常与细菌、立克次体、病毒或寄生虫感染有关，非感染性发热常见于机械性挤压伤、肿瘤、某些血液病、结缔组织病及一些急慢性代谢障碍性疾病。

【诊断】

1. 外感发热常有感受外邪病史；内伤发热常伴有饮食不节或不洁、热病耗阴等病史。

2. 以体温异常升高为主要临床表现。外感风寒常兼头痛、恶寒、无汗、鼻塞、流清涕、苔薄白、指纹鲜红、脉浮紧等症状；外感风热常兼恶寒畏风、少汗、口干、咽痛、鼻塞、流浊涕、苔薄黄、指纹红或紫、脉浮数等症状；暑热证常兼口渴多饮、少汗、倦怠嗜睡等症状；内伤发热常兼腹痛拒按、面红唇赤、嗳腐吞酸、便秘或溏、苔黄腻、指纹深紫、脉弦滑等里实热证证候，或午后低热、心烦易怒、潮热盗汗、形瘦、纳呆、舌红少苔、指纹淡紫、脉细数等虚热证证候。

3. 细菌感染者白细胞增高，中性粒细胞比例增高。临床检查除测体温以外，还需注意检查咽喉、口腔黏膜、中耳、鼻腔、心、肺等组织器官有无炎性病变及有无脑膜刺激征，必要时做血培养或脑脊液检查。

【治疗】

1. **治疗原则** 清热退邪。表证发热者发散外邪，清热解表；里证发热者辅以泻肺通腑，清解里热或滋阴退热。

2. **辨证施治**

（1）风寒表证 开天门、推坎宫、揉太阳、揉耳后高骨、退六腑各100次，推三关、清肺经各300次，清天河水（打马过天河）、掐揉二扇门、推脊、推天柱骨各100次，拿风池10次，拿肩井5~10次。

（2）风热表证 开天门、推坎宫、揉太阳、揉耳后高骨各100次，清天河水、退六腑、清肺经各300次，推三关、清大肠、推脊、推天柱骨、揉大椎、揉曲池、揉合谷各100次，拿风池10次。

（3）暑热证 退六腑、补脾经各300次，清天河水、清胃经、补肾经、揉板门、运内八卦、推脊、推天柱骨各100次。

（4）里实热证 清胃经、清肺经、退六腑各300次，清大肠、打马过天河、运内劳宫、运内八卦、揉板门、揉脐及天枢、推脊、推下七节骨各100次，顺时针摩腹5分钟。

（5）阴虚内热证 揉二人上马、补肾经、补肺经、揉肾顶、清天河水、运内劳宫、分手阴阳、按揉足三里、推擦涌泉各100次。烦躁不安者加清心经、清肝经、捣小天心、揉百会各100次。

【注意事项】

1. 加强护理，注意衣帽加减，防止外感。

2. 病后注意调节饮食，以顾护脾胃，多饮温开水，促进患儿早日康复。

3. 积极治疗原发病，对感染性发热及急性传染病要早期诊断，中西医结合治疗，以免错失治疗良机。

4. 为加强退热治疗，可配合凉水、薄荷水等推拿介质，高热不退者一日可推2~3次。

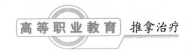

【按语】

诊断发热，首先要排除因患儿饭后、哭闹、运动或体温昼夜变化等因素而致的体温暂时升高。推拿治疗小儿外感发热、功能性发热、夏季热等疗效显著；对其他因素引起的发热如肺炎等，虽有退热作用，但只能作为辅助治疗手段，应查明病因，采取综合疗法，以缩短疗程，提高疗效。

项目二 咳 嗽

咳嗽是机体为清除呼吸道分泌物和有害因子而产生的防御反射，是肺系疾病的主要症状之一。本节讨论以咳嗽为主要临床表现的儿科常见病症。本病一年四季均可发生，而以冬春季节为多。

中医学认为，小儿肺常不足，腠理疏薄，六淫之邪侵袭肌表，肺失宣肃，气逆痰动发为咳嗽；或脏腑内伤，痰浊内生，阻碍肺司肃降之职而导致咳嗽。

西医学认为，咳嗽多由病毒与细菌混合感染引起。可见于多种疾病，如感冒、肺炎、急慢性支气管炎、支气管哮喘、慢性阻塞性肺疾病等。

【诊断】

1. 一年四季均可发病，尤以冬春季节或气候骤变时多见。外感咳嗽常有感受外邪病史，内伤咳嗽常因外感咳嗽失治、误治或肺系疾病引起。

2. 以咳嗽为主要临床表现。外感咳嗽多起病急、病程短、声粗且高，常兼发热、头痛、鼻塞、流涕、苔薄、脉浮等症状；内伤咳嗽起病缓、病程长，多为久咳、干咳少痰或咳嗽痰多，常兼食欲不振、神疲乏力、形体消瘦等症状。

3. 合并细菌感染者白细胞、中性粒细胞比例增高。

【治疗】

1. 治疗原则　宣肺止咳。风寒咳嗽辅以祛风散寒，宣肺化痰止咳；风热咳嗽佐以疏风解表，清热止咳；内伤咳嗽宜健脾益肺，化痰止咳。

2. 辨证施治

（1）风寒咳嗽证　清肺经300次，开天门、推坎宫、揉太阳、揉耳后高骨、掐揉二扇门、推三关、运内八卦、揉天突、揉膻中、揉乳根乳旁、揉风门、揉肺俞各100次，拿风池10次，拿肩井10次。

（2）风热咳嗽证　开天门、推坎宫、揉太阳、揉耳后高骨、清天河水、退六腑、清肺经、运内八卦、揉天突、揉膻中、揉乳根乳旁、揉肺俞各 100 次。

（3）痰湿咳嗽证　补脾经 300 次，补肺经、清胃经、揉板门、运内八卦、揉天突、揉膻中、揉乳根乳旁、揉肺俞、按揉足三里、揉丰隆各 100 次。

（4）阴虚咳嗽证　补肺经、补脾经、补肾经各 300 次，揉二人上马、清天河水、运内八卦、揉天突、揉膻中、揉乳根乳旁、揉肺俞各 100 次。

【注意事项】

1. 应排除结核、肿瘤等疾病引起的咳嗽。
2. 注意根据气候变化添加衣被，以防病情加重。
3. 合理安排户外活动，积极锻炼身体，以增强机体抗病能力。
4. 积极治疗呼吸道急慢性感染性疾病，注意隔离，以防交叉感染。

【按语】

由于小儿呼吸道生理解剖特点、过敏因素及免疫功能低下等原因，常易诱发咳嗽，治疗时应注意排除诱因。推拿治疗本病有较好的疗效，以外感和内伤引起者为佳，但若继发细菌感染则需配合抗菌治疗；若伴营养不良、贫血及佝偻病等，应合理喂养，积极防治原发病。

项目三　泄　泻

泄泻是由多种因素引起，以大便次数增多、粪质稀薄或如水样为特征的一种小儿常见病，好发于 2 岁以下的婴幼儿。本病一年四季均可发生，尤以夏秋季节为多。

中医学认为，小儿脾常不足，易因乳食不洁或不节，或感受风寒、暑湿等外邪损伤脾胃，或因先天禀赋不足、后天失养、久病不愈等致脾胃虚弱或脾肾阳虚，脾胃运化失职，不能腐熟水谷，水反为湿，谷反为滞，水谷不分，合污而下成为泄泻。

西医学将泄泻分为感染性与非感染性两大类。前者多与轮状病毒、肠道腺病毒、大肠杆菌、空肠弯曲菌等引起的感染有关。后者多与饮食、气候、体质等因素有关。

【诊断】

1. 有乳食不节、饮食不洁，或冒风受寒、感受时邪等病史。
2. 以大便次数增多、粪质稀薄或如水样为主要临床表现。寒湿泻常见大便清稀，夹有泡沫，臭气不甚，肠鸣腹痛，面色淡白，口不渴，或伴恶寒发热，鼻流清涕，咳嗽，舌质淡，苔薄白，脉浮紧或指纹淡红等症状；湿热泻常见大便水样，或如蛋花汤样，泻势急迫，量多次频，气味秽臭，或夹少许黏液，腹痛阵作，发热，烦躁哭闹，口渴喜饮，食欲不振，或伴呕恶，小便短黄，舌质红，苔黄腻，脉滑数或指纹紫等症状；伤食泻常见大便稀溏，夹有乳凝块或食物残渣，气味酸臭，或如败卵，脘腹胀满，便前腹痛，泻后痛减，腹部胀痛拒按，嗳气酸馊，或有呕吐，不思乳食，夜卧不安，舌苔厚腻，或微黄，脉滑实或指纹滞等症状；脾虚泻常见人便稀溏，色淡不臭，常食后即泻，时轻时重，面色萎黄，形体消瘦，神疲倦怠，舌淡苔白，脉缓弱或指纹淡等症状；脾肾阳虚泻常见久泻不止，大便清稀，澄澈清冷，完谷不化，或见脱肛，形寒肢冷，面白无华，精神萎靡，寐时露睛，小便色清，舌淡苔白，脉细弱或指纹色淡等症状。

3. 大便镜检，可有脂肪球，或少量白细胞、红细胞。

4. 病原学检查，可见轮状病毒等病毒检测阳性，或致病性大肠杆菌等细菌培养阳性。

【治疗】

1. 治疗原则　健脾利湿止泻。寒湿泻，温中散寒，健脾化湿；湿热泻，清热利湿，调气止泻；伤食泻，消食导滞，健脾助运；脾虚泻，温阳益气，健脾止泻；脾肾阳虚泻，温补脾肾，固涩止泻。

2. 辨证施治

（1）寒湿证　补脾经300次，补大肠、推三关、揉外劳宫各100次，逆时针摩腹5分钟，揉脐及天枢100次，按揉脾俞、胃俞、大肠俞，每穴各100次，揉龟尾、推上七节骨各100次，捏脊5~7遍。

（2）湿热证　清脾经、清胃经、清大肠、清天河水、退六腑、揉脐及天枢、推下七节骨各100次，揉龟尾300次，顺时针摩腹5分钟。

（3）伤食证　揉板门、补脾经各300次，清胃经、清大肠、运内八卦、揉脐及天枢、揉中脘、揉龟尾、推下七节骨各100次，顺时针摩腹5分钟。

（4）脾虚证　补脾经300次，补大肠、推三关各100次，逆时针摩腹5分钟，揉脐100次，揉脾俞、胃俞、大肠俞、足三里等穴各100次，推上七节骨、揉龟尾各100次，捏脊5~7遍。

（5）脾肾阳虚证　补脾经、补肾经各300次，推三关、补大肠、揉外劳宫、揉百会各100次，逆时针摩腹5分钟，揉脾俞、肾俞、大肠俞等穴各100次，揉脐、推上七节骨、揉龟尾各100次，擦命门、八髎，以透热为度。

【注意事项】

1. 推拿适用于无明显脱水和酸中毒的腹泻患儿。

2. 注意饮食卫生，防止病从口入。

3. 乳贵有时，食贵有节，节制乳食，忌时饥时饱、过凉过热。

4. 泄泻期间，应食易消化和清淡之品，不食油腻之物；病后应加强营养。

5. 如在患病期间出现脱水或者中毒等症状时，宜抓紧时间配合中西药物治疗。

【按语】

泄泻是儿科疾病中仅次于呼吸道感染的第二类常见多发病，如治疗不及时，迁延日久可导致营养不良，影响小儿生长发育。推拿治疗小儿泄泻，无用药之苦，易于被患儿接受，疗效显著。对因细菌、病毒等感染引起的泄泻，应注意针对病因配合中西药治疗。

项目四　遗　尿

遗尿是指 3 岁以上小儿不能自主控制排尿，睡中小便自遗、醒后方觉的一种病症，俗称"尿床"。本病常反复发作，偶尔可延长至 10 岁以上，虽然预后较好，但在一定程度上影响患儿的身心健康和生长发育。

中医学认为，本病为肾气不足、下元虚冷或病后体弱，脾肺气虚致三焦气化不利，肺、脾、肾三经之气不固，膀胱失约而成。少数因肝经湿热，疏泄失常，热迫膀胱，膀胱不藏而引起。

西医学认为，兴奋、惊恐、过度疲劳，或对新环境不适应而精神紧张，或缺乏照顾，或膀胱容量小等原因均可导致膀胱括约肌功能失调而发生遗尿。

【诊断】

1. 发病年龄在 3 岁以上。

2. 以睡眠中不自主排尿、醒后方觉为主要临床表现，可伴有神疲乏力，腰腿酸软，记忆力减退或智力较差，小便清长，舌淡，苔少，脉细等肾气不足的征象；或自汗，面色萎黄，气少懒言，食欲不振，大便溏薄，舌淡，苔薄白，脉细等肺脾气虚的征象；或尿量不多，气味腥臊，尿色较黄，平时心情急躁，夜间梦语龄齿，舌红，苔黄腻，脉弦细等肝经湿热征象。

3. 尿常规及尿培养无异常，部分患儿腰骶部 X 线摄片可见隐性脊柱裂。

【治疗】

1. 治疗原则　温肾固涩。虚证辅以健脾益气，实证佐以疏肝清热。

2. 辨证施治

（1）下元虚冷证　补肾经、补脾经、推三关、揉外劳宫各 300 次，按揉百会 100 次，逆时针摩腹 5～10 分钟，揉脐、揉丹田、按揉肾俞各 100 次，横擦腰骶部，以透热为度。

（2）肺脾气虚证　补脾经、补肺经、揉外劳宫、补肾经各 300 次；按揉百会，揉气海、关元各 100 次；揉肺俞、脾俞、肾俞、膀胱俞等穴各 100 次；按揉足三里 100 次；横擦腰骶部，以透热为度。

（3）肝经郁热证　清肝经、清心经、清小肠、清脾经、补肾经各 300 次，按弦走搓摩 30 次，揉三阴交、推涌泉各 100 次。

【注意事项】

1. 合理安排患儿的生活，并坚持排尿训练，培养定时排尿的习惯。

2. 注意饮食。晚餐宜少盐饮食，临睡前 2 小时内不饮水，少吃或不吃流质类食品。

3. 注意劳逸结合。白天不宜让患儿过度疲劳，睡前不要过度兴奋。

4. 注意心理疏导，鼓励孩子树立信心，切忌打骂、责罚患儿。

【按语】

3 岁以下儿童，由于脑髓未充，或正常的排尿习惯尚未养成而尿床者不属于病理现象。个别儿童因贪睡，或懒卧不起而致尿床，只需定时唤醒排尿，不需治疗。若因膀胱、尿道及附近器官炎症，包茎，蛲虫病，骨髓炎，大脑发育不全等引起的遗尿，需积极治疗原发病。

项目五　小儿肌性斜颈

小儿肌性斜颈是以患儿头向患侧歪斜，颜面和下颌旋转向健侧为主要临床表现的一种常见儿科运动系统疾病。多由先天胎位因素（脐带绕颈或在胎内头部总向一侧偏斜等），或分娩时胎位不正、产伤，或一侧胸锁乳突肌感染性肌炎、外伤等所致。

中医学认为，本病是由于先天胎位不正或后天损伤导致气滞血瘀或气虚血瘀而发，属于"项痹"范畴。

【诊断】

1. 有先天性胎位不正或胸锁乳突肌后天损伤病史。

2. 头向患侧歪斜，颜面和下颌转向健侧，可伴胸锁乳突肌中下部质地较硬、大小不一的结节状、条索状或骨疣样肿块。

3. 检查可发现头部畸形，颜面及双眼大小不对称，后期可出现脊柱畸形（以颈胸椎侧凸为多），颈项活动受限。

【治疗】

1. 治疗原则　软坚散结，理筋整复。气滞血瘀者辅以活血化瘀；气虚血瘀者佐以益气补血，活血化瘀。

2. 基本操作

（1）患儿取仰卧位，用拇、食、中指或拇、食指揉患侧肿块部位或整个胸锁乳突肌3分钟；拿捏患侧胸锁乳突肌5分钟。

（2）自患侧胸锁乳突肌起点至止点做推抹法2分钟。

（3）拿揉斜方肌等颈项部相关肌群及健侧肌群3分钟。

（4）按揉风池、翳风、天柱、肩井、缺盆等穴各0.5分钟；自上而下按揉颈椎棘突15~20遍。

（5）双手托住患儿头部，做颈项部前屈、后伸、左右侧屈的被动运动，反复操作3~5次；一手扶住患侧肩部，另一手扶住患儿头顶，将患儿头部向健侧肩部扳动，逐渐拉长患侧胸锁乳突肌，以患儿能忍受为度，每次持续1~3分钟，反复操作3~5次。

【注意事项】

1. 早期诊断，早期治疗，疗效较好。

2. 注意姿势矫正。家长应在怀抱、喂奶、嬉戏或睡眠等日常生活中，采用垫枕、玩具吸引等方法使患儿头向健侧，颜面和下颌向患侧扭转，以纠正畸形。

3. 注意孕期检查，及时纠正不良胎位，可大幅度降低发病率。

4. 不宜过早直抱婴儿，以防发生姿势性肌性斜颈。

【按语】

小儿肌性斜颈早期推拿治疗有很好的疗效。治疗期间可配合中药热敷（伸筋草、海桐皮、红花、当归、威灵仙、透骨草等），每日2次，每次约15分钟。如果病程超过1年，且畸形明显者，可考虑外科手术治疗。

项目六　小儿脑瘫

小儿脑瘫是指出生前到出生后1个月内，因各种原因所导致的非进行性脑损伤，以中枢性的运动障碍及姿势异常为主要临床表现，可伴有智力低下，视、听及言语功能障碍和行为异常。其病变部位在脑，主要病理变化是中枢神经的发育异常和脑实质的破坏性病变。

中医学认为，本病多由先天不足、后天失养、脑部损伤等因素所致。古人称之为"五软""五迟"。

西医学认为，造成脑瘫的发病原因十分复杂，产前、围产期和产后的多种致病因素都与脑瘫的发病有关。产前因素主要有孕期感染、宫内发育迟缓、多胎妊娠等；围产期因素主要有早产、异常分娩、围产期窒息、低出生体重等；产后因素主要有核黄疸、感染性疾病、颅脑损伤、癫痫抽搐、喂养不当等。

【诊断】

1. 婴儿期出现中枢性运动障碍，病情稳定，非进行性。

2. 发育及运动迟缓。

3. 异常姿势，如持续头背屈、斜颈、四肢痉挛、手喜握拳、拇指内收、剪刀步和角弓反张等。

4. 肌力低，肌张力增高、降低或混乱。

5. 反射异常。原始反射延迟或消失，保护性反射不出现或减弱，可出现病理反射。

6. 临床可根据需要进行 MRI、CT、脑电图及脑血流图等检查以帮助确诊。

【治疗】

1. 治疗原则　开窍益智，强筋健骨。虚证治以健脾益气，滋养肝肾，填精补髓；实证佐以化痰祛瘀，通经活络。

2. 基本操作

（1）俯卧位　自下而上用掌摩脊柱3~5遍；用拇指指腹自上而下按揉夹脊穴及足太阳膀胱经背部第一、第二侧线各3~5遍；擦肾俞、命门、腰阳关、八髎等穴，以透热为度；振命门1~2分钟。

（2）仰卧位　一指禅推印堂至百会5~8遍；开天门、推坎宫、揉太阳各100次；点按攒竹、太阳、阳白、神庭、头维、玉枕、风池、天柱、风府、哑门、肩井、缺盆等头面颈项部诸穴各0.5分钟；摩囟门1分钟，掌振百会1分钟；拿五经、拿颈项各3~5遍；轻柔地滚瘫痪上肢或下肢，同时配合相应关节的被动运动，每侧肢体操作8~10分钟；点按肩髃、肩髎、曲池、手三里、外关、合谷、环跳、血海、委中、阳陵泉、丰隆、承山、足三里、三阴交、昆仑、涌泉等穴各0.5分钟；自上而下轻柔地拿瘫痪肢体3~5遍；适度地摇、拔伸或扳瘫痪肢体的相应关节，以矫正畸形。

3. 辨证施治

（1）肝肾亏虚证　在基本操作的基础上，补脾经、补肾经各300次，清肝经、揉小天心、按揉四神聪各100次；重点按揉肝俞、脾俞、胃俞、肾俞、膀胱俞等穴各100次，捏脊 5~7 遍；横擦腰骶部，以透热为度。

（2）痰瘀交阻证　在基本操作的基础上，延长瘫痪肢体的操作时间 15 分钟；补脾经、清肺经各 300 次，清胃经、揉天突、揉膻中各 100 次。

【注意事项】

1. 早期诊断，早期治疗，疗效较好。
2. 加强护理，合理安排患儿饮食。
3. 让患儿进行合理的功能锻炼，如日常生活动作训练、言语训练和预防肌肉挛缩训练等，以培养生活自理能力。

【按语】

小儿脑瘫是儿童致残的主要疾病之一，尚无治愈的特效药物和方法。推拿是治疗小儿脑瘫的主要疗法，适用于 5 岁以下的患儿。早发现、早确诊、早治疗是本病治疗的关键。治疗时要注意进行合理的功能锻炼和认知功能开发，做到长期坚持、综合治疗。

复习思考

1. 小儿发热的诊断要点有哪些？如何辨证施治？
2. 小儿咳嗽的临床分型有哪些？各型如何推拿治疗？
3. 泄泻的形成原因及治疗原则是什么？
4. 遗尿的诊断要点有哪些？如何辨证施治？
5. 小儿肌性斜颈的主要临床表现有哪些？推拿治疗的基本操作如何？
6. 小儿脑瘫的治疗原则是什么？推拿治疗的基本操作如何？

扫一扫，知答案

扫一扫，看课件

模块十
康复科疾病

【学习目标】
1. 掌握康复科常见疾病的概念、诊断和推拿治疗。
2. 熟悉各病的病因病机、注意事项和不同证型的辨证论治。

康复医学以恢复伤残病员的机体功能为目的，针对某些疾病在临床治愈中往往并不伴随着机体功能恢复的实际性问题，采取多种方法促进患者机体功能恢复或功能代偿，防止后遗症的发生与发展，减少残疾，努力达到残而不废。推拿疗法是康复医学中一种常用的康复手段，本章所述康复病症，也是推拿临床常需推拿治疗的病症。通过推拿治疗可以为伤残病患的功能恢复创造条件，为功能锻炼提供方便。此外，推拿具有舒筋活血、通络镇痛、镇静安神等功效，对患者的精神康复也大有益处。

项目一　偏　瘫

偏瘫又称"半身不遂"，多因脑血管意外所致，是以一侧肢体瘫痪、口眼㖞斜、舌强语涩为主要临床表现的一种病症。多见于有高血压病史的老年人，古称"中风""卒中""偏枯"。

西医学认为，本病多数是脑血管意外的后遗症，主要由高血压和动脉硬化引起，心脏病、糖尿病、高血脂等也是常见的易发因素。

中医学认为，本病是由中于风邪所引起。《诸病源候论》指出："中风者风气中于人也。"不论是外感之风或者内动之风，必以肝木为之内应。肝喜条达，肝阳易升，肝气以疏泄为顺。若肾阴不足，或肝血亏损，则可致肝阳上亢，肝风内动，气血逆乱，上扰清窍，神明不能自主，故患者出现意识模糊，神志不清。肝主筋藏血，血虚阴亏，筋脉失养，因而口眼㖞斜，舌强语涩，肢体偏废不用。

【诊断】

1. 以一侧肢体瘫痪无力、口眼㖞斜、舌强语謇等为主要症状。初期患肢可出现软弱无力、感觉迟钝或稍有强硬、功能活动受限等症状，后期患肢逐渐趋于强直挛缩。患侧肢体姿势常发生改变或出现畸形等。

2. 血压、神经系统、眼底、脑部 CT、脑部核磁共振等检查可发现异常。

3. 检查肌力、关节功能活动范围、感觉及肌肉萎缩程度等，可判断疾病的轻重。

【治疗】

1. 治疗原则　舒筋通络，行气活血。

2. 基本操作

（1）头面颈项部操作　①患者取坐位或仰卧位。推印堂至神庭 1～2 分钟；一指禅推、抹、按、揉印堂、睛明、阳白、鱼腰、太阳、四白、迎香、下关、颊车、地仓、人中等穴，往返操作 1～2 次或每穴 1～2 分钟；扫散头部两侧 15～20 遍；拿五经、擦面部各 1～2 分钟。②患者坐位或俯卧位。拿揉颈项部两侧 2～3 分钟；按揉风府 0.5～1 分钟，拿揉风池 5～7 次，拿肩井 5～10 次。

（2）上肢部操作　①患者取坐位或侧卧位。沿患肢外侧、前侧、内侧往返㨰 2～3 分钟，以肩关节、肘关节及其周围组织为重点治疗部位，同时配合患肢外展和肘关节屈伸的被动活动；按揉曲池、尺泽、手三里、合谷等穴各 1 分钟；推抹腕部、手背、手掌各 1 分钟；理五指 1～2 分钟，同时配合腕关节及指间关节屈伸的被动活动；捻五指 1～2 分钟，配合拔伸手指 1 分钟。②患者取坐位。㨰患侧肩胛骨周围及颈项部两侧 2～3 分钟，配合患肢向背后回旋上举及肩关节外展内收等被动活动；拿揉上肢 3～4 遍，配合活动肩、肘、腕关节；摇肩、肘、腕关节各 5～6 遍；搓患侧上肢 2～3 遍；抖患侧上肢 10～20 次。

（3）背部及下肢部操作　①患者取俯卧位。自上而下按揉脊柱两侧 2～3 遍，以天宗、心俞、肝俞、胆俞、脾俞、胃俞、肾俞等穴为重点；㨰脊柱两侧 2～3 分钟；㨰臀部、大腿后部和小腿后部各 1～2 分钟，以腰椎两侧、环跳、殷门、委中、承山及跟腱部为重点，同时配合腰部后伸和患侧髋关节后伸的被动活动。②患者取仰卧位。拿揉患肢向下至踝关节及足背部 2～3 分钟，以伏兔、膝眼、足三里、解溪等穴为重点，配合髋、膝、踝关节的被动屈伸和下肢的内旋活动；拿揉委中、承山、解溪等穴各 1～2 分钟；按揉风市、梁丘、膝眼、阳陵泉、解溪等穴各 1 分钟；搓下肢 1～2 分钟。

3. 辨证施治

（1）肝阳上亢证　在基本操作基础上沿督脉和膀胱经自上而下推腰背部 2～3 遍；自

上而下按揉膀胱经诸背俞穴 2~3 遍；推桥弓 10~15 遍；擦腰骶部 2~3 分钟。

（2）气滞血瘀证　在基本操作基础上加一指禅推、按揉上脘、中脘、下脘、气海、关元等穴各 1 分钟；摩腹 5 分钟；按揉百会、足三里等穴各 1 分钟；擦督脉 2~3 分钟。

【注意事项】

1. 情绪要稳定，生活要有规律，忌烟酒，忌食生冷辛辣及脂肪过多的食物。

2. 病情好转后，患者应及时进行功能锻炼，促进肢体功能的恢复。锻炼时注意循序渐进，持之以恒，不可过度疲劳。

3. 可配合中药、针灸、理疗等治疗方法。

4. 注意保持身体清洁，加强压疮的防治。

【按语】

本病病程的长短与康复有直接关系。所以，尽早对本病进行推拿治疗是十分重要的。一般认为，本病在病情基本稳定（约 2 周）后，便可推拿。治疗应以"治痿独取阳明"为指导，重点在手、足阳明经施术，其次是膀胱经。病程在半年以内者为初期，治以活血化瘀为主；半年以上者为后期，治以补益气血为重，以扶正固本、强筋壮骨。病程若在 1 年以上者，则推拿效果较差。

项目二　脊髓损伤后遗症

脊髓损伤后遗症是指因各种不同伤病因素导致脊髓损伤，引起损伤水平以下出现运动、感觉和自主功能障碍的临床综合征。

通常将脊髓损伤引起受累平面以下肢体发生的瘫痪称为截瘫。损伤在颈膨大及其以上者，上下肢均出现瘫痪，称为高位截瘫；损伤在颈膨大以下者，不论损伤平面在胸段或腰段，肢体瘫痪仅出现于下肢，称为低位截瘫。

脊髓损伤又可分为外伤性和非外伤性。外伤性脊髓损伤又分为开放性损伤和闭合性损伤。开放性脊髓损伤多由战时火器外伤引起，闭合性脊髓损伤多由交通事故、高处坠落、重物压砸、房屋倒塌等意外事故引起，常伴有脊椎骨折与脱位等严重并发症。此外，脊椎骨结核、肿瘤及椎间盘突出等非外伤性病症，也可损伤或压迫脊髓。

临床上根据脊髓损伤的程度分为脊髓休克、脊髓受压、脊髓破坏 3 种病理改变。损伤了脊髓内锥体束（中枢神经元）可产生痉挛性瘫痪，损伤了周围神经元可产生弛缓性瘫痪：①脊髓休克：脊髓无明显的器质性损伤，脊髓周围也无压迫性水肿及其他占位性病变，仅出现暂时性神经中断，损伤平面以下发生弛缓性不完全瘫痪，一般在 1~3 周后可逐渐恢复。②脊髓受压：属继发性损伤，可由移位的椎体、骨碎片、异物、突入的椎间盘及增生肥厚的黄韧带等形成对脊髓神经的机械性压迫；也可由硬膜内或硬膜外出血，引起硬膜内、外压力增高而压迫脊髓。脊髓受压后，局部组织发生充血、水肿，引起血运障碍，水肿加重，可使脊髓受压进一步加重（1~2周）。如果这些压迫因素能及时消除，脊髓功能可以完全或大部分恢复。否则，脊髓因血液循环障碍就会发生萎缩、缺血性坏死、液化及瘢痕形成，造成永久性瘫痪。③脊髓破坏（脊髓本身器质性损害）：脊髓完全横断，神经细胞受到破坏，神经纤维束断裂，脊髓内出血和血肿，出现不可恢复性终生瘫痪。

中医学认为，脊髓损伤使督脉受损。督脉有统帅全身诸阳经经气的作用，督脉受损，阳气不足，则发生截瘫。

【诊断】

1. 一般有严重的外伤史或脊柱损伤病史。

2. 感觉障碍。损伤平面以下部位的浅、深感觉消失。临床重点检查痛觉和关节位置觉，可以根据其感觉丧失平面来推断损伤部位及病情的进展。

3. 运动功能障碍。肌力减弱甚至消失。痉挛性瘫痪者肌张力增高，弛缓性瘫痪者肌张力减弱。截瘫时间较长可发生肌肉萎缩、无力和关节僵硬。

4. 反射检查。痉挛性瘫痪损伤平面以下生理反射亢进；弛缓性瘫痪生理反射消失。

5. 大、小便失禁。

6. 自主神经系统功能发生紊乱，出现高热、无汗、大便秘结等症状。

7. 病变部位 X 线正位与侧位片可显示椎骨骨折、脱位等病变的部位、性质和程度；CT 检查可以确定病变的位置、形态与范围，为治疗方案的确立提供确切依据。

【治疗】

脊髓损伤经过前期的手术和药物治疗，病情稳定，脊柱稳定，脊髓功能有所恢复，症状缓解后，即行推拿，可以促进患者肢体的功能康复，预防肌肉萎缩和关节僵直。

1. 治疗原则　补肾益气，温经通络，舒筋活血。

2. 基本操作　以胸腰段脊髓损伤为例。

（1）俯卧位　推背腰部两侧夹脊穴及膀胱经循行路线 3~5 分钟，术前可涂红花油等介质；点揉督脉循行路线两侧相应的夹脊穴和膀胱经腧穴 2~3 分钟；捏脊 5~7 次；擦腰骶部，以透热为度；自臀部开始按揉两下肢；拿捏两下肢 3~5 遍；㨰腰骶、臀及大腿后部各 2~3 分钟；点揉环跳、委中、承扶、承山等穴各 1 分钟。

（2）仰卧位　拿揉双下肢各 2~3 分钟；㨰双下肢各 2~3 分钟；弹拨足三里、阳陵泉、解溪等穴各 1 分钟；摇髋、膝、踝关节 5~8 次；屈伸髋、膝、踝关节各 2~3 次；

擦大腿前外侧、前侧与小腿前外侧各 2~3 分钟；捻五趾各 1~2 分钟。

3. 辨证施治

（1）气血虚弱证　在基本操作基础上加擦腰背两侧膀胱经 2~3 分钟；按揉腰背两侧膀胱经肺俞、心俞、肝俞、脾俞、肾俞、大肠俞等背俞穴各 0.5~1 分钟；点揉肾俞、八髎、长强穴各 0.5~1 分钟；拿肩井 5~10 次；拍打腰骶部 1 分钟。

（2）脾肾阳虚证　在基本操作基础上加摩腹 5 分钟；点振天枢、气海、关元等穴各 1 分钟；按揉曲池、合谷、足三里、三阴交、太溪等穴各 1 分钟；擦腰骶部，以透热为度。

【注意事项】

1. 应指导患者尽早进行各种功能锻炼。发病 1 周后即可开始上肢锻炼，3 个月后可练习坐起，然后学习扶拐站立、行走。

2. 可配合针灸、理疗和内服中、西药等治疗方法。

3. 加强心理治疗，鼓励患者鼓起生活勇气，树立战胜疾病的信心。

4. 注意保持身体清洁，加强压疮的防治。

【按语】

推拿通过刺激脊神经后支，达到促进损伤段脊髓神经修复的目的。治疗时手法要轻柔，尤其是对痉挛性瘫痪，以不引起肌肉痉挛收缩为度。弛缓性瘫痪手法的力度可以加大，以促进血液循环，使萎缩的肌纤维增粗，恢复肌力和神经功能。

项目三　骨及关节术后功能障碍

骨及关节术后功能障碍是指因外伤或疾病经手术治疗后关节出现不同程度的功能障碍，是临床常见的手术后遗症。通过推拿和自我锻炼等康复治疗，可在短期内使发生功能障碍的关节恢复基本功能。

骨及关节术后功能障碍，分为骨性和肌性（粘连性）两类。关节内骨折或手术后畸形愈合使关节面破坏，导致骨性关节功能障碍，妨碍关节活动。肌性关节功能障碍，如严重损伤，瘀肿较大，因血肿机化形成粘连；或是骨折迟缓愈合，疗程较长，不能如期进行各种功能活动；或是手法整复后，外固定过久；或切开复位不当导致内固定物松脱、断裂等，均妨碍功能恢复。

中医学认为，骨及关节术后功能障碍，主要是骨和关节术后气血不足、气滞血瘀所致。气血不足，不能荣养筋脉，则筋脉挛缩；气滞血瘀，关节周围组织不得濡养，则关节粘连，功能障碍。

【诊断】

1. 有骨折、骨病手术和内外固定病史。

2. 关节肿胀、疼痛、功能活动障碍，活动时疼痛加重。

3. 关节附近肌肉发生失用性萎缩，肌腱、韧带、关节囊发生粘连和挛缩。

4. X 线片排除骨与关节其他疾病。

【治疗】

1. 治疗原则　舒筋活络，松解粘连。

2. 基本操作　本节重点介绍肘关节、膝关节粘连性功能障碍的推拿治疗方法，其他关节的术后功能障碍可参照施治。

（1）肘关节　患者取坐位，由上而下㨰、拿、揉患肢各 3~5 分钟；按揉曲池、尺泽、曲泽、少海、小海、手三里、天井等穴各 1 分钟；摇肘关节、屈伸肘关节各 4~8 次；拔伸、扳肘关节各 1 分钟；弹拨筋结和挛缩处 2~3 分钟；抖患肢 1 分钟；擦肘关节，以皮肤发红或透热为度。

（2）膝关节　患者取仰卧位，由上而下推、拿、揉患肢各 2~3 分钟；从上至下㨰患肢 3~5 分钟；按揉梁丘、鹤顶、伏兔、血海、膝眼、阴陵泉、阳陵泉、足三里、委中等穴各 0.5~1 分钟；搓、揉患肢各 1~2 分钟；弹拨筋结和挛缩处 3 分钟；屈伸膝关节 4~8 次；拔伸、扳膝关节各 1 分钟；抖患肢 1 分钟；擦膝关节，以皮肤发红或透热为度。

3. 辨证施治

（1）气血虚弱证　在基本操作基础上加推腰背两侧膀胱经 2~3 分钟；按揉腰背两侧膀胱经肺俞、心俞、肝俞、胆俞、脾俞、胃俞、肾俞、大肠俞等背俞穴各 0.5~1 分钟；拿肩井 5~10 次；拍打腰骶部 1 分钟。

（2）瘀血阻络证　在基本操作基础上，肘关节患者加按揉肩髃、臂臑、手三里、外关、合谷等穴各 1 分钟；搓上肢 3~5 次。膝关节患者加按揉髀关、环跳、承扶、殷门、承山、太溪、血海、三阴交等穴各 0.5~1 分钟；拍打下肢前、内、外侧各 1~2 分钟。

【注意事项】

1. 应指导患者加强功能锻炼，促进肢体功能的恢复。

2. 推拿前应向患者做必要的心理疏导工作，增强患者治疗的信心和勇气，以便积极配合。

3. 可配合中药熏洗、针灸、理疗和热敷等治疗方法。

4. 施行扳法松解粘连后，肿痛有时会加重，宜外敷消肿止痛药物。

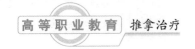

【按语】

骨及关节术后功能障碍的康复是一个漫长的过程，治疗时注意循序渐进，避免急于求成。手法应由轻到重、由点到面，切忌粗暴生硬。主动功能锻炼是促进关节功能恢复不可或缺的手段，要注意循序渐进，持之以恒。

项目四　肌萎缩

肌肉因营养不良发生形态萎陷或肌纤维减少甚至消失称为肌萎缩。肌萎缩属中医学"痿证"的范畴，临床主要表现为肌肉萎缩和瘫痪等症状。

西医学认为，肌萎缩的病因比较复杂，以肌组织自身的病变、神经受损或长期废用最为常见，因而可分为肌源性、神经源性及失用性3种类型。本病多见于多发性神经炎、急性脊髓炎、进行性肌萎缩、重症肌无力、周期性瘫痪、肌营养不良症、癔病性瘫痪及其他中枢神经系统感染并发轻瘫的后遗症。

中医学认为，本病主要是由于正气不足，感受温热毒邪，高热不退，或病后余邪未尽，低热不解，灼伤肺津，筋脉失于濡养，导致痿证发生；或湿热下注，浸淫经脉，阻碍气血的运行，使筋脉肌肉弛纵不收而成痿证；或者脾胃受纳运化失常，津液气血生化之源不足，筋脉肌肉失养，渐成痿证。先天禀赋不足，肾精肝血虚弱，病久体虚，伤及肝肾，也可致痿。

【诊断】

1. 肌源性肌萎缩

（1）近端对称性肌萎缩，但无感觉障碍。

（2）肌电图呈多相电位特征。

（3）实验室检查血磷酸肌酸激酶及同工酶明显增高。

2. 神经源性肌萎缩

（1）四肢肌肉萎缩无力，肌力减退。

（2）肌张力增高，腱反射亢进。

（3）周围神经受损所致的肌萎缩，有神经受损病史。

（4）肌电图显示有肌纤维颤动，运动单位电位数目减少。

（5）实验室检查。脑脊液检查有轻度蛋白量增高；尿肌酐排量减少，肌酸排量增高。

3. 失用性肌萎缩

（1）多见于老年人，长期卧床者，骨与关节损伤后用石膏、夹板长期固定者。

（2）局限性的肌萎缩及关节僵硬。

（3）X线摄片呈骨质疏松和脱钙表现。

【治疗】

1. 治疗原则　健脾补肾，益气养血，舒筋活络，活血化瘀。

2. 基本操作

（1）上肢部　患者取仰卧位，㨰肩及上肢部2～3分钟，同时配合患肢的被动运动；按揉肩髃、臂臑、曲池、尺泽、手三里、外关、合谷等穴各1分钟；推抹腕关节1分钟；捻掌指、指间关节2分钟；擦上肢部，以透热为度；搓上肢2分钟；抖上肢1分钟。

（2）胸腹部　患者取仰卧位，一指禅推或拇指按揉中府、云门、膻中、中脘、下脘、气海、关元等穴各1分钟；分推胁肋1分钟；摩腹5分钟。

（3）下肢部　患者取仰卧位，㨰下肢前侧、内侧、外侧3～5分钟，同时配合下肢的被动运动；拿揉下肢2～3分钟；按揉阳陵泉、足三里、上巨虚、下巨虚、解溪等穴各0.5～1分钟。患者俯卧位，㨰下肢后侧、外侧、内侧各3～5分钟，同时配合下肢的被动运动；拿揉下肢部2～3分钟；按揉环跳、居髎、承扶、殷门、风市、委中、承山等穴各0.5～1分钟；推下肢1～2分钟；抖下肢1分钟。

（4）腰背部　患者俯卧位，按揉肺俞、肝俞、胆俞、脾俞、胃俞、肾俞、命门等穴各0.5～1分钟；推背部膀胱经、侧击腰背部、拍打腰骶部各1～2分钟；擦背部督脉与膀胱经，以透热为度。

3. 辨证施治

（1）肺热津伤证　在基本操作基础上加点揉肺俞、风门、肩外俞、天宗、太溪、复溜等穴各0.5～1分钟；拿肩井5～10次；拿揉风池、侧击大椎穴各1分钟。

（2）湿热浸淫证　在基本操作基础上加点揉足三里、上巨虚、下巨虚、丰隆、三阴交等穴各1分钟；揉涌泉1分钟；按揉委阳、承山各1分钟。

（3）脾胃虚寒证　在基本操作基础上加按揉中脘、梁门、神阙、气海、关元、天枢、归来等穴各0.5～1分钟；振、颤中脘、建里、神阙等穴各0.5～1分钟。

（4）肝肾亏虚证　在基本操作基础上加点揉脊柱两侧华佗夹脊2～3分钟；擦命门，以透热为度；拿揉太溪1分钟。

【注意事项】

1. 应针对病因进行对症治疗。如周围神经受损引发的肌萎缩，恢复受损神经的功能是治疗的关键所在。

2. 鼓励患者增强治疗的信心，指导患者进行适当的功能锻炼。

3. 增加营养，给予高蛋白和富含维生素的饮食。适当给予 B 族维生素和维生素 E。

4. 较重患者可配合中药、穴位注射、针灸和头皮针等治疗方法。

【按语】

肌萎缩病因复杂多样，且往往错失病初的最佳治疗时机。因此，应树立持久治疗的信心。对本病来讲，确诊病因至关重要，如在全面治疗的同时，侧重治本，则功到自然成。推拿治疗可以促进人体经络气血循行，增强肢体代谢功能，增加肢体的营养供应，修复损伤神经组织，提高患肢神经的兴奋性，增加肌力，从而改善患肢的肌肉萎缩，增强患肢的运动功能。

项目五　截肢术后

截肢术是为挽救患者的生命而去除部分患肢或为安装假肢来改进肢体的功能而实施的手术。截肢术后有 10%～20% 的患者发生残端萎缩、疼痛、关节粘连和功能障碍，给患者的康复过程和残肢重建带来很多不利的因素。推拿有促进残端血液循环、减轻疼痛、恢复关节功能等作用，是截肢术后重要的康复治疗手段。

中医学认为，由于截肢手术耗伤了人体正气，正气不足，气血虚弱，不能荣养肢体，故残肢发生萎缩。同时，由于截肢手术使肢体的一部分丧失，损伤了分布于肢体的经络，导致经络气血不畅甚或不通，气滞血瘀，致使残肢发生疼痛和功能障碍。

【诊断】

1. 各种原因的截肢术后。

2. 残端发生萎缩、挛缩、肿胀和疼痛。

3. 残端关节发生术后功能障碍。

【治疗】

1. 治疗原则　舒筋活血，消肿止痛，松解粘连。

2. 基本操作

（1）上肢　患者取坐位，从上至下拿揉患肢 3～5 遍；按揉肩井、肩髃、肩髎、臂臑、曲池等穴各 1 分钟；点揉曲垣、天宗、风门等穴各 1 分钟；拿揉风池穴 2 分钟；摇肩关节 4～8 次；搓患肢残端 2 分钟；抖患肢 1 分钟；擦残端瘢痕 1 分钟，以皮肤发红或透热为度。

（2）下肢　患者取俯卧位，由上而下摅、拿、揉患肢各 3～5 遍；按揉髀关、风市、伏兔、血海、梁丘、膝眼、环跳、承扶、殷门、委中等穴各 0.5～1 分钟；搓揉患肢残端 2

分钟；抖患肢 1 分钟；拿揉残端 1 分钟。

3. 辨证施治

（1）气血不足证　在基本操作基础上加擦、按揉腰背两侧膀胱经各 2~3 分钟；两手拇指面着力，点揉肺俞、心俞、肝俞、胆俞、脾俞、胃俞、肾俞、大肠俞等背俞穴各 0.5~1 分钟。

（2）气滞血瘀证　在基本操作基础上加按揉腰背两侧膀胱经 2~3 分钟；两手拇指面着力，点揉肺俞、心俞、肝俞、胆俞、脾俞、胃俞、肾俞、大肠俞等背俞穴各 0.5~1 分钟；侧击腰背部 2~3 分钟；摇髋关节 4~8 次；屈伸、扳髋关节 1 分钟。

【注意事项】

1. 创造和谐、温馨的治疗环境，使残肢患者同正常人一样，感受到社会的温暖。

2. 操作时应倍加注意治疗方法和效果，手法宜轻柔，以点穴为主。对疼痛敏感患者，应以病变部位感觉舒适为度。

3. 治疗过程中，应与患者多进行语言交流和情感沟通，树立患者战胜病痛的信心。

4. 可配合针灸和中药熏洗。

5. 应在安装假肢基础上，加强功能锻炼，逐渐重建残肢的功能。

6. 对有破损的断肢残端局部，禁用推拿手法治疗。

【按语】

截肢术后治疗的重点之一是解决疼痛问题。推拿能提高大脑高级中枢识别信号的能力，改善残肢粘连、瘀血和水肿等症状，达到舒筋活血止痛的目的。

复习思考

1. 偏瘫的病因有哪些？推拿治疗的基本操作如何？

2. 脊髓损伤后遗症的临床表现有哪些？如何进行推拿治疗？

3. 骨及关节术后功能障碍的治疗原则是什么？推拿治疗的基本操作如何？

4. 简述肌萎缩推拿治疗的基本操作和辨证施治。

扫一扫，知答案

下篇　保健推拿与健体推拿

模块十一

保健推拿

扫一扫，看课件

【学习目标】

1. 掌握减肥、小儿保健和常见不适症状的保健推拿方法。
2. 熟悉全身保健推拿的常用体位、施术部位和操作手法。
3. 了解美容保健推拿的作用、操作流程、禁忌证和注意事项。

　　保健推拿也称保健按摩，是指术者运用推拿手法在人体的适当部位进行操作所产生的刺激信息，通过生理反射等方式对人体的神经体液调节功能施以影响，从而达到消除疲劳、调节体内内环境的变化、增强体质、健美防衰、延年益寿的目的。保健推拿施术手法颇多，动作轻柔，运用灵活，便于操作，适用范围甚广，不论男女老幼、体质强弱、有无病症，均可采用不同的施术手法进行保健推拿，但其主要适应对象是健康和亚健康人群。

　　近年来，随着经济的发展及人们生活水平和健康意识的不断提高，人们的保健需求也与日俱增，推拿作为一种古老的自然保健方法，在消除疲劳、恢复精力、提高睡眠质量、缓解慢性病痛、美容养颜等方面的效果得到广泛认可，保健推拿风行世界，各种保健推拿服务应运而生，康复保健专业机构、各大宾馆、饭店、休闲洗浴中心等纷纷开设保健推拿、减肥推拿、美容推拿、小儿保健推拿、运动推拿等业务，这种令人身心愉悦的保健方法以其自然舒适、无副作用等优势适应了人们的健康需求，具有广泛的市场和发展前景。

本章重点介绍全身保健推拿、减肥推拿、美容保健推拿、小儿保健推拿和常见不适症状保健推拿。

项目一　全身保健推拿

全身保健推拿是采用多种推拿手法对全身各部位分别按一定的顺序连贯进行操作，以达到保健目的的一种推拿方法。因地域差别、流派师承不同，全身保健推拿套路步骤和程序也存在较大差异。这里我们选择当前比较流行的实用的套路进行介绍，但在应用中不必拘泥，可根据实际需要进行顺序调整和步骤增减。

全身保健推拿施术多采用卧位，一般先仰卧位后俯卧位。仰卧位按头面、胸腹、上肢和下肢前部的顺序进行，俯卧位依次做颈项、肩背、腰臀和下肢后部。也可根据受术者的身体状况和要求选择一个或几个部位进行重点操作。

一、头面部

1. **开天门**　术者坐于受术者头前方，两手拇指指腹着力，交替从受术者两眉间印堂穴向上轮抹至神庭，反复操作6～10遍。

2. **分阴阳**　术者两手拇指指腹先从印堂沿受术者眉棱骨分推至太阳，再自前额正中线向两侧分抹，反复操作6～10遍。

3. **大鱼际揉前额**　术者五指微张开，用手掌大鱼际从受术者前额中线向两侧旋揉至太阳穴，反复操作6～10遍。

4. **按揉印堂**　术者一手扶住受术者头部，另一手拇指指腹在其印堂穴上轻轻揉动，顺、逆时针各6～10遍。

5. **揉运太阳**　术者双手食、中、无名指自然并拢，中指指腹分别置于受术者两侧太阳穴，顺、逆时针各揉运两侧太阳穴6～10遍。

6. **捏挤双眉**　术者两手拇指和食指指腹分别置于两眉上下相对用力，同时自眉头向眉梢捏挤受术者上眼眶皮肤，反复操作3～5遍。

7. **点按眼周穴位**　术者用两手拇指指腹点按受术者攒竹、鱼腰、丝竹空、瞳子髎、承泣、四白等穴各0.5～1分钟。

8. **推抹鼻翼至颧髎**　术者先用双手拇指指腹点按迎香穴30秒钟，然后自迎香经巨髎推抹至颧髎，反复3～5遍。

9. **分抹人中至地仓**　术者用双手拇指指腹自人中分抹至地仓穴，反复3～5遍。

10. **轮抹面颊**　术者屈肘，双手掌根置于受术者颞部，腕关节伸直，食、中、无名、小指指腹着力，依次弯曲食、中、无名和小指掌指关节，使四指指腹依次向上抹过面颊。

11. **搓揉耳郭**　术者以拇指指腹和食指中、末节桡侧着力搓揉两侧耳郭，然后向下轻轻揪拉耳垂，并让耳垂从指间滑脱，反复操作 3 ~ 5 遍。

12. **振耳**　术者用双手食指堵住受术者外耳道，振颤 10 ~ 15 秒，然后掌心对着外耳道，用双手掌相对轻拍受术者双耳郭 3 ~ 5 次。

13. **搓掌浴面**　术者将两手掌相对搓至发热后，轻贴在前额部，向下经眼区、鼻两侧和口唇轻摩至两侧面颊部，再自下而上经耳前轻摩到前额部，反复操作 3 ~ 5 遍。

14. **勾揉风池、风府**　术者两手中指分别摸到受术者两风池穴，同时向上勾点、揉风池穴，顺、逆时针各 6 ~ 10 遍；然后一手扶托受术者头部固定，另一手中指指腹摸到风府穴，向上勾点、揉风府穴 6 ~ 10 遍。

15. **拿、推五经**　术者一手五指张开呈鹰爪状，五指指尖立起，中指放于受术者前发际头部正中的督脉上，食指和无名指放于两边的膀胱经上，拇指与小指置于两侧的胆经上；从前发际开始，沿五条经脉循行线五指屈曲向头皮用力点按拿，然后松开五指并沿头皮向上向后推移 1 厘米左右，再次将五指向头皮用力点按拿，如此反复，一直点按到脑后高骨上缘，反复操作 6 ~ 10 遍；最后以指代梳，五指沿五条经脉从前到后梳头 6 ~ 10 遍。

注意事项：头面部按摩前应当着受术者面洗净并擦干手；指甲修短，保持整洁；上班前不吃葱、蒜、韭菜等气味大的食物；操作期间尽量不要说话，对于受术者询问的问题只做简短恰当的回答，也可戴口罩操作。

二、胸腹部

1. **按压双肩**　术者立于受术者头前方，双手掌根分别置于受术者双肩前侧，垂直向下用力按压 6 ~ 10 次。

2. **按揉中府**　术者立于受术者头前，用双手中指末节指腹同时按揉受术者两侧胸部外上方中府穴，反复操作 6 ~ 10 次。

3. **分推胸部**　术者立于受术者一侧，双手手掌平放于受术者胸部中央，紧贴胸部自上而下向两侧胁肋部分推 3 ~ 5 次（女性受术者不宜）。

4. **点按肾经胸部穴**　术者立于受术者一侧，用双手拇指指腹分别点按两条肾经的俞府、彧中、神藏、灵墟、神封、步廊穴各 6 ~ 10 秒。

5. **点揉期门、章门、京门**　术者立于受术者一侧，双手拇指指腹分别点揉两侧期门、章门、京门各 6 ~ 10 次。

6. **点按腹部穴位**　受术者仰卧，双膝屈曲，使腹部肌肉放松，术者一手无名指、中指、食指指腹同时点压上脘、中脘、下脘，另一手拇指和食指指腹分别点压两侧天枢，持续 1 分钟；再以一手食指、中指指腹点压两侧天枢，另一手食指、中指指腹分别同时点压气海、关元各 1 分钟，反复操作 3 ~ 5 遍。

7. 拿捏腹直肌 　受术者仰卧，双膝屈曲，腹部肌肉放松，术者以双手拇指指腹置于受术者腹肌一侧，其余四指置于腹肌另一侧，自上而下拿捏腹肌 3～5 遍。

8. 全掌揉腹 　受术者仰卧，双膝屈曲，术者双掌重叠置于脐部，顺时针按揉全腹 1～2 分钟。

9. 全掌摩腹 　术者用手掌在受术者腹部表面轻轻摩动，顺时针、逆时针方向各操作 3～5 分钟。

三、 上肢部

1. 推上肢 　术者立于受术者一侧，一手握持受术者手部，另一手手掌沿受术者上肢外侧向下直推至腕关节，再沿上肢内侧向上直推至腋下，反复操作 6～10 遍。

2. 拿揉上肢 　术者一手握持受术者手部，将其稍抬离床面，另一手拇指和其余四指相对用力从上至下拿揉受术者上肢肌肉（三角肌、肱三头肌、肱二头肌、前臂屈肌群、前臂伸肌群），反复操作 3～5 遍。

3. 按揉腕关节 　术者双手环握受术者手掌，双拇指放于其手腕背侧，用双拇指指腹交替按揉受术者腕关节 6～10 遍。

4. 点揉上肢穴位 　受术者屈肘，术者一手握持其手部，另一手拇指指尖分别点揉受术者曲池、手三里、内关、合谷、劳宫各 3～5 遍。

5. 推揉掌心 　术者双手环握受术者手掌使其背伸，双拇指放于其掌心，余指在掌背扶持作为支点，双拇指交替快速向手指方向推擦掌心 10 余次，然后捻揉手指 3～5 遍。

6. 摇手腕 　术者一手握住受术者手腕部，另一手手指与受术者手指交错，掌心相对，稍加拔伸后摇动受术者腕关节 3～5 遍。

7. 拔伸指关节 　术者一手握持受术者手腕部，另一手拇指和食指相对，逐个捻搓受术者手指，然后掌指、指间关节屈曲，张开食指和中指，以食、中指第 2 节逐一夹住受术者手指拔拉，再由指根向指尖迅速滑脱，并发出声响。

8. 抖动上肢 　术者一手握住受术者同侧手稍向指尖方向牵拉，引上肢向体侧成 45°并使其放松，然后进行连续小幅度的左右横向抖动 10～15 秒，使抖动波传到肩关节。

9. 摇肩关节 　术者用一手扶受术者肘部，另一手握住其手部，先顺时针后逆时针，环转摇动肩关节各 6～10 圈。

四、 下肢前部

1. 推下肢 　术者双手扶于受术者下肢前内和前外侧，从大腿根部向下推至踝部，反复操作 6～10 次，换另一侧同样操作。

2. 抱揉大腿 　术者双手抱住受术者大腿两侧，交替揉动，从大腿根部向下揉到膝部，反复 6～10 遍。

3. **点按足三里、血海、三阴交**　术者分别用两手拇指同时点按受术者足三里、血海、三阴交，每对穴持续 6～10 秒。

4. **揉拨胫骨前肌**　术者用单手拇指指腹或双手拇指指腹相对置于受术者胫骨前肌上，从上到下揉或弹拨 3～5 遍。

5. **叩击下肢**　术者用合掌击法或拳叩法击打受术者大腿和小腿内外两侧 3～5 次。

6. **推摩足背**　术者双手四指置于受术者足底，以双拇指指腹、大鱼际和掌根由踝部推摩至足趾部，反复 5～10 次。

7. **摇踝关节**　术者一手托住受术者踝关节下方，一手握住其足部做踝关节屈、伸及环转摇动，先顺时针后逆时针方向，反复 5～8 次。

8. **摇髋关节**　术者立于一侧，一手握住受术者小腿远端，另一手扶住膝关节，做顺、逆时针方向摇髋关节 6～8 遍。

五、　颈肩部

1. **拿揉颈项部**　受术者俯卧位，术者一手拇指与其余四指相对，拿揉其颈项部肌肉，上下往返操作 3～5 遍，然后绕到对侧换另一手操作。

2. **按揉棘突两侧**　术者将双手拇指指腹分别置于受术者颈部棘突两侧，自上而下点揉 3～5 遍。

3. **拿肩井**　术者立于受术者侧前方，将双手拇指分别置于受术者两侧肩胛冈上窝，其余四指放在肩前部，拿揉其颈肩部斜方肌、肩胛提肌等肌群，自内向外提拿、揉拿6～10 遍，然后绕到对侧同样操作。

4. **点压肩井、秉风、天宗穴**　术者以双手拇指指腹分别点压受术者两侧肩井、秉风、天宗穴各 1 分钟。

5. **拨肩背**　术者立于受术者头前，双手拇指指腹分别置于胸 2～胸 3 旁开一横指处进行弹拨。

6. **叩击肩部**　术者双手掌相对，五指自然屈曲分开，以小指尺侧端有节奏地交替叩击肩部 8～10 次。

六、　背腰部

1. **分推背腰部**　术者双掌置于受术者肩胛内侧并下压，双手鱼际或掌根分别外旋向两肋分推，边分推边向下移动至腰部，操作 3～5 遍。

2. **八字推脊柱**　术者立于受术者头前，一手拇指腕掌关节和腕关节伸直，另一手握住操作手手腕起稳定作用，拇指背伸，食指握拳屈曲呈八字形骑跨在脊柱上，拇指指腹桡侧面和食指近端指间关节桡侧面按于脊柱两侧，从胸1沿华佗夹脊穴连线推到腰5，反复推5~10遍。

3. 拨揉夹脊穴　术者立于一侧，双手拇指重叠从大椎下开始垂直于脊柱方向拨揉脊柱旁对侧夹脊穴，重点拨揉颈胸交界和腰段夹脊穴，一侧拨完换另一侧同样操作。

4. 按揉足太阳膀胱经　术者以单掌或双掌重叠，从肩背至臀部按揉受术者脊柱对侧足太阳膀胱经所过脊旁肌群1~3遍，换另一侧同样操作。

5. 擦背腰肌　术者以单手自上而下擦受术者背腰部2~3分钟。

6. 叩击背腰部　术者双手握空拳自上而下叩击受术者背腰部1~2分钟。术者十指蓄力微屈，自然张开，十指指腹连续有节律地叩击肩、背和腰骶部1~2遍。双掌呈虚掌同时或左右交替叩击肩、背、腰、臀和双下肢1~2遍。

7. 点按胸腰段夹脊穴　术者立于受术者头前，双手拇指指腹分别点按胸1~胸5夹脊穴各3~5秒，然后到一侧点按腰1~腰5夹脊穴各3~5秒。

8. 捏脊　术者拇指与其余四指呈钳形相对用力，从腰骶部向上夹捏提拿受术者夹脊穴处皮肤至大椎穴水平2~3遍。

9. 擦命门　术者单掌擦命门穴，以透热为度。

10. 擦八髎　术者以单掌置于受术者腰骶部八髎处迅速擦搓1分钟。

11. 推背腰　术者以单掌从肩部，沿脊柱两侧向下直推至腰骶部，每侧反复操作3~5遍。也可顺势经臀部一直推到跟腱部。

七、 下肢后侧部

1. 拨环跳　术者双手拇指重叠置于臀部，指腹着力弹拨以环跳为中心的臀部肌群15~30遍。

2. 搓揉臀部　术者双掌根分别按在受术者臀部两侧，向中间施力搓揉，以透热为度。

3. 按揉臀部及下肢后侧　术者单掌紧贴受术者臀部，用掌根自上而下有节律按揉臀部和下肢肌肉3~5遍。

4. 擦臀部及下肢后侧　术者一手小鱼际从受术者臀横纹处分内、后、外三条线带分别擦至踝部，每条线反复操作3~5遍。大腿后侧单手擦压力不够，可用前臂擦法代替。

5. 按压下肢穴位　术者用肘尖和拇指指腹分别按压受术者下肢膀胱经环跳、承扶、殷门、委中、承山等穴各30秒。

6. 拿下肢后侧　术者双手并拢，拇指张开与其他四指相对呈钳形，持续而有节律地提拿大腿后侧和内侧肌群、腓肠肌及跟腱，每侧操作3~5遍。

7. 叩击臀部及下肢后侧部　术者双手握空拳有节奏地叩击受术者臀部及下肢后侧部3~5遍。

8. **抱揉下肢后侧** 术者双手掌心相对置于受术者一侧下肢后侧肌肉，稍用力抱紧，自大腿上 1/3 处起，自上而下揉下肢后侧 3~5 遍。

9. **点揉昆仑、太溪** 术者将拇指和食指置于昆仑、太溪点揉 3~5 次。

10. **叩足跟** 术者单手半握拳用小鱼际尺侧叩击受术者足跟 3~5 次。

11. **搓推足底** 术者用单手掌快速搓推受术者双足底各 3~5 次。

项目二 减肥推拿

近年来伴随生活方式和饮食结构的改变，单纯性肥胖症的发病率呈不断上升趋势。肥胖不仅影响体型的美观，而且易诱发多种疾病，危害人的健康和长寿，因而各种减肥方法相继在国内外出现。推拿减肥不依靠任何药物，是运用中医传统的推拿手法在受术者体表进行按摩推拿，通过十二经脉及奇经八脉疏通经脉气血，调节脏腑功能，从而改善肥胖者脏腑经络气血不畅的病理状态，调节体内脂肪代谢，使过剩的体内脂肪逐渐消耗而达到减肥的目的。实践证明，减肥推拿不仅能减轻体重，重塑美好身材，还能调理多种脏腑功能紊乱，起到增强体质、养生保健作用，效果显著、安全持久，整个减肥过程自然而舒适，为越来越多的人所接受。

一、分部减肥推拿

根据各类肥胖人群的特点，将人体分为面部、颈部、上肢、胸腹部、腰臀部、下肢部 6 个部分，视肥胖者各部位脂肪堆积程度，有重点地选择一个或几个分部推拿减肥，使治疗具有一定的灵活性，适用于各种肥胖人群。其中腹部和背腰部应作为重点操作部位，因为腹部不但有脾胃等很多脏腑器官，也是许多经脉循行和汇集之处。中医学认为，腹部为五脏六腑之宫城，阴阳气血之发源；脾胃作为人体后天之本，所化生的气血精微，维持着人体正常的生理功能；脾胃又是人体气机升降的枢纽，只有清升浊降，方能气化正常。所以，对腹部推拿，不仅能活化腹部皮下脂肪，改善胃肠的蠕动功能，而且对全身组织器官起调整和促进作用。背部则有膀胱经和督脉，主营人体一身之阳气；五脏六腑之气皆输注于背；背俞穴皆位于背腰骶部膀胱经之上。通过手法作用于膀胱经，直接刺激了五脏六腑之背俞穴，既激发了人体的阳气又促进了五脏六腑的功能，从而起到调节脏腑、疏通经络的作用，使脏腑机能增强，有助于排出体内冗余的垃圾和毒素。

1. **面部**

（1）**指掐穴位** 两手食指分别掐揉攒竹、鱼腰、睛明、承泣、四白、迎香、瞳子髎、下关、颊车、地仓、人中、承浆穴各 0.5 分钟。

（2）**搓掌浴面** 将两手掌相对，搓至发热后轻贴在前额部，向下经眼区、鼻两侧、口唇轻摩至两侧面颊部，再自下而上经耳前轻摩到前额部，反复操作 10～15 遍。

（3）分阴阳　两手拇指桡侧对置于前额正中线上，反复自内向外沿眉弓上方分推至鬓角发际 20～30 次。

（4）切揉结合　①双手四指按压在前额部，由前额正中向两侧太阳穴切揉。②双手四指由瞳子髎穴切揉至率谷穴。③双手四指由鼻根两侧切揉至太阳穴。④双手四指由迎香穴切揉至耳前。⑤双手四指由承浆穴经地仓、颊车切揉至下关穴。以上每项各做 3～5 次。

2. 颈部

（1）推摩风池　受术者俯卧位，术者一手食、中指放于同侧风池穴上，用力向对侧风池穴推，再拉回原风池穴，来回推摩 10 次。

（2）推摩项部　一手食、中、无名三指放于同侧风池上，向下推摩到定喘穴后，再回到风池穴，往复为 1 次，摩动 10 次。再以同样手法，另一手于同侧来回摩动 10 次，之后做对侧。

（3）勾点风池　术者两手中指分别摸到受术者两风池穴，同时向上勾、点、揉风池穴5 次，力量以有得气感为度。

（4）推桥弓　受术者取仰卧位，术者坐于受术者头顶方，一手固定受术者头部，另一手食、中、无名三指指腹着力，从翳风穴向下沿胸锁乳突肌推向缺盆穴，每侧反复推 10 次。

3. 上肢部

（1）提拿三角肌。一手五指张开拿住三角肌向上提拿，拿起时稍用力捻压组织，反复操作 10～15 次。

（2）捏拿上肢。一手五指从上至下拿揉受术者上肢肌肉（三角肌、肱三头肌、肱二头肌、前臂屈肌群、前臂伸肌群）10～15 遍。

（3）按揉穴位。拇指按揉两侧肩髃、臂臑、曲池、内关、外关等穴各 1 分钟。

（4）捏拿合谷穴 1～2 分钟。

4. 胸腹部

（1）拿揉胸大肌　术者双手拇指和其余四指拿住两侧胸大肌，从上至下捏拿按揉 30～50 次。再用双手拇指指腹自上而下按揉胸骨两侧 10 次。

（2）按揉胸部　术者两手掌平放两侧胸前，从锁骨下开始至肋弓为止，反复旋转按揉10 遍；然后再用双掌从前胸中部向两侧分推，从上至下重复 20～30 次。

（3）环摩脐周　两掌搓热，趁热一手掌置于脐上，顺、逆时针方向从小到大，再从大到小，稍用力摩腹各 2～3 分钟。

（4）提拿腹肌　一手提拿中脘穴处肌肉，另一手提拿气海穴处肌肉，提拿时面积宜大，力量深沉，拿起时可加捻压动作，放下时动作应缓慢，反复操作 20～30 次。

（5）推擦腹部　双掌自胁下向腹部用力推擦，以透热为度。

（6）拿胁肋　双手从胁下由上向下拿胁肋部肌肉，一拿一放，拿起时亦应加力捻压，反复操作 20~30 次。

（7）分推腹阴阳　两手四指分别置于剑突下，自内向外下方，沿季肋下缘分推 20~30 次。

（8）按揉穴位　按揉上脘、中脘、神阙、气海、关元、天枢等穴各 0.5 分钟。

5. 腰臀部

（1）直推背腰部　术者双掌直推背腰部 5~10 次。

（2）拨揉背俞穴　术者双手拇指重叠拨揉膀胱经背俞穴，以心、肝、脾、胃、肾俞为主，反复 5~10 遍。

（3）按揉背腰　术者双掌重叠或用前臂从上至下按揉背腰部 5~10 遍。

（4）横擦腰骶　单掌横擦腰骶部，以透热为度。

（5）揉臀肌　用拳或肘部置于两侧臀部，做顺、逆时针方向旋转揉动各 20~30 次。

（6）拿揉臀部　两手拇指与其余四指相对用力捏拿两侧臀部肥胖处，用力要稍重，捏拿时可用力捻压，然后再缓缓放下，反复操作 20~30 次。

（7）弹拨股外侧　拇指由上向下沿臀部向大腿后外侧弹拨 10~15 次。用力要由轻到重，使局部有酸胀感。

（8）拍打腰臀　两手握空拳叩击腰臀部 3~5 分钟，可加速代谢、分解脂肪。

6. 下肢部

（1）拿下肢。虎口张开，置于大腿后内侧，从上向下用力提拿内侧和后侧肌肉至膝部，往返 10~15 次，左右交替。

（2）推膀胱经。双手掌根用力自臀部沿膀胱经推至委中穴，10~15 次。

（3）掌击大腿。双手掌根用力自上而下击打大腿内、外侧肌肉，往返 8~12 次。

（4）直推下肢。术者单手掌从臀横纹直推至小腿 5~8 遍，在大腿后侧以掌根着力，到腘窝和小腿换成虎口着力，每侧反复推 10~15 次。

（5）弹拨足三里、三阴交。拇指指端先按揉足三里、三阴交各 1 分钟，然后稍用力各弹拨 8~12 次。

（6）按揉承扶、殷门、丰隆、阴陵泉、血海、委中、承山、太溪、昆仑等穴各 0.5 分钟。

（7）抱揉下肢。术者双手自上而下抱揉下肢后侧 5~10 遍。

二、 全身减肥按摩

1. 整体按摩　按摩减肥主要是在肥胖者的腹部、四肢、肩部、腰背部及臀部等部位施术。在对以上部位进行按摩之前，先做两节整体按摩，使其进入按摩状态。因此，这两节操作应缓慢轻柔，并逐渐加大力度与速度。

（1）受术者俯卧，术者立于左侧，两中指相对，全掌着力从臀部沿脊椎向上推按至颈部；双手指尖向上、向外旋转180°，沿肩胛骨按摩至两腋窝内侧；手竖位向下推抹回臀部。如此反复8～10次。

（2）体位同上，术者立于左侧，两拇指相对，由尾骨两侧沿脊椎两侧用力慢推至大椎；然后食、中、无名和小指分别勾住左、右肩胛提肌迅速向下推；再以全掌着力，沿脊椎两侧用力推至臀部。如此反复8～10次。

2. 肩部按摩　受术者俯卧，术者立于其头侧。

（1）双手拇指分别置于两肩背部，食、中、无名、小指四指放于两肩上，虎口卡住两肩三角肌部位，同时向内旋推至颈部，然后用力推抹返回。如此反复10～12次。

（2）双手指尖向下扣于两肩三角肌处，沿肩胛骨从外向内用力旋推至颈部，然后分别沿两肩向两侧用力推按至三角肌。如此反复10～12次。

（3）右手拇、食和中指三指分别从大椎沿颈椎两侧向上旋推至风池穴，点揉风池6次后，将拇、食和中指三指迅速滑至大椎两侧。如此反复6～8次。

（4）双掌着力扣于颈部两侧，从颈部向下推至肩胛骨下缘，再沿肩胛骨外缘用力拉抹回颈部。如此反复10～12次。

（5）双手置于颈部两侧，拇指在上，余四指在下，拿肩胛提肌；自颈部两侧沿两肩、上臂至肘部拿按，然后沿原路拿按返回原位。如此反复6～8次。

（6）双手微握拳，拇指、小指略伸直，呈马蹄状，以拇指、小指和大、小鱼际外侧着力击两肩和两臂。如此反复6～8次。

3. 背部按摩　受术者俯卧，术者立于其左侧。

（1）双手平扣于颈下，全掌着力，沿肩胛骨边缘由内向外旋推，再拉按回原位。如此反复10～12次。

（2）双手握空拳扣于背部，前后交错搓按背部30～40次。

（3）微握拳，指腹与大、小鱼际对称着力，腕部放松，反复捏背部30～40次。

（4）双手握空拳，叩击背部30～40次。

（5）双手叠掌用力由骶部推至颈部，再从右臀推至右肩、左臀推至左肩。如此反复6～8次。

4. 腰部按摩　受术者俯卧，术者立于其左侧。

（1）双手大、小鱼际着力，分别交错从腰部两侧向中央快速推按5～10次。

（2）肘尖部着力于腰椎两侧环揉并点压20～30次。

（3）双手握空拳，交替叩击腰椎两侧50～60次。

（4）掌摩或揉腰部，以透热为度。

5. 臀部按摩　受术者俯卧，术者立于其左侧。

（1）双手置于骶尾椎两侧，全掌沿臀大肌用力推抹至腹股沟中部，大、小鱼际托住臀部，以暴发力快速用力向上推按返回原位。如此反复 16～20 次。

（2）双手分别向手背方向用力绷直，虎口张开扣于臀部，手掌和大鱼际着力，前后交替向上推按臀部 30～50 次。

（3）右手拇、食指指腹同时按揉尾骨两侧 20～30 次。

（4）掌根按揉臀部两侧 30～40 次。

（5）手握空拳交替叩击臀部 50～60 次。

6. **收式**　体位同上，术者叠掌，从两侧臀部和尾部至肩、颈部分 3 条线往返按压6～8 遍。

项目三　美容保健推拿

中医学认为，"十二经脉，三百六十五络，其血气皆上于面走空窍"。各种行之有效的美容推拿手法，虽作用于头面，但可通达肌腠，促进体内气血的运行，增强脏腑功能，从而使人体表里气血充盈，肌肤显示出自然健康的色泽和弹性。所以，面部按摩自古以来就被养生学家用于美容驻颜。现代研究证实，面部手法具有促进局部血液循环，改善皮肤组织新陈代谢，调节皮脂腺和汗腺分泌，增强皮下纤维组织弹性而防止皮肤松弛，促进皮肤对护肤品的吸收等作用。美容业内专家认为，按摩手法之功效占整个皮肤护理功效的60%。本节主要介绍现代常用面部美容保健推拿方法，与全身保健推拿头面部手法的区别在于，前者更侧重于经络和穴位，本节更多的是顺肌肉纹理走向的操作。

一、操作流程

1. 双手中指、无名指并拢，从额中部开始，由下向上再向左右两侧揉至两侧太阳穴并点按太阳穴（图 10-1）。

2. 双手上下交叉，中指、无名指并拢，由右侧太阳穴经额部至左侧太阳穴，再返回右侧太阳穴（图 10-2）。

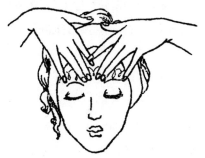　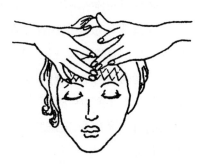

图 10-1　揉额按太阳　　　　　　　图 10-2　往返揉额

3. 双手中指同时点按两侧太阳穴；双手中指、无名指并拢，同时揉两侧太阳穴 3～5 圈（图 10-3）；最后再点按两侧太阳穴。

4. 双手中指由两侧太阳穴开始，沿下眼眶揉小圈至攒竹穴（图 10-4）；接着双手中指、无名指并拢，同时沿两侧眉棱骨横向分抹至左、右两侧太阳穴。

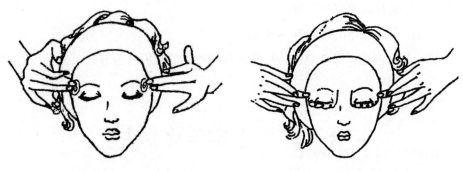

图 10-3　按揉太阳　　　　　　　　图 10-4　揉抹眉骨

5. 两掌相对，手指交叉，垂直置于额中部，接着双臂向左右两侧拉开，使双手中指到达两侧太阳穴并点按之；转动双手，使掌心相对紧贴面部皮肤，双手向下经过面颊轻推至下颌；双手重叠，向上轻托下颌数下；双手同时向两侧斜上方拉开，使中指到达地仓穴并点按之，再向上至迎香穴、攒竹穴点按（图 10-5）。

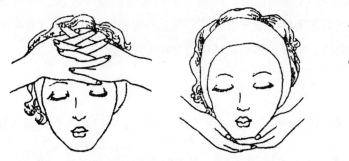
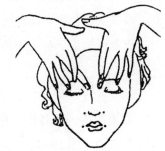

图 10-5　点按推托面部经穴

6. 双手大鱼际同时由嘴角两侧开始沿面颊揉圈至太阳穴并按压之（图 10-6）。

7. 双手除大拇指外其余四指轻托下颌，右手大拇指由右向左弧形按摩下颌；随后左手大拇指由左向右弧形按摩下颌（图 10-7）。

8. 双手中指、无名指并拢，由下颌轻抹至嘴角，在嘴角处两指分开，无名指返回下颌部，中指抹至人中穴（图 10-8）。

9. 双手中指同时在两侧鼻翼处由上向下打圈按摩数次，随后中指沿鼻梁两侧上下轻轻反复拉抹（图 10-9）。

10. 双手中指、无名指并拢，同时在嘴角两侧由下向上揉数圈，然后双手除大拇指外，四指在两侧下颌处，由食指到小指依次对下颌皮肤反复进行弹击（图10-10）。

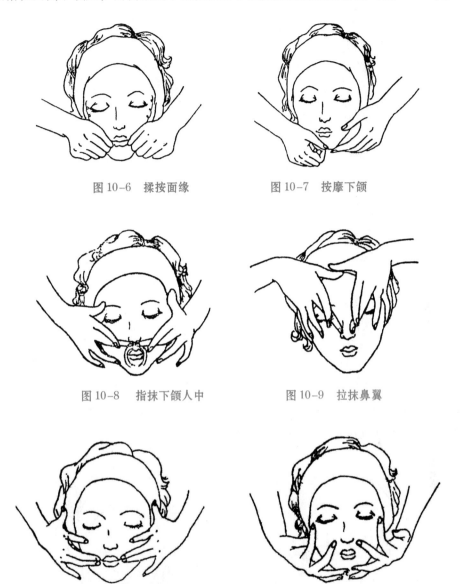

图10-6　揉按面缘　　　　　　图10-7　按摩下颌

图10-8　指抹下颌人中　　　　　图10-9　拉抹鼻翼

图10-10　揉抹嘴角、弹击下颌

11. 双手除拇指外其余四指同时在一侧下颌处交替地用食指到小指依次对皮肤反复进行弹击，随后再移向另一侧（图10-11）。

12. 双手中指、无名指并拢，指尖相对，分别在额中部边按压边向两边拉开，随即弹起（图10-12）。

13. 双手拇、中指分别在下颌至听宫、嘴角到外眼角、鼻翼至太阳处做瞬间捏提按摩。动作要快，力度适中而有弹性（图10-13）。

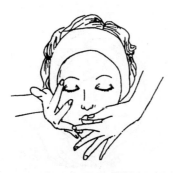

图 10-11　弹击单侧下颌

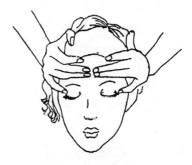

图 10-12　按拉前额

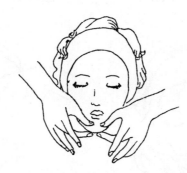

图 10-13　三线捏提

14. 右手轻按头部，左手扶托下颌，收缩手臂肌肉产生振动；双手扶住两侧面颊，收缩手臂肌肉产生振动（图 10-14）。

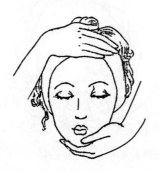

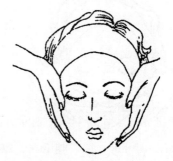

图 10-14　振动颌面

15. 双手手掌分别贴在额中部、额右部、额左部及面颊右侧和左侧，交替地由下向上缓慢拉抹，每处各拉抹 4~6 次（图 10-15）。

16. 双手置于额中部，拇指交叉，手掌紧贴额部皮肤，向下轻缓推抹，使中指到达鼻翼处。随后双掌同时向两侧横向拉抹；重复上述轻推动作，使双手中指到达嘴角，双手再横向拉抹（图 10-16）。

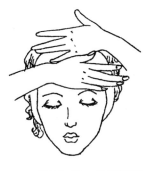

图 10-15　拉抹额面

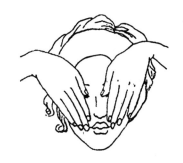

图 10-16　推拉抹面

17. 双手中指同时点按两侧翳风穴，随后左手除拇指外四指合并，从右侧下颌部经颈部拉抹至左侧翳风穴，双手中指再次同时点按两侧翳风穴（图 10-17）。交换双手，重复上述动作。

18. 右手中指点按右侧翳风穴，左手食、中指在右耳底处叉开，使皮肤绷紧，右手中指在绷紧的皮肤处轻推至左耳底处，然后右掌拉抹回右侧（图 10-18）。

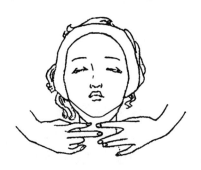

图 10-17　按翳风、拉抹颈后

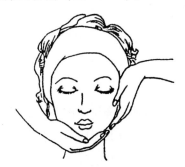

图 10-18　点按翳风、推抹颈后

19. 双手除拇指外其余四指呈半握拳状置于颈部左右两侧，并借助虎口将颈部固定，双手拇指同时由颈上部沿颈阔肌向下推至锁骨处（图 10-19）。

20. 双掌交替经颈部由右拉抹至左 3 ~ 4 次后，双手交换由左拉抹至右，反复进行（图 10-20）。

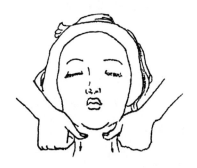

图 10-19　指推颈阔肌

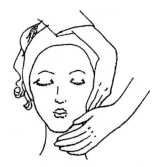

图 10-20　拉抹颈前

二、 禁忌证

1. 过敏性皮肤，受伤、发炎，患有各种皮肤病及手术后未痊愈的皮肤。

2. 皮肤末梢血管扩张，血小板减少，末梢血管弹性较差的皮肤。

3. 患有严重呼吸系统疾病如气管炎、支气管炎和循环系统疾病如高血压、心血管疾病者，精神病患者，孕妇。

4. 过饱或过饥时不宜进行美容按摩。

5. 骨关节肿胀、腺体肿胀者。

三、 面部按摩注意事项

1. 术者先清洁双手、修剪指甲方可操作。受术者要神态自若，呼吸均匀。

2. 术者排除杂念，注意力集中，确保穴位准确，沿面部按摩线方向由下而上、从内向外进行操作。手法要轻巧灵活，柔中带刚，轻而不浮。

3. 面部按摩时间一般控制在 15～20 分钟。

4. 可根据受术者皮肤状况选择使用护肤美容品，以提高美容效果。

附： 面部手法按摩线

面部表情肌与其他部位肌肉不同，不是附着在骨骼上，而是直接附着在皮肤上。在按摩过程中如果对面部皮肤无序地过分牵拉，反而容易造成面部皱纹的产生。因此，美容学家根据面部的解剖形态和肌纤维走行，确定了面部按摩、护肤、化妆和卸妆时接触和牵拉皮肤的最佳走行路线。只有沿着面部按摩线进行按摩、护肤和美容，才能保证对面部皮肤的牵拉最小，在发挥手法美容作用的同时，预防皱纹的出现和加重。面部按摩线走行方向如下。

1. 额部　从额的中部到颞部呈平行线。

2. 眼周　从鼻根部沿着眉线走向外眼角，然后再走向内眼角。

3. 颊部　从鼻翼向太阳穴方向走向，从口角向耳的中部走向，从下颊向耳的下部走向。

4. 鼻部　以划圈的动作从鼻梁到鼻尖。

5. 口周　以划半圆的动作，顺时针和逆时针方向交替进行。

6. 下颏　以画小圈的动作从右下颌角到左下颌角，再从左下颌角到右下颌角。

7. 颈部　以轻轻地画圈动作，从耳前到锁骨方向。

项目四　小儿保健推拿

小儿保健推拿历史悠久，简便易行，安全可靠，小儿亦乐于接受，对促进儿童生长发育，强壮身体，提高抗病能力，开发智力等都具有良好效果。既可预防保健，又可治疗疾病。

一、操作顺序

1. 开天门　小儿坐位或仰卧位，术者两手四指扶其头部，两手拇指螺纹面交替自眉心推至前发际50～100次（图10-21）。

2. 推坎宫　小儿坐位或仰卧位，术者两手四指固定其头部，两手拇指螺纹面或桡侧面自眉头向眉梢直线分推50～100次（图10-22）。

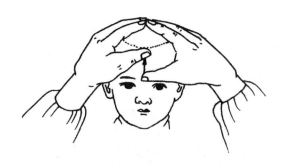

图10-21　开天门

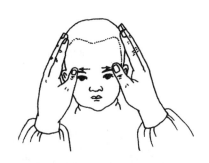

图10-22　推坎宫

3. 运太阳　小儿坐位或仰卧位，术者两手四指固定其头部，两手拇指螺纹面运太阳穴20～30次（图10-23）。

4. 揉耳后高骨　小儿坐位或仰卧位，术者两手拇指或中指指端揉耳后高骨穴20～30次（图10-24）。

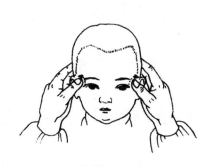

图10-23　运太阳

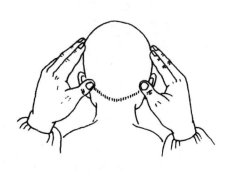

图10-24　揉耳后高骨

5. 摩囟门　小儿坐位或仰卧位，术者食、中、无名指三指指腹摩囟门 30 ～ 50 次（图 10-25）。

6. 揉百会　小儿坐位或仰卧位，术者拇指或中指指端揉百会穴 30 ～ 50 次（图 10-26）。

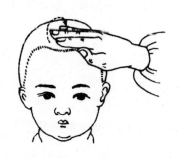 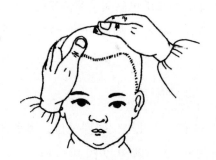

图 10-25　摩囟门　　　　　　　　　　图 10-26　揉百会

7. 分推膻中　小儿仰卧位，术者两手拇指指腹自膻中穴向两侧分推 30 ～ 50 次（图 10-27）。

8. 分腹阴阳　小儿仰卧位，术者两手拇指指腹自剑突沿肋弓向两侧分推 30 ～ 50 次（图 10-28）。

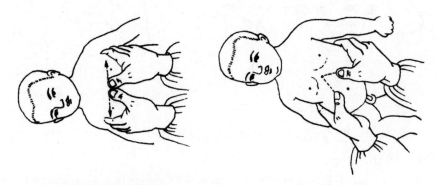

图 10-27　分推膻中　　　　　　　　　　图 10-28　分腹阴阳

9. 摩腹　小儿仰卧位，术者以全掌或食、中、无名指三指指腹，按顺、逆时针方向摩上腹部各 1 ～ 2 分钟（图 10-29）。

10. 揉肚脐　小儿仰卧位，术者以掌根或食、中、无名指三指指腹，按顺、逆时针方向揉脐各 1 ～ 2 分钟（图 10-30）。

11. 揉丹田　小儿仰卧位，术者以拇指或食、中、无名指三指指腹揉丹田穴 1 ～ 2 分钟（图 10-31）。

12. 推脊　小儿俯卧暴露脊背，术者以拇指或食、中、无名指三指指腹自大椎向龟尾推 50 ～ 100 次（图 10-32）。

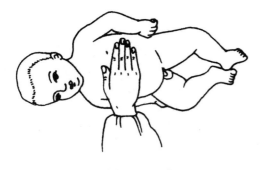

图 10-29　摩腹

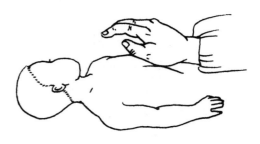

图 10-30　揉肚脐

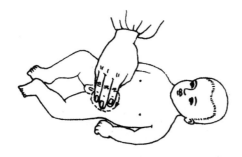

图 10-31　揉丹田

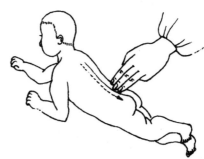

图 10-32　推脊

13. 捏脊　小儿俯卧，暴露脊背，术者以拇指和食指指面相对用力，从尾部向颈部捏脊 3~5 次。

14. 补脾经　300~500 次（图 10-33）。

15. 揉板门　50~100 次（图 10-34）。

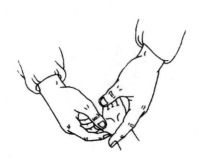

图 10-33　补脾经

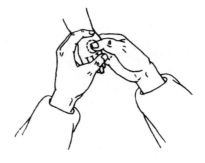

图 10-34　揉板门

16. 运内八卦　50~100 次（图 10-35）。

17. 补肾经　100~200 次（图 10-36）。

18. 分腕阴阳　50~100 次（图 10-37）。

19. 揉小天心　50～100 次（图 10-38）。

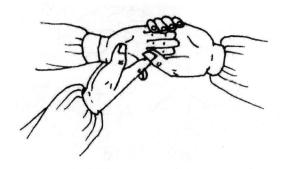

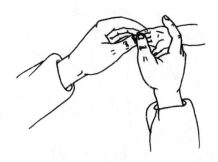

图 10-35　运内八卦　　　　　　　　　图 10-36　补肾经

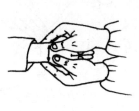

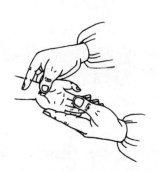

图 10-37　分腕阴阳　　　　　　　　　图 10-38　揉小天心

20. 揉足三里　小儿仰卧，术者以拇指指端揉足三里穴 2～3 分钟（图 10-39）。

21. 推涌泉　小儿仰卧。术者左手托小儿足根部，以右手拇指推涌泉 30～50 次（图 10-40）。

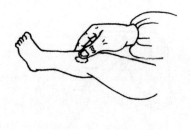

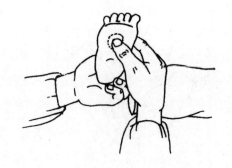

图 10-39　揉足三里　　　　　　　　　图 10-40　推涌泉

二、注意事项

1. 术者要态度和蔼，不要让小儿产生惧怕心理。

2. 术者操作前必须修剪指甲，以免触痛小儿。

3. 操作室要保持适宜温度，不可过冷或过热；空气既要流通，又要避免小儿着凉；要保持环境安静。

4. 推拿手法要轻快柔和、沉稳着实。

5. 操作一般选在上午或饭前进行，每天做1次，7次为1个疗程。每个疗程结束后，可休息3天后继续进行下一疗程的操作。每次推拿时间不宜过长，以20~30分钟为宜。

6. 推拿时需配用介质，如滑石粉等，以润滑小儿皮肤，防止擦伤，提高保健效果。

7. 小儿骨折、患有皮肤病及外伤出血等部位不宜推拿。

8. 除按以上顺序全部操作外，也可根据保健需要选择性地部分操作。

项目五　常见不适症状保健推拿

保健推拿具有疏通经络、流通气血、调整脏腑、滑利关节、提高人体免疫力等作用，对于久坐久立、过劳等造成的身体不适具有很好的保健效果。此外，保健推拿痛苦小，无毒副作用，更易被人们接受。

一、头胀痛

头胀痛是常见的一种自觉症状，常影响人们的工作、学习和生活。

（一）原因

头胀痛产生的原因很多，但不外外感和内伤两大类，与精神情绪因素也有一定关系。

1. 感受外邪　由于起居不慎，感受四时风、寒、湿、热等外邪，上犯头顶，经络受阻，头胀而痛。

2. 肝郁化火　由于事不遂心或与人发生口角，郁怒伤肝，肝失条达，郁而化火，上扰清窍而产生头胀痛。

3. 紧张劳累　由于工作节奏快，精神紧张，心理压力大，或连续工作、用脑过度，使头部经脉收引、气血运行失常或脑失所养而发生头胀痛。

（二）表现

头胀痛除了以胀痛为主要特征外，常表现为头痛且胀，或面红耳赤、口渴欲饮，或伴眩晕、心烦易怒、口苦不眠，或身心紧张、头晕乏力。有时出现跳痛或在停止工作后反而发生更明显的胀痛。

（三）推拿

1. 体位　受术者仰卧位，术者站于一侧。

2. 手法　推法、揉法、按法、拿法、搓法。

3. 选穴　印堂、神庭、太阳、头维、睛明、风池、百会。

4. 操作

（1）术者先用双手拇指交替推印堂至神庭，再经额前分推印堂至太阳（又称开天门），然后以大鱼际分推前额至头两侧。

（2）用多指揉头内侧胆经路线，重点揉太阳、头维。

（3）以拇指和食指拿捏头两侧。

（4）拇指和多指分别置于头顶部，拿捏太阳至风池。

（5）两手多指并拢，分别揉两侧太阳穴一带。

（6）用双手多指指腹及指端抓打头部。

（7）用拇指或多指分别按揉乳突至风池、太阳。

（8）两手多指拿揉项部与肩井而结束。

（四）注意事项

手法宜轻柔缓和、力量适中、干净利落，手掌不能紧贴面部及眼睛，不可用猛力、暴力，以免擦破皮肤，并酌情安排操作次数或时长。高血压或眩晕症患者推拿时要采用仰卧位。

二、鼻塞不通

鼻塞不通指两鼻窍同时或交替堵塞、通气困难，是感冒和急慢性鼻炎的常见症状，有时也会伴随其他慢性鼻腔病症发生。

（一）原因

1. 感受风邪　由于气候突变、起居不当、过度劳累，机体卫外功能减弱，风邪夹时气侵犯人体。肺主一身之表，肺开窍于鼻，故风邪袭表先犯鼻窍，而致鼻塞不通。

2. 湿浊滞鼻　脾气虚弱，运化不健，不能升清降浊，致使湿浊滞留鼻腔，壅阻脉络，气血运行不畅而发生鼻塞不通。或感冒鼻塞日久，失治误治，迁延不愈，形成慢性鼻塞不通。

（二）表现

本症的主要表现为鼻窍不利和鼻涕较多。鼻塞不通时可见鼻黏膜肿胀发红，常伴声音重浊、张口呼吸、嗅觉欠佳及伤风感冒等症状。鼻塞症有两大特点：一是间歇性，即在白天、热天、劳动或运动时鼻塞减轻，而夜间、静坐或寒冷时鼻塞加重；二是交替性，如侧卧时，居下侧的鼻腔阻塞，上侧的鼻腔通气良好。鼻塞症若继发感染可出现脓性分泌物。

（三）推拿

1. 体位　受术者仰卧位，术者站于前侧或头侧。

2. 手法　推法、揉法、按法、拨法、擦法、搓法。

3. 选穴　睛明、迎香、风池、攒竹、风门、肺俞、曲池、合谷、口禾髎、头维。

4. 操作

（1）拇指按揉攒竹、睛明、迎香。

（2）用拇指指腹沿鼻旁由攒竹推至迎香。

（3）单手食指揉鼻背两侧，并在揉的基础上左右弹拨。

（4）用双手拇指分别压揉两侧风门、肺俞，并以小鱼际搓大椎及以上两穴。

（5）拇指按压两侧列缺、曲池、合谷、头维、风池。

（6）以双手食指指腹分别按揉两侧口禾髎，并以双手小鱼际分别搓揉鼻翼两侧。

（四）注意事项

手法操作时要轻柔和缓，防止伤到眼球，并酌情安排操作次数或时长。

三、 目胀额紧

目胀额紧是日常生活中常见的一种不适症状，一般指双眼发胀，牵引眼眶和额头产生紧缩不适的感觉。

（一）原因

1. 用眼过度　由于长时间看书写字、光线太暗或坐车行走时看书，致使眼睛调节过度而发生目胀额紧。久视伤血，肝血不足，化风上扰则目胀；足厥阴肝"连于目，上出额"，故额紧。

2. 工作疲劳　工作太忙太累，尤其是脑力劳动者用脑过度，常会头昏脑涨，并产生目胀额紧的感觉。

3. 感冒未愈　风邪侵犯人体，上犯头目，也会出现目胀额紧的症状。

（二）表现

目胀额紧的主要表现为双目发胀、额头发紧，甚至出现眼睛胀痛或眉棱骨及前额胀痛，常伴失眠、烦躁、两目干涩等症状，有时出现疲乏无力、头昏脑涨等表现。如感冒未愈，还可见外感的全身症状。

（三）推拿

1. 体位　受术者仰卧位，术者站或坐于前侧或头侧。

2. 手法　推法、揉法、拿法、按法。

3. 选穴　印堂、太阳、攒竹、睛明、神庭、风池、合谷、太冲。

4. 操作

（1）术者用双手拇指交替推印堂到神庭，再经额前推印堂到太阳，经眉弓推印堂到太阳。

（2）以拇指或食指指侧部刮上下眼眶。

（3）用双手大鱼际从额前分推，经太阳到头两侧。

（4）点、揉、按攒竹、睛明、太阳等穴位。

（5）在额前用拇指、食指和中指做紧缩性拿法，轻微拿捏头两侧及上下眼眶。

（6）双手掌搓热扣在眼上，使热量透于眼球。

（7）拇指点按风池、合谷、太冲。

（四）注意事项

手法操作要轻柔缓和，避免使用暴力、蛮力，酌情安排操作次数或时长。对有脑部疾病的患者慎用敲法。

四、颈部酸胀

颈部酸胀是指在起床后或过度劳累时感到颈部酸胀疼痛，严重者可见转侧不灵甚至放射到肩部的一种症状。

（一）原因

1. **卧姿不良** 由于睡眠姿势不良或枕头高低不适，使颈部一侧肌肉发生痉挛而感到颈部酸胀或转侧不灵。

2. **伏案过久** 长时间伏案工作，低头过久，使颈部肌肉劳损，导致颈部酸胀。

3. **感受风邪** 睡眠时颈肩暴露，感受风寒，气血凝滞，经络痹阻而发生颈部酸胀疼痛，转侧不灵，甚至疼痛放射到肩背。

（二）表现

本症常见于颈椎病和落枕患者，也可见于颈部劳累（如伏案、看电视等长时间维持一种颈部姿势）之后，主要表现为颈部酸胀疼痛，活动受限，疼痛放射到肩背。轻者数日自愈，重者拖延数周不愈。检查时颈部肌肉有明显压痛及粗硬感，肌张力增高。如有颈部外伤史，应拍X线片以排除骨折、脱位等。若为颈椎病，则有种种不同表现，如肢体麻木、头晕、心慌、恶心呕吐、耳鸣、视物不清等，应去医院治疗。

（三）推拿

1. **体位** 受术者仰卧位，术者站于一侧。

2. **手法** 推法、揉法、拿法、拨法、动法、拍法。

3. **选穴** 风池、肩井、天柱、风府、风门。

4. **操作**

（1）术者一手扶住受术者头部，用另一手小鱼际下行推枕骨下缘至大椎穴。

（2）拇指揉、拨项韧带，多指拨、揉胸锁乳突肌，拇指和多指拿揉项部。

（3）拇指屈曲置于项韧带上，多指置于胸锁乳突肌肌腹上，由上而下拿，两侧相同。

（4）双拇指自上而下分别按两侧项韧带，交替按颈椎棘突，用多指分别按两侧胸锁乳突肌。

（5）一手扶住头顶部，另一手拿揉颈项部，一边旋转颈部，一边拿揉项韧带，左右交替。

（6）用拇指点揉风池、风府、天柱等穴，拇指与多指拿揉颈肩部，按压肩井，以拍法拍颈肩部结束。

（四）注意事项

颈部活动幅度及力度不可过大，不可随意旋转颈部，以免发生意外。

五、 肩部酸沉

肩部酸沉是指肩部无明显压痛和功能受限，以肩部酸胀、沉重为主要特征的一种自觉症状。

（一）原因

1. **感受外邪** 因肩部坐卧当风、睡觉时露肩或睡于潮湿之地、冒雨受寒等，致使风、寒、湿邪侵犯肩部，脉络失和，气血凝滞而发生肩部酸沉。

2. **慢性劳损** 肩扛担挑，长年劳累或肩部活动频繁，或机械性重复动作造成肌肉疲劳、筋脉受损，因而出现肩部酸沉。

3. **陈旧外伤** 跌仆闪挫外伤筋骨，虽经治愈，如遇天气变化或过度劳累，肩部伤处则有酸胀沉重等感觉。

（二）表现

以肩部酸胀、沉重为主要特征，并可见肩部肌肉紧张度增高，有僵硬感，酸困无力，患侧肩部常有发凉的感觉，如继续发展会导致肩周炎，出现明显压痛、功能受限等症状。颈椎病也会引起肩部酸沉，但伴有颈椎病的典型表现。

（三）推拿

1. **体位** 受术者俯卧位或坐位，术者站于一侧。

2. **手法** 推法、揉法、拿法、按法、搓法、滚法、拍法。

3. **选穴** 肩井、天宗、肩三俞。

4. **操作**

（1）术者用单手掌沿受术者第 1 至第 7 胸椎两侧下行推，以双手掌从脊柱向两侧分推，然后以小鱼际侧部擦以上部位。

（2）用掌根和拇指分别揉肩上及肩胛内侧缘，掌根拨揉肩井和脊柱两侧夹脊穴。

（3）搓肩井及肩胛内侧缘，以热为度。

（4）受术者取坐位，术者以拇指和其余四指拿揉肩部；拇指点按肩井、天宗、肩三俞等穴。

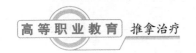
（5）以拍法拍肩部结束。

（四）注意事项

患肺气肿或心脏病者应采取坐位，按压不可过重。由颈椎病或肩周炎等所致的肩部酸沉应采用其他有针对性的手法。

六、胸闷

胸闷是指胸部满闷、有堵塞感或气短的一种自觉症状。胸痹、心悸、痰饮、肺胀等均可见此症。

（一）原因

1. **情志失调**　忧思恼怒，气机失常，脾不化津，聚湿生痰；肝气郁结，气滞血瘀；痰瘀交阻，胸中气机不畅，则为胸闷。情绪不好、爱生气的人常有此症。

2. **饮食不当**　过食膏粱厚味、肥甘生冷，损伤脾胃，运化失常，聚湿生痰，痰阻脉络，气滞血瘀而成胸闷。

3. **他病所致**　西医学的冠心病、胸膜炎、肺气肿等疾病可出现胸闷。

（二）表现

胸闷主要表现为胸部满闷，有堵塞感或气短，伴见心悸、情绪不宁、头昏体倦、食少腹胀等症。如属情志失调者，常见愁眉苦脸、长吁短叹或烦躁易怒、焦虑不安。如属饮食不当者，常见形体肥胖、活动不便或暴饮暴食、嗜酒成癖。胸闷常因情绪激动、受寒或劳累而引发。

（三）推拿

1. **体位**　受术者仰卧位，术者站于一侧。

2. **手法**　推法、摩法、揉法、按法、击法。

3. **选穴**　中府、云门、膻中、曲池、手三里、合谷。

4. **操作**

（1）术者用掌根、大鱼际分推受术者锁骨下缘至肋间隙，单手掌下行推胸骨，双掌交替沿肋间隙分推。

（2）在以上部位做团摩法和束带摩法，并用手掌根、鱼际和拇指分别揉以上部位。

（3）用双手掌根按压上述部位，一手掌面紧贴胸部体表，另一手指端在其上敲击。

（4）用拇指点按中府、云门、膻中、曲池、手三里、合谷等穴。

（四）注意事项

推拿手法不宜过重。按法操作要配合呼吸，随呼吸运动按压。

七、上肢酸痛

上肢酸痛是上肢肌肉关节感到酸胀疼痛的一种不适症状，多为过度疲劳所致。

（一）原因

1. 过度疲劳　平时缺乏锻炼，长时间上肢运动或工作强度太大，肌肉、关节过度疲劳导致上肢酸痛。

2. 感受风寒　风寒之邪侵袭人体肌表，脉络失和，则一身尽痛。上肢暴露受寒，寒性收引，经气不利，肌肉关节酸楚作痛。

（二）表现

上肢酸痛主要表现为上肢肌肉、关节酸胀疼痛，压痛广泛，局部肌张力增高，休息可缓解，但无上肢功能障碍。若为过度疲劳所致，必有上肢活动量过大、活动时间过长等表现。若为感受风寒所致，则有上肢受冷等情况，并有上肢发凉、遇冷酸痛加重、得热痛减的特点。

（三）推拿

1. 体位　受术者坐位或仰卧位，术者站于其前、外侧。

2. 手法　推法、揉法、搓法、抖法、拍法。

3. 选穴　肩髃、曲池、曲泽、手三里、合谷、内关。

4. 操作

（1）术者一手握住受术者腕关节，另一手掌根部上行推上肢伸肌面。

（2）双掌捧上肢对称揉动，自上而下，往返进行。

（3）以双手掌及虎口部上下往返对拍上肢。

（4）双手掌抱住上肢搓揉，搓动要快，移动要慢；双手握住腕部快速抖动，频率要快，幅度要小。

（5）点按肩髃、曲池、曲泽、手三里、合谷、内关。

（四）注意事项

上肢酸痛者应注意上肢休息，如有上肢功能障碍者应做进一步检查和治疗。

八、 疲劳性腰痛

疲劳性腰痛是慢性腰痛的一种，一般指腰骶部肌肉、筋膜等软组织慢性劳损引起的腰部酸痛或胀痛的症状，也称疲劳性腰酸。

（一）原因

1. 过度疲劳　长时间进行腰部活动和承重等工作，使腰部肌肉疲劳而引起腰脊酸痛。一般休息后有所缓解。

2. 体位不当　在劳动中长期处于某种不平衡的体位，如用一侧肩部扛抬重物、长期弯腰等，或习惯性姿势不良，均可导致疲劳性腰痛。

3. 年老肾虚　腰为肾之府，年老肾虚之人稍事活动即感腰部酸困疼痛，容易疲劳。

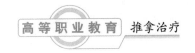

（二）表现

疲劳性腰痛的主要表现为腰骶部一侧或两侧酸痛或胀痛，时轻时重，反复发作，缠绵不愈。根据劳损的部位，可有广泛的压痛。酸痛多在劳累后加剧，休息后减轻，并与气候变化有关。腰腿活动一般无明显障碍，但活动时有牵制不适感。在急性发作时，各种症状明显加重，并有肌痉挛、脊柱侧弯、下肢牵制等症状。兼受风湿者，患处喜热怕冷，局部皮肤粗糙、感觉迟钝。

（三）推拿

1. 体位　受术者俯卧位，术者站于一侧。

2. 手法　推法、揉法、拿法、拨法、按法、拍法、抖法。

3. 选穴　肾俞、气海俞、三焦俞、关元俞、委中。

4. 操作

（1）术者用手掌根下行推受术者脊柱两侧，双手掌分推腰部。

（2）以小鱼际侧部搌腰部，以掌根、拇指或肘尖揉腰部，并拨揉、按揉上述部位。

（3）以拇指与多指在腰两侧做做紧缩性拿法；往返拍腰部两侧。

（4）一手按住腰后脊柱，另一手将两下肢抬起离开床面，做轻度的后伸和左右旋转。

（5）以拇指或肘尖按压腰部肾俞、气海俞、三焦俞、关元俞及委中穴。

（四）注意事项

腰部操作时不可乱扳，以免发生意外。应注意腰部休息和保暖，并纠正不良姿势。

九、 背部强痛

背部强痛指背部肌肉强急疼痛，是过度疲劳后的常见症状，老年人尤为多见。

（一）原因

1. 过度疲劳　劳动时肩扛背驮、弯腰持重，脑力劳动者长期伏案、久坐挺胸等，均会导致背部肌肉紧张而发生背部强痛。

2. 久病体虚　久病之人，气血耗伤；年老体虚，气血不足；两者均使背部筋脉失于濡养，导致背部肌肉筋脉拘急疼痛。

（二）表现

背部肌肉紧张、痉挛、疼痛，有压痛。疼痛有时牵连后项部，劳累时易加重，休息或伸懒腰、扩胸、捶背等能缓解疼痛。如伴风寒侵袭或阳气虚弱，则背部感觉发凉，得温则舒。

（三）推拿

1. 体位　受术者俯卧，术者站于一侧。

2. 手法　推法、揉法、拿法、按法、拨法、搓法、打法、振颤法。

3. 选穴　肩井、天宗、背俞穴。

4. 操作

（1）术者先用单掌或双掌推受术者脊柱两侧，再用双掌分推背部，小鱼际搽背部。

（2）用单掌或双掌由上而下揉背部，拇指拨揉或推拿背俞穴，肘尖点揉夹脊穴。

（3）双掌重叠按压、振颤脊柱。

（4）单掌搓揉背俞穴，以有热感为度。

（5）空拳或鱼际侧部拍打背部。

（6）受术者取坐位，多指拿揉肩井，点按肩井、天宗穴。

（四）注意事项

做背部按压、振颤时，嘱受术者不可憋气，以免发生意外。

十、　食欲不振

食欲不振是指不想吃饭或腹中无饥饿感、食后脘腹不适的一种自觉症状。

（一）原因

1. 情志所伤　忧愁思虑、恼怒悲痛等情志变化致肝气郁结、肝失疏泄，致使脾不健运，从而产生食欲不振。

2. 饮食不当　暴饮暴食、饥饱失调、过食生冷肥甘之品，碍脾滞胃，造成脾胃气机不畅，食欲不振。

3. 脾胃虚弱　素体脾胃虚弱，或久病大病之后损伤脾胃，脾虚无力运化，因而不想吃饭，或无饥饿感，或饥不欲食。

4. 过度疲劳　工作劳累太过，以至于废寝忘食，日久则会食欲不振。

5. 节食不当　为使身体苗条而过分节食。长期饮食太少，脾不健运，日久厌食，甚至导致严重病变。

（二）表现

不想吃饭，有的腹中无饥饿感，有的饥不欲食，有的食后脘腹不适，或伴口淡无味、吃饭不香、脘腹发凉、大便清稀、体倦乏力等症状。严重者可导致厌食拒食、恶心呕吐、身体羸弱等。

（三）推拿

1. 体位　受术者先仰卧，后俯卧，术者站于受术者一侧。

2. 手法　推法、揉法、按法、颤法、拿法。

3. 选穴　中脘、天枢、章门、足三里、肝俞、脾俞、胃俞等穴。

4. 操作

（1）受术者仰卧，术者掌推腹部任脉路线，掌根轮流顺时针推脘腹，叠掌揉上腹部，时间约 8 分钟。

（2）多指捏拿腹肌并抖颤约 1 分钟。

（3）点揉天枢、章门等穴。

（4）受术者俯卧，术者单掌推、叠掌揉背部膀胱经路线，双掌根或双拇指交替按压膀胱经内侧线膈俞至三焦俞一段，反复操作 5~7 次。

（5）双手拇指、食指沿督脉路线自上而下反复捏拿大椎至命门穴一段，共 10 次。

（四）注意事项

饮食宜清淡，勿食生冷、肥甘、油腻之品。调畅情志，勿过分节食。对伴有肠胃疾病者和严重厌食者，应配合医生治疗。

十一、下肢酸沉无力

下肢酸沉无力是指下肢感觉酸困、酸胀或酸痛、沉重无力的一种不适症状。

（一）原因

1. 下肢疲劳 持重运行、长久劳作或剧烈运动等原因，使下肢疲劳，肌肉内酸性代谢产物堆积，导致产生下肢酸沉无力。

2. 起居不慎 因不慎风寒，外邪侵犯肌表，导致一身酸痛不适，或双腿重如灌铅。或因久居湿地、涉水冒雨等使湿邪犯下，阻痹气机，导致下肢酸沉无力。

（二）表现

下肢酸困、酸胀或酸痛、沉重无力，或见双腿重如灌铅，疲乏困倦，或兼见外感表证，一身酸痛。多见于工作劳累或剧烈运动之后，休息后症状可减轻或逐步消失。若伴外邪侵犯，则可拖延数日。

（三）推拿

1. 体位 受术者先仰卧位，后俯卧位，术者站于其一侧。

2. 手法 推法、揉法、拿法、搓法、拍法。

3. 选穴 环跳、巨髎、委中、承山、昆仑、太溪、足三里、解溪。

4. 操作

（1）受术者俯卧，术者单手掌从上向下直推下肢两侧及后侧数次；双掌对揉下肢。

（2）双手多指反复拿揉下肢。

（3）单掌或双掌搓下肢，拇指点拨环跳、巨髎、委中、承山，对掐昆仑、太溪。

（4）术者一腿屈曲置床上，将受术者下肢踝部放在术者大腿上，用肘尖揉涌泉穴，并掌擦足底，以透热为度。

（5）以手掌拍打下肢，双手握住踝关节牵引抖动下肢。

（6）受术者换仰卧位，术者推、拿揉下肢前侧，按足三里、解溪。

（7）双掌拍下肢两侧，牵引抖动下肢而结束。

（四）注意事项

推拿手法宜柔和、深透，用力适度，并注意下肢适当休息。如有剧烈疼痛、运动障碍或其他全身症状者，应去医院检查治疗。

十二、 足跟痛

足跟痛是指足跟疼痛，局部不红不肿，影响行走站立的一种症状。虽非大病，但痛苦不小，应及时消除。

（一）原因

1. 肝肾不足　足少阴肾经起于足并进入足跟。年老体衰或久病伤阴致使肝肾阴血不足，不能滋养筋骨，故发生足跟痛。

2. 慢性劳损　行走、站立过久或身体负重过度，日积月累，造成慢性损伤，致使足跟痛。

3. 跟骨骨刺　因肝肾不足或慢性劳损可使机体发生退行性改变，形成跟骨骨刺，刺激足跟部组织而发生足跟痛。

（二）表现

足跟疼痛，局部不红不肿，影响行走站立。足跟部在承重后疼痛难忍，活动后可稍缓解，坐卧或休息时无症状。触摸足跟部有明显的压痛点，X 射线检查可见跟骨骨刺形成或骨膜的增厚。外伤或鸡眼等引起的足跟痛不属本症范围。

（三）推拿

1. 体位　受术者俯卧或坐位，术者站于其足侧。

2. 手法　推法、揉法、拿法、按法、搓法。

3. 选穴　委中、承山、昆仑、涌泉、绝骨。

4. 操作

（1）术者用单手掌推下肢后侧，双手多指拿揉下肢并捏跟腱部。

（2）将踝关节抬起，放于受术者屈膝位的下肢前面，用掌重揉足跟，食指屈曲揉足跟及周围，拿捏足跟并用单掌搓揉足跟。

（3）按压涌泉，对掐昆仑、太溪。

（4）用肘尖按压第 4 腰椎旁的骶棘肌。

（5）点委中、环跳、承山、绝骨，活动踝关节及足部。

（四）注意事项

足跟局部推拿手法宜重，但以能忍受为度。

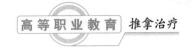

十三、精神疲劳

精神疲劳是指因工作繁忙、精神紧张、用脑过度及睡眠不足等引起头昏脑涨、全身酸软、精神不振、工作效率下降的一种综合表现。

（一）原因

1. 工作繁忙　长时间工作或工作强度过大，使人感到劳累疲乏，出现精神疲劳现象。

2. 精神紧张　由于工作关系心理压力太大，或工作需要注意力高度集中，大脑处于紧张状态，从而使人感到精神疲劳。

3. 用脑过度　长期从事脑力劳动或不注意科学用脑，大脑得不到松弛和休息，导致头昏脑涨、精神疲劳。

4. 睡眠不足　工作废寝忘食、熬夜，身体未得到充分休息，导致打不起精神，出现精神疲劳。

（二）表现

头昏脑涨，全身酸软，精神不振，工作效率下降。有时可见头痛、耳鸣、打呵欠、周身乏力、注意力不集中、烦躁、健忘等表现。

（三）推拿

1. 体位　受术者仰卧位，术者站于一侧。

2. 手法　推法、摩法、按法、擦法。

3. 选穴　印堂、太阳、百会、神门、内关、中脘、三阴交等。

4. 操作

（1）术者用双手大鱼际轻轻缓推印堂至发际，再向两侧分开推摩至太阳8～10次，每次之间停顿5～10秒。

（2）五指分开，由发际推擦至百会5～6次，每次同样间隔5～10秒钟，反复操作数次。

（3）点按神门、内关、中脘、三阴交等穴，用力由轻到重，以受术者不感觉疼痛为度，停顿片刻再慢慢抬手松开，每穴点后停顿5～10秒钟，如受术者入睡即可停止操作。

（4）如仍未入睡，可让受术者采用俯卧位，轻摩背部或小腿后部肌肉，力度逐渐减轻，间隔时间逐渐延长，直至受术者入睡为止。

（四）注意事项

精神疲劳以推拿头部及相关穴位为主，手法宜轻、缓、稳，不宜过多变换体位。环境要保持安静，以能使受术者入睡为佳。

十四、 心烦失眠

心烦失眠是以心中烦躁不安、夜不能寝为特征的一组症状，常与精神情志因素有关。

（一）原因

1. **忧愁思虑** 情志不遂，忧思过度，营血暗耗，心失所养致心神不安，形成失眠。

2. **郁怒伤肝** 强抑怒气或暴怒气逆，则肝失条达，气机不畅，致肝气郁结，形成心烦失眠。

3. **肝郁化火** 情志所伤，肝气不舒，郁而化火，火性上炎，扰动心神，心神不宁则见心烦失眠。

4. **心肾不交** 久病体虚之人，肾阴耗伤，不能上奉于心，水不济火，则心阳独亢；或五志过极，心火内炽，不能下交于肾，心火扰神，神志不宁，因而心烦失眠。

（二）表现

心中烦躁，夜不能寝，常见情绪不宁、失眠多梦、头昏脑涨、体倦神疲、健忘耳鸣、心悸不安、腰酸梦遗，或有神情恍惚、善太息、胸胁胀痛、腹胀纳呆等表现。

失眠的病情轻重不一，轻者有入睡困难、睡而易醒、醒后不能再睡、时睡时醒等不同表现，严重者则整夜不能入睡。

（三）推拿

1. **体位** 受术者取俯卧位、仰卧位、坐位，术者取适宜体位。

2. **手法** 推法、揉法、拿法、按法、拍法。

3. **选穴** 印堂、太阳、百会、风池、肩井、内关、神门、关元、气冲、足三里、背俞穴。

4. **操作**

（1）受术者俯卧，术者以拇指或掌根拨揉夹脊穴，肘尖按压背俞穴。

（2）多指拿揉下肢部。

（3）受术者仰卧，拇指或食、中指点揉印堂、太阳、攒竹、睛明穴。

（4）手掌心轻压、轻揉眼球。

（5）拇指按揉中府、云门、膻中、中脘、天枢、关元、气冲、三阴交、足三里、太冲等穴。

（6）受术者取坐位，拇指按揉枕骨下缘，多指拿揉项部及肩部，拿揉风池，压肩井、天宗穴，最后以拍法结束。

（四）注意事项

本症除推拿外，还应配合心理疏导，消除烦恼，避免受术者情绪激动；睡前不吸烟、不饮酒、不饮浓茶。

十五、 运动疲劳

运动疲劳是指因运动过量或激烈比赛之后出现的全身肌肉酸痛、僵硬无力，运动能力下降的一种表现。

（一）原因

1. 运动过量　平时运动不足，偶尔运动强度过大或时间过长；运动员训练强度过大，达到或超过极限等，均可造成肌肉疲劳，出现酸痛无力等表现。

2. 激烈比赛　运动员在各类比赛中全力拼搏，消耗太大，有的甚至在比赛结束时昏倒，赛后则易发生运动疲劳。

（二）表现

在运动后数小时至两天内发生全身肌肉酸痛，僵硬无力，运动能力下降，影响工作。有的甚至出现肌肉痉挛或晕厥，多伴有精神疲倦、食欲下降等表现，休息数日可恢复。

（三）推拿

1. 体位　受术者取仰卧、俯卧位，术者取适宜体位。

2. 手法　推法、按法、揉法、搓法、拿法、拍法、抖法。

3. 选穴　印堂、太阳、膻中、气海、大椎、八髎、环跳、委中、承山等。

4. 操作

（1）受术者仰卧，术者站于其头前，双手拇指从印堂向左右分推至太阳穴，反复数次。

（2）从印堂经神庭直推至风府穴，反复数次。

（3）从上而下依次按揉胸腹华盖、膻中、气海、俞府穴至腹股沟，反复多次。

（4）反复推拿大腿前内侧、前外侧肌肉，缓解肌肉僵硬。

（5）受术者俯卧，术者双手拿两侧肩井4～5次，然后以双手掌由上至下反复揉搓背腰。

（6）拿大腿后侧，拍打背腰部及下肢。

（7）点按环跳、委中、承山等穴。

（四）注意事项

运动疲劳的推拿以四肢项背为施术重点，头部和胸腹为辅。手法宜均匀柔和，力量适度，不宜过重。

复习思考

1. 简述保健推拿的特点和主要适应对象。

2. 全身保健推拿的常用体位和施术部位各有哪些？

3. 全身保健推拿颈肩部的操作方法有哪些？

4. 全身保健推拿背腰部的操作方法有哪些？

5. 分部减肥推拿的常用施术部位有哪些？其中重点操作部位有哪些？

6. 面部美容手法的作用有哪些？

7. 简述美容保健推拿的禁忌证和注意事项。

8. 小儿保健推拿的时间、疗程是如何规定的？

9. 简述头胀痛的保健推拿操作步骤。

10. 简述疲劳性腰痛的保健推拿操作步骤。

扫一扫，知答案

扫一扫，看课件

模块十二

健体推拿

【学习目标】

1. 熟悉踩跷的基本方法，足部反射疗法的基本方法。
2. 了解足部反射区的位置，运动推拿的操作方法。

健体推拿又称健身按摩，是指术者运用推拿手法在健康人体的特定部位或反射区进行操作，达到强身健体或消除运动过程中的疲劳和损伤目的的推拿方法。本章主要介绍踩跷法、足部反射疗法和运动推拿3种健体推拿方法。

项目一 踩跷法

踩跷，是施术者以足为主，借助自身重力对受术者身体的部位进行踩压、点按、搓揉、滑推等，以强化刺激，弥补上肢力量之不足，起到舒筋通络、理气活血的作用，以调节脏腑功能、改善组织之间关系、消除亚健康状态的一种推拿方法。其特点是着力面积广、作用力大、受力均匀、力量深透而持久，并且节省施术者体力，适用于体格健壮、肌肉发达、耐受力强的青壮年人。要求施术者脚法娴熟、身体轻巧、力量深透、重而不滞、轻而不浮。此外，还需要有专门的踩跷设施（吊杠和扶杠）以控制和调节力度，保持身体平衡。本法作用力量大，操作时必须小心谨慎，对年老体弱、脊柱强直、骨质疏松、脊柱骨折、心血管疾病和高血压者禁用。

一、踩跷前的准备工作

1. 施术者必须经过专业技能学习和训练。
2. 踩跷应在饭后1小时进行，并应先排空大小便。

3. 受术者应着睡衣或浴服。如不换衣服则需取出皮带、钥匙、手机及口袋里钱包等硬物。

4. 让受术者俯卧在按摩床上，上肢外展90°与肩平，面部向下对准呼吸孔，双脚分开与肩同宽并内扣，双手自然垂于两侧，在足背处垫一软枕，身上铺盖按摩巾。按摩巾的上端应压在受术者的肩前，下端应包裹其双足。

5. 术者应穿一次性棉袜或者专用布质软底踩鞋。

6. 踩踏背腰部时告诉受术者要随着起落配合呼吸，抬起时吸气，踩踏时呼气，切忌屏气，踩踏速度要均匀而有节奏，以便受术者配合；用力要由轻到重，循序渐进，应随时询问受术者的感受以调整用力大小，切忌鲁莽。

7. 操作前务必排除不宜施用踩跷法的情况，如身体瘦弱、过饱、过饥、酒后、经期、孕妇等，以及皮肤损伤、传染性皮肤病、骨质疏松症、骨结核、肿瘤、骨折未愈等。

二、 踩跷的基本方法

1. 基本脚法

（1）足点按法　是以足蹈趾螺纹面或趾端为着力点，进行按压或点按穴位的一种方法。主要用于穴位，常与揉法配合，形成足蹈趾揉按或揉点的复合手法。此法可单侧或双侧同时操作。

（2）足踩压法　是用足前掌、足弓或足全掌踩压身体体表经穴或肌肉的一种方法。主要用于腰背及四肢，可单侧或双侧同时操作。

（3）足揉摩法　是用足趾、足前掌或足全掌揉摩身体体表经穴的一种方法。主要用于腰背及四肢，可单侧或双侧同时操作。

（4）足滑推法　是用足全掌或足掌心在体表进行滑推的一种方法。主要用于腰背及四肢，可单侧或双侧同时操作。

（5）足振颤法　是用足趾、足前掌或足跟着力于穴位上进行颤抖的一种方法。主要用于腰背及四肢的穴位上，可单侧或双侧同时操作。

（6）足搓擦法　是双足全掌交替往返快速地搓动，使其被操作部位发热的一种方法。主要用于腰背部。

（7）足踢打法　是用跟部或足前掌处踢打操作部位的一种方法。主要用于足跟、足掌、腰背和臀部。

（8）足掌拍法　是足背伸直，通过膝关节的屈伸，用足全掌拍打操作部位的一种方法。主要用于腰背部。

2. 成套常规手法

（1）点按涌泉穴　用足蹈趾螺纹面或趾端点按涌泉穴，两轻一重，以有酸胀感为度，左右交替，反复操作3遍。

（2）踩压足掌　足跟或足弓横向踩踏足掌，从足跟至足趾，使其有发热感，两轻一重或连续操作，交替进行，反复操作3遍。

（3）按压、搓揉、滑推下肢后侧　足踇趾点按太溪、昆仑、承山、委中、殷门、承扶；然后用足弓搓揉、滑推下肢，从足跟至臀部，左右交替，反复操作3遍。

（4）踩压大腿、臀及腰骶部　双足呈外八字同时踩在大腿承扶穴处，缓慢上移至双足并拢，逐渐踩至臀部及腰骶部，左右交替操作1～2分钟。

（5）踩压、振颤臀部及腰眼　足踇趾或足前掌踩压腰骶部及腰眼，足跟踩压臀部环跳穴，可前后交替踩压；然后足前掌踩在腰眼进行颤抖，反复操作3遍。

（6）双足滑推腰背部　双足成外八字分推腰背部，从骶部至肩背部，反复操作3遍。

（7）点按、揉摩背部督脉及两侧膀胱经　一足踩在大腿承扶穴处，一足踇趾点按或按揉督脉及膀胱经上穴位，左右交替，反复操作3遍。

（8）推擦腰背部　一足踩在大腿承扶穴处或腰骶结合处，另一足由腰部沿脊柱向上至同侧肩背部，重心逐渐向前移，然后再回抹至腰部，回至起式位，左右交替，反复操作1～2分钟。

（9）踩压、弹拨膀胱经　一足踩在大腿承扶穴处或腰骶结合处，另一足全掌或前掌踩压、弹拨膀胱经上穴位，从大杼向下至八髎穴，左右交替，反复操作3遍。

（10）拍打肩背部　一足踩在大腿承扶穴处或腰骶结合处，另一足全掌拍打背部大杼、天宗处，两轻一重，左右交替，反复操作3遍。

（11）点按、踩压、滑推上肢　一足站在受术者肩前，另一足按揉、踩压肩胛冈上肌肉及肩井、曲垣、秉风、天宗、肩贞等，再换足搓揉、滑推背、肩、上臂至手指。

（12）点按手指　足踇趾点按受术者手指及劳宫、大小鱼际、大陵、内关等处。

（13）反向滑推腰背足部　双足掌踩踏在肩背部，呈八字形用双足掌沿脊柱两侧滑推到腰部，再沿下肢后侧滑推至足跟。

（14）踩压大腿承扶穴　一足踩压在大腿根部承扶穴处1～2分钟，以阻断下肢血流。然后缓慢将足放开，使受术者有一股热流向下走。

（15）搓揉、屈膝压腿　双足横向踩在一侧大腿后侧搓揉，然后一足踩大腿中部，另一足用足面将受术者的足部勾起，使其屈膝，并用足掌踩压其足背，偶尔可听到关节弹响声，左右交替操作。

3. 踩跷法收式

（1）踩压足掌　用双足横踩、直踩受术者双足底，两足交替进行。

（2）踢打足掌　用双足背或足前掌踢打受术者足底，两足交替进行。

（3）运动关节　受术者盘坐，术者行腰椎旋转摇扳法、胸椎后伸扳法、肩关节摇扳法。

（4）放松理筋手法　双手捏拿颈项及肩周肌肉，然后用拇指按膀胱经穴位及曲垣、天宗、秉风、巨骨、肩贞等穴，最后拍击、搓揉肩背部。

项目二　足部反射疗法

足部反射疗法是足部按摩师运用手的技巧动作，对足部反射区进行操作，产生有效的良性刺激，从而缓解人体内部的紧张状态，调节人体各组织器官的机能，达到增强体质、预防疾病、消除不适感的一种保健方法。民间简称"足疗"。

一、足部反射疗法的作用原理

1. **生物全息原理**　任何多细胞的生物体都是由一个受精卵或起始细胞通过细胞的有丝分裂而形成的。因此，生物体上任何一个相对独立的部分，都包含着整体的信息，这样相对独立的部分被称为"全息胚"。例如，植物的枝叶，人体的手、足、耳等，这些"全息胚"上存在着与机体各个器官相对应的位点，而位点的排列则遵循着人体解剖图谱。人的双足与其他"全息胚"相比，由于面积较大，包含的信息也丰富，容易辨认掌握和操作，而且操作简单，故足部反射疗法作为防病、治疗、保健的一种方法，具有一定的优越性。

2. **中医经络学说**　连接人体脏腑的 12 条经脉，其中有 6 条行于足部。脚是足三阴之始，足三阳之终，双脚分布有 60 多个穴位与内外环境相通。正是由于双足通过经络系统与人体各脏腑器官有着多种复杂的联系，从而构成了足部与全身的统一性和整体性，脏腑功能失调及其病理变化必然会反映到足部。足部反射疗法正是基于这一原理，通过按摩既能发现有压痛的阳性反应区，又可疏通循行于足部的经络，使气血得以流畅，相应脏器得到调养，人体功能得以恢复正常。

3. **血液循环学说**　人的双足位于人体最低位置，离心脏最远，血液流经此处的速度最慢，加上地球引力，使血液中未被利用的钙盐等矿物质和有毒的酸性代谢物沉积下来，日积月累就会影响相应脏器的生理功能。足部反射疗法对足部反射区进行适宜刺激后，可引起毛细血管扩张，通透性增强，血流加快，血流量增多，从而反射性地调节全身循环功能，促进新陈代谢，使激素分泌水平增高，人体所有组织器官生理机能得到加强。

4. **神经反射学说**　人体各个系统能彼此保持密切的联系、合作与协调，是依靠复杂的神经反射和体液调节来完成的。足部存在着与人体各脏腑器官相对应的反射区，足部的每一个反射区都与其对应的器官有相似的生物学特性。足部反射区接受的按摩刺激通过脊髓神经传到大脑中枢，中枢神经对其进行分析综合，启动调节机制，产生新的冲动，再沿传出神经传至对应的器官、腺体或肌肉，使之做出相应的反应，改善和调节失常的器官功能。一般来说，这种调节和改善都是双向的。

5. 内源性药物因子学说　　足部反射疗法使机体产生的生物化学和生物物理改变被称为"内源性药物因子"。由于这种因子是机体接受治疗信息后自身调节所产生的物质，对提高机体的抗病能力有良好作用。

6. 心理治疗学说　　足部反射疗法可以使受术者得到良好的心理治疗。首先，按摩师精心的按摩服务，使受术者有一种被人尊重、被人照料的温馨感。其次，足部按摩增强了受术者体质，从而使慢性病受术者增强了康复的信心。

7. 消除血液中的超氧自由基学说　　进行足部反射区按摩时，特别是对肾上腺、肾、腹腔神经丛、心、肺、肝、脾、胃、胰、肠等区域按摩 5 ~ 10 分钟后，全身血液循环加快，红细胞超氧化物歧化酶活性增加，消除超氧自由基的作用增大，减小其对细胞和组织的损伤，因而有利于机体的自我修复。

二、 足部反射疗法常用手法

1. 单食指扣拳法　　一手扶握受术者足部，另一手食指关节弯曲凸起，其余四指握拳，拇指固定在食指上顶住弯曲的食指，以食指的近端指间关节背侧为施力点，顶压、压刮足部反射区。该手法适用于肾上腺、肾脏、输尿管、膀胱、小脑和脑干、大脑、额窦、垂体、眼、耳、斜方肌、肺、心、脾、胃、胰、肝、胆囊、小肠、大肠、生殖腺、肩关节、膝关节、上身淋巴结、下身淋巴结等足底反射区。

2. 单食指刮压法　　一手握扶足部，另一手拇指固定，食指弯曲呈镰刀状，桡侧缘施力刮压按摩。该手法适用于生殖腺、子宫或前列腺、尾骨（内侧）、尾骨（外侧）胸部淋巴腺、内耳迷路等足底反射区。

3. 拇指指端施压法　　一手握足，另一手拇指尖端施力按压。该手法适用于小脑及脑干、三叉神经、颈项、支气管、上颌、下颌、扁桃体等足底反射区。

4. 拇指指腹按压法　　一手握足，另一手拇指指腹为施力点，按压足部反射区。该手法适用于心脏（轻手法）、胸椎、腰椎、骶椎、外生殖器和尿道、髋关节、肛门和直肠、腹股沟、坐骨神经、下腹部等足底反射区。

5. 双指钳法　　一手握足，另一手食指、中指弯曲张开呈钳状夹住施术部位，拇指放在食指中节桡侧加压施力按摩。该手法适用于颈椎、甲状旁腺、肩关节等足底反射区。

6. 双拇指指腹推压法　　用双手拇指指腹同时施力推压。该手法适用于肩胛骨、胸（乳腺）等足底反射区。

7. 双指拳法　　一手握扶足部，另一手握拳，食、中指关节弯曲凸起，拇指辅助固定，以食、中指的近端指间关节顶点施力按压。该手法适用于小肠、肘关节等足底反射区。

8. 食指刮压法　　食指弯曲呈镰刀状，以食指桡侧缘施力刮压按摩，拇指固定足部。该手法适用于膈（横膈）足底反射区。

三、 足部反射区的位置及主治

针对足部反射区的定位及按摩方向的要求，首先必须明确足部各部位的名称和方位。

根据正常人体解剖学的规定：足趾为前方，足跟为后方；足蹈趾一侧为内侧，小趾一侧为外侧；足底面为下，足背面为上。足底面又称足的掌跖面。足的底面由前向后，分为掌跖前部、足心、足跟三部分。足的蹈趾和其他足趾都有内侧、外侧、背面、底面、趾端、趾根等。足趾的背面有趾甲，其底面又称趾腹或趾端掌跖面。

1. 肾上腺

（1）位置　双足足底第 2~3 跖趾关节后内侧 "人" 字形交叉点下凹陷处。

（2）主治　肾上腺皮质功能不全、昏厥、心律不齐、冠心病、高血压病、低血压、哮喘、风湿、关节炎及各种炎症。

2. 肾脏

（1）位置　双足足底第 1 与第 3 跖骨之间，第 2 跖骨后半段下方。

（2）主治　急慢性肾炎、肾结石、阳痿、水肿、前列腺炎、尿路感染、肾功能不全、高血压病及关节炎等。

3. 腹腔神经丛

（1）位置　双足掌中心，肾反射区的两侧。

（2）主治　神经性胃肠病症、腹胀、腹泻、胸闷、烦躁及神经衰弱等。

4. 膀胱

（1）位置　足掌内侧舟骨下方的稍突起处。

（2）主治　膀胱结石、肾炎、膀胱炎等泌尿系疾病及高血压病、风湿病等。

5. 额窦

（1）位置　足趾尖端。右侧额窦反射区在左脚，左侧额窦反射区在右脚。

（2）主治　脑血管意外后遗症、脑震荡后遗症、头痛、头晕、失眠、神经衰弱、口眼㖞斜、鼻炎、鼻窦炎及发热等。

6. 三叉神经

（1）位置　双蹈趾末节趾骨外侧，在小脑反射区上前方。左侧三叉神经在右足，右侧在左足。

（2）主治　三叉神经痛、牙痛、偏头痛、腮腺炎、面神经麻痹、失眠，以及眼、耳、鼻等头面五官疾病。

7. 颈项

（1）位置　双足蹈趾横纹处，敏感点在跖面外侧。左颈项反射区在右足，右颈项反射区在左足。

（2）主治　颈项扭伤，落枕，颈部酸痛、僵硬，软组织损伤等颈项疾病。

8. 鼻

（1）位置　双足踇趾末节趾骨前半内侧，延伸到踇趾趾甲根部，左鼻反射区在右足，右鼻反射区在左足。

（2）主治　急慢性鼻炎、鼻塞、鼻出血、过敏性鼻炎及呼吸道感染等。

9. 大脑（头部）

（1）位置　双足踇趾趾腹下部，右半球反射区在左足，左半球反射区在右足。

（2）主治　高血压病、低血压、脑血管病变、头痛、头晕、神经衰弱、神志不清、听觉及视觉受损。

10. 脑垂体

（1）位置　左、右足踇趾底正中凸处，在脑部反射区深部。

（2）主治　小儿发育不良，内分泌失调，脾、胃、胰、甲状腺、甲状旁腺等功能失调，老年综合征等。

11. 甲状旁腺

（1）位置　双足足掌内侧，第1跖趾关节处。

（2）主治　甲状旁腺功能低下引起的缺钙症状，如筋骨酸软、手足麻痹或痉挛、指甲脆弱等，以及白内障、癫痫发作。

12. 甲状腺

（1）位置　足底第1跖骨上1/2的跖骨头处至第1、2跖骨间，呈弯带状。

（2）主治　甲状腺功能亢进症、甲状腺功能低下症、单纯甲状腺肿。

13. 眼

（1）位置　第2、3足趾根部，包括足底和足背两个位置。右眼反射区在左足，左眼反射区在右足。

（2）主治　近视、远视、复视、斜视、散光、怕光、流泪、青光眼、白内障、视网膜出血及结膜炎等眼科疾病。

14. 耳

（1）位置　双足足底第4、5足趾的近节趾骨和中节趾骨交界处，右耳在左足，左耳在右足。

（2）主治　耳聋、耳鸣、中耳炎、重听及腮腺炎等。

15. 斜方肌

（1）位置　双足底，眼、耳反射区后方，呈横带状。

（2）主治　落枕、颈项强痛、背部酸痛、上肢疼痛及手指麻木无力等。

16. 肺

（1）位置　双足掌斜方肌反射区后方，第 2～5 跖骨下方中部通向第 3 趾骨中节，右肺在左足，左肺在右足。

（2）主治　肺炎、急慢性支气管炎、肺气肿、胸闷、支气管哮喘及肺结核等。

17. 心

（1）位置　左足掌第 4、5 跖骨间，肺反射区下方。

（2）主治　心绞痛、心肌梗死的恢复期、心力衰竭的恢复期、心律不齐及心脏功能不全等。

18. 胃

（1）位置　双足第 1 跖骨中部，足弓前部，相当于踇趾大小。双足均有，胃的一半反射区在右足，另一半在左足。

（2）主治　胃痛呕吐、腹胀、胃酸分泌过多、消化不良、胃下垂、胃炎及厌食等。

19. 胰

（1）位置　双足足掌内侧缘，第 1 跖骨体中下段，在胃与十二指肠反射区的交接处，如扁豆状。

（2）主治　胃痛、消化不良、腹胀、泄泻、糖尿病、胰腺炎及胰腺囊肿等。

20. 十二指肠

（1）位置　双足第 1 跖骨底与楔骨关节处，胰反射区后方。

（2）主治　十二指肠溃疡、腹部胀满、消化不良及食欲不振等。

21. 脾

（1）位置　左足足底第 4、5 跖骨间基底部，心脏反射区之下约二横指处，横向与十二指肠反射区相对。

（2）主治　贫血、食欲不振、发热、小儿厌食、消化不良、皮肤病、免疫功能低下、感冒及各种炎症等。

22. 肝胆

（1）位置　肝脏的反射区在右足掌第 4、5 跖骨区，肺反射区下方。胆囊的反射区在右足肝的反射区内。

（2）主治　肝炎、肝硬化、胆囊及胆管疾病等。

23. 小肠

（1）位置　双足足底，楔骨至跟骨前段的凹陷区域，被大肠反射区所包围。

（2）主治　急慢性肠炎、胃肠胀气、腹泻、腹痛及胃肠功能紊乱。

24. 横结肠

（1）位置　双足足底中间，小肠反射区前方，横越足掌，形成一条带状区域。

（2）主治　腹胀、腹泻、腹痛、急慢性肠炎等。

25. 降结肠

（1）位置　左足足底外侧，沿骰骨外缘后行至跟骨前缘，呈竖条状区域，和第4、5跖骨间相对。

（2）主治　肠炎、腹痛、腹胀、腹泻及便秘等。

26. 乙状结肠和直肠

（1）位置　左足足掌跟骨前缘，呈横带区域。

（2）主治　直肠炎、痔疮、肠息肉及便秘等。

27. 肛门

（1）位置　左足底跟骨前缘内侧，直肠反射区末端，约近于足底内侧踇展肌外侧缘。

（2）主治　肛裂、痔疮、便秘、肛门出血及肛周湿疹等。

28. 升结肠

（1）位置　右足足掌外侧，小肠反射区外围，跟骨前缘，骰骨外侧，前行至第5跖骨底呈竖条状区域。

（2）主治　腹胀、腹泻、腹痛、急慢性肠炎、消化不良及便秘等。

29. 盲肠和阑尾

（1）位置　右足掌跟骨前缘靠近外侧，与小肠和升结肠的反射区连接。

（2）主治　阑尾炎及下腹胀气等。

30. 生殖腺

（1）位置　双足足底跟骨的中央呈扁圆形区域及双足足外踝骨的后下方呈三角形区域。

（2）主治　月经不调、阳痿、早泄、不育症、性功能低下及围绝经期综合征等。

31. 颈椎

（1）位置　双足踇趾趾关节内侧缘处。

（2）主治　颈部酸痛、颈椎肥大、头痛、头晕、手足麻木、落枕及高血压病等。

32. 胸椎

（1）位置　双足足弓内侧，沿跖骨内侧缘下方到楔骨前端止。

（2）主治　胸椎骨刺、肩背酸痛及胸椎间盘突出症等。

33. 腰椎

（1）位置　双足足弓内侧，楔骨与舟骨内侧缘下方，上接胸椎反射区，下连骶骨反射区。

（2）主治　急慢性腰扭伤、腰背酸痛、腰椎间盘突出及腰椎骨刺等。

34. 骶骨

（1）位置　双足足弓内侧，跟骨与距骨内侧缘下方，前接腰椎反射区，后连尾骨反射区。

（2）主治　坐骨神经痛、骶骨骨质增生、骶骨受伤及盆腔疾病等。

35. 内尾骨

（1）位置　双足足跟内侧面，沿跟骨后下方内侧转向上，呈"L"形带状区域。

（2）主治　腰眼酸痛、坐骨神经痛、尾骨受伤后遗症、阳痿、遗精、痛经、功能性子宫出血、盆腔炎、子宫内膜炎等。

36. 内肋骨

（1）位置　双足足背第1楔骨与舟骨之间的区域。

（2）主治　胸闷、胸痛、肋膜炎、胸膜炎、肩背酸痛及中老年举手与抬头困难等。

37. 前列腺（子宫）

（1）位置　双足内侧，内踝骨后下方，呈梨子形区域。

（2）主治　前列腺炎、前列腺肥大、早泄、阳痿、月经不调、闭经、子宫肌瘤、不育症及围绝经期综合征等。

38. 腹股沟

（1）位置　双足内踝骨上方偏前面，胫骨前肌腱内侧凹陷处。

（2）主治　疝气、精索静脉曲张、功能性子宫出血、子宫内膜炎、子宫下垂、遗精及阳痿等。

39. 髋关节

（1）位置　双足内、外踝骨下缘，呈月牙形区域，共4个。

（2）主治　髋关节酸痛、腰痛及坐骨神经痛等。

40. 肩关节

（1）位置　双足底紧靠第5趾根，第4、5跖骨间的肉球部。

（2）主治　肩关节脱臼、肩周炎、肩背酸痛、上肢麻木及肩部软组织损伤等。

41. 肘关节

（1）位置　双足掌外侧第5跖骨与骰骨之关节突起的前后两侧。

（2）主治　肱骨外上髁炎、肘关节损伤后疼痛。

42. 膝关节

（1）位置　双足足掌外侧跖骨与跟骨间的凹陷处。

（2）主治　髌韧带损伤、侧副韧带损伤、半月板损伤及膝关节疼痛等。

43. 外尾骨

（1）位置　双足足跟外侧，沿跟骨结节后方外侧一带状区域。

（2）主治　坐骨神经痛、骶椎裂及尾骨损伤引起的疼痛。

44. 外肋骨

（1）位置　双足背骰骨与第3楔骨之间凹陷中。

（2）主治　各种胸骨病痛、胸闷、胸膜炎、肩胛酸痛、肩关节活动障碍、肩关节周围炎。

45. 胸部淋巴腺

（1）位置　双足背第 1 跖骨与第 2 跖骨之间。

（2）主治　各类炎症、发热、白细胞减少症、再生障碍性贫血。

46. 下腹部

（1）位置　双足腓骨外侧后方，自外踝骨后方向上延伸四横指呈竖带状区域。

（2）主治　月经不调、附件炎、盆腔炎、子宫发育不良及前列腺炎等。

47. 横膈膜

（1）位置　双足足背跖骨后端，楔骨、骰骨上方，横跨脚背呈横带状区域。

（2）主治　呃逆、恶心、呕吐、膈肌痉挛、腹痛及腹胀等。

48. 气管

（1）位置　双足背第 1 跖骨外缘。

（2）主治　急性支气管炎、感冒。

49. 喉

（1）位置　双足背第 1、2 跖骨间关节处，近足踇趾侧。

（2）主治　咽喉肿痛、音哑、吞咽困难、上呼吸道感染。

50. 内耳迷路

（1）位置　双足背第 4、5 趾骨间。

（2）主治　晕车、晕船、高血压、低血压、平衡障碍、梅尼埃病。

51. 胸部及乳房

（1）位置　双足足背第 2、3、4 跖骨背侧，呈圆形区域。

（2）主治　胸闷、胸痛、胸膜炎、胸肋炎、乳腺炎、乳腺囊肿、乳腺小叶增生及月经前乳房胀痛等。

52. 扁桃体

（1）位置　双足踇趾第 1 趾骨背面，足伸踇肌腱两侧。

（2）主治　扁桃体炎等。

53. 下颌

（1）位置　双足踇趾趾间关节横纹近侧呈带状区域。

（2）主治　牙痛、口腔炎、下颌感染、咽部炎症等。

54. 上颌

（1）位置　双足踇趾趾间关节横纹远方呈带状区域。

（2）主治　牙痛、上腭感染、上颌关节炎、牙周炎。

四、足部反射区的分布规律及按摩时的选区和配区

1. 足部反射区分布规律

（1）分部排列 足底是内脏，代表的脏腑器官有心、肝、脾、肺、肾等。足背是躯面，代表躯体和颜面部，如肋、面部等。足内是脊中，代表的脊柱和分布于正中线上的器官，如鼻、膀胱。足外是四肢（上肢和下肢）。足跟是盆腔，代表盆腔等脏器，如睾丸、卵巢、尿道、子宫、前列腺、臀等。

（2）上下对应 从双足足趾到足跟对应人体头部到臀部，踇趾对应头部，脚掌对应胸部，足心对应腹部，足跟对应盆腔。

（3）头部交叉 人体颈项以上组织器官在足部的反射区左右交叉分布，即左侧的额窦、三叉神经、小脑及脑干、鼻、大脑半球、颈项、眼、耳等反射区分布于右足上，而右侧头颈部的同名反射区分布在左足上。颈项以下组织器官的反射区不发生交叉分布。

（4）同左同右 颈项以下，身体左边的器官只分布在左脚上，如心、脾、降结肠、乙状结肠及直肠、肛门反射区等；而肝、胆囊、盲肠及阑尾、回盲瓣和升结肠反射区只分布于右足上。

另外，多数反射区在同一足部只有一个位置，少数反射区在同一足部有两个或两个以上的位置，如眼、耳、生殖腺、肛门和直肠、肋骨、尾骨、髋关节、坐骨神经、扁桃体、额窦等反射区有多个位置。

2. 足部反射区按摩时的选区和配区

对于机体某一组织或器官功能失调引起的不适，一般也应采取"全身按摩，重点加强"的办法，即把足部所有反射区都按摩一遍，以促进血液循环，增强全身各组织器官的功能。在此基础上，根据具体不适症状，选取重点反射区，增加按摩的次数与力度以加强刺激，从而收到较好的效果。对于严重的不适，只选取重点反射区进行重手法刺激，可收速效。

重点反射区包括基本反射区、主要反射区、相关反射区 3 部分。

（1）基本反射区 即肾脏、输尿管、膀胱这 3 个反射区，其主要作用是增强泌尿系统的排泄功能，将体内有毒物质及代谢产物排出体外。无论是保健按摩或是消除不适症状的按摩，在开始和结束时都要按摩基本反射区 3 遍。

（2）主要反射区 是指产生不适症状的组织器官或系统在足部相对应的（同名）反射区。也就是说，只认反射区不认症，如腰部的椎骨、关节、韧带、肌肉、筋膜等组织的结构功能异常所出现的腰痛不适可有很多种，无论是哪种腰部不适，主要反射区都是腰椎反射区。

（3）相关反射区 根据不适症状的性质，可选用与其有密切关系的反射区，如各种炎症和发热，可选用免疫系统及内分泌系统的有关反射区。

五、 足部反射疗法的顺序流程、方向和时间

(一)顺序流程

按摩前，受术者先泡脚，脚部擦抹按摩膏，活动足部。按摩时遵循"先左后右，自上而下，先内后外，先底后背"的原则。具体流程如下。

1. 左足顺序 共39步。

(1)用拇指指腹或单食指叩拳以轻、中、重3种不同力度在心脏反射区处定点向足趾方向推按、定点按压3~5次，用于检查心脏功能。

(2)用拇指指尖或单食指叩拳在肾上腺反射区处定点向足趾方向按压5~7次。

(3)用单食指叩拳在肾反射区处定点按压并由前向后推按5~7次。

(4)用单食指叩拳在输尿管反射区处开始端深压并从肾脏反射区推按至膀胱反射区5~7次。

(5)用单食指叩拳在膀胱反射区处定点按压并由前向后推按5~7次(实际施术中，肾上腺、肾脏、输尿管、膀胱4个反射区可作为一组反射区一次操作完成)。

(6)用拇指指腹或拇指指间关节背侧屈曲在三叉神经反射区处，由趾端向趾根部方向推按5~7次。

(7)用单食指叩拳在跗趾额窦反射区由内向外推压5~7次，其余的趾额窦反射区由前向后推压5~7次。

(8)用拇指或单食指叩拳在鼻反射区推压5~7次。

(9)用拇指指腹或单食指叩拳在大脑反射区由前向后推压5~7次。

(10)用拇指指端或单食指叩拳在小脑反射区定点按压，再由前向后推压5~7次。

(11)用双指钳法在颈椎反射区由后向前推压5~7次。

(12)用拇指指端在颈项反射区由外向内推压5~7次。

(13)用单食指叩拳在眼、耳反射区定点按压5~7次，或由趾端向趾根方向推压5~7次。

(14)用单食指叩拳在斜方肌反射区由内向外压刮5~7次。

(15)用单食指叩拳在肺反射区由外向内压刮5~7次。

(16)用拇指桡侧在甲状腺反射区由后向前推按5~7次。

(17)用单食指叩拳在食道反射区由前向后推压5~7次。

(18)用单食指叩拳在肾脏、胰脏、十二指肠反射区定点按压或由前向后推按5~7次(实际施术中，胃、胰脏、十二指肠反射区可为一组反射区一次操作完成)。

(19)用单食指叩拳或拇指指腹在横结肠、降结肠、乙状结肠及直肠反射区压刮5~7次。

（20）用单食指叩拳在肛门反射区定点按压 5～7 次（实际施术中，横结肠、降结肠、乙状结肠及直肠、肛门反射区可作为一组反射区一次操作完成）。

（21）用双食指叩拳在小肠反射区定点按压并由前向后压刮 5～7 次。

（22）用单食指叩拳在生殖腺反射区定点按压 5～7 次。

（23）用单食指桡侧在前列腺或子宫反射区由后上向前下方刮推或用单拇指指腹推压 5～7 次。

（24）用拇指指腹或拇指指端在胸椎、腰椎、骶椎反射区由前向后推压 5～7 次（实际施术中，胸椎、腰椎、骶椎反射区可作为一组反射区一次操作完成）。

（25）用双食指桡侧在横膈反射区由反射区中点向两侧同时刮推 5～7 次。

（26）用单食指叩拳在上身淋巴腺反射区定点按压 5～7 次。

（27）用双食指桡侧在生殖腺（输卵管）反射区由反射区中点向两侧同时刮推 5～7 次。

（28）用单食指叩拳在下身淋巴腺反射区定点按压 5～7 次（实际施术中，上身淋巴腺、下身淋巴腺反射区可作为一组反射区双手同时操作完成）。

（29）用食指桡侧在尾骨（外侧）反射区由上而下再向前刮、点、推压 5～7 次。

（30）用单食指叩拳在膝关节反射区定点按压并环绕反射区半月形周边压刮 5～7 次。

（31）用单食指叩拳或双食指叩拳在肘关节反射区第 5 跖骨基底部从前、后各向中部按压 5～7 次。

（32）用单食指叩拳在肩关节反射区分侧、背、底 3 个部位由前向后各压刮 5～7 次，或双指钳夹肩关节反射区的背部和底部 5～7 次。

（33）用拇指指端在躯体淋巴腺反射区背面点状反射区定点按压和用单食指叩拳在底面点状反射区定点按压各 5～7 次。

（34）用双拇指指端或双食指指端在扁桃体反射区同时定点向中点挤按 5～7 次。

（35）用拇指指端或食指指端在喉和气管反射区定点按压或按揉 5～7 次。

（36）用双拇指指腹在胸部反射区由前向后推按，双拇指平推 1 次，单拇指补推 1 次，各做 5～7 次。

（37）用单食指桡侧在内耳迷路反射区由后向前压刮 5～7 次。

（38）用拇指指腹在坐骨神经反射区（内、外侧）由下向上推按 5～7 次。

（39）重复肾脏、输尿管、膀胱 3 个反射区手法操作 3～5 次。

2. 右足顺序 右足与左足有相同的反射区，也有不同的反射区。相同反射区的按摩方法同左足，不同反射区的按摩方法如下。

（1）用单食指叩拳在肝脏反射区由后向前压刮 5～7 次。

（2）用单食指叩拳在胆囊反射区定点深压 5～7 次。

（3）用单食指叩拳在盲肠及阑尾、回盲瓣反射区定点按压 5~7 次。

（4）用单食指叩拳或拇指指腹在升结肠反射区由后向前推按 5~7 次。

（二）方向

尽可能采取"向心"方向，即静脉血回流的方向，这样有利于促进血液和淋巴液回流。

（三）时间

每个反射区一般平均按摩 20 秒钟左右，从轻到重、均匀深透地做 3~5 次。

六、 足部反射疗法的禁忌证

足部按摩疗法优点多，适应范围广，但也不能包治百病，其禁忌证如下。

1. 各种严重出血性疾病，如脑出血、子宫出血、消化道出血、支气管扩张出血及内脏出血等。

2. 急性心肌梗死及严重的心、肝、脾、肾功能衰竭。

3. 妇女经期和妊娠期。

4. 一些外科疾病，如急性阑尾炎、腹膜炎、肠穿孔、骨折及关节脱位等。

5. 各种传染性疾病，如肝炎、结核、流脑、乙脑、伤寒及性病等。

6. 各种中毒，如煤气、药物、食物中毒及毒蛇咬伤等。

7. 各种严重的精神病。

七、 足部反射疗法的注意事项

1. 饭前 30 分钟和饭后 1 小时内，不可进行足部按摩。

2. 按摩前，术者和受术者都要洗净手、足，剪短指（趾）甲，以防损伤皮肤及交叉感染，并备好按摩巾、按摩膏等所需用品；按摩后半小时内，嘱受术者饮用 300~500mL 温开水，以促进代谢产物及时排出体外。儿童、老人、体弱多病者可适当减少饮水量，以 150~200mL 为宜。

3. 按摩开始时，必须先探查心脏反射区，并按轻、中、重 3 种手法力度进行。在了解心脏是否正常的情况下，再决定按摩力度及施术方案，以免发生意外。

4. 肾、输尿管、膀胱是人体重要的排泄器官，在按摩治疗中这 3 个反射区为重要按摩区域，按摩从肾、输尿管、膀胱 3 个反射区开始，结束时还要重复按摩这 3 个反射区。有些受术者在接受治疗后尿液颜色变深，并且气味很浓，这是尿酸、尿素大量排出所致，不影响继续治疗。

5. 敏感的受术者按摩后可出现低热、发冷等全身不适，属正常现象，不必处理，一般继续治疗数天即可消失。

6. 按摩时尽量避开骨骼突起处，以防止骨膜产生炎症或溢血肿胀现象；对敏感区应避免重度刺激，对儿童及多数女性，宜用轻手法刺激。

7. 每次按摩时间以 40~50 分钟为宜，不宜过久。重病受术者根据病情适当缩短为 10~20 分钟。

8. 术者要根据不同受术者的足部特征，因人而异地找准反射区。按摩的施力方向要正确，力度要适宜，均匀并有深透感。

9. 有严重癫痫、高血压病、肝功能衰退及其他慢性病、疑难病的受术者，须与医师合作，配合药物治疗。

八、 术者手的保护

1. 每次按摩结束后不要马上用冷水洗手，休息几分钟后用温水洗手再用流水冲净；冬天外出应戴手套，以保护手部和手指关节。

2. 要定期（3 日 1 次）用活血化瘀、通经活络的中药煎汤熏洗、浸泡双手 20~30 分钟。处方：木瓜、苏木、生地、泽兰、红花、归尾、骨碎补各 9g，鲜姜 50g，细辛 6g。

项目三 运动推拿

运动推拿是指用于体育运动的推拿，是推拿学的一个分支，也是现代运动训练学内容之一。运动推拿能使肌肉中毛细血管扩张和后备毛细血管开放，从而增加肌肉组织的血液供应，提高肌肉的能量储备和工作能力。运动推拿还能改善韧带的弹性，放松肌肉，增加肌肉张力，增大关节活动度，提高身体的柔韧性，在运动训练比赛中具有预防运动创伤、促进体能恢复、提高竞技成绩的作用。目前，运动推拿已经得到体育界的认可和广泛运用。实践证明，推拿在运动能力发挥、比赛心理调整、比赛成绩提高等方面发挥着不可替代的作用，而且推拿后运动损伤的发生率明显下降。

一、 运动前推拿法

运动前推拿，能增强肌肉的力量和耐力，提高关节的灵活性和韧带的柔韧性，使运动员在比赛中能够做大幅度的活动，可与比赛前的热身准备活动结合起来，有防止运动损伤、调整运动状态和心态、提高运动效果和比赛成绩的作用。一般在比赛前半小时内进行，一次推拿时间为 15~20 分钟。常用推拿方法如下：

1. 用按揉、捏拿、拍击、搓抖等手法在全身广泛施术，重点是颈项、腰背、脊柱及四肢。

2. 用屈伸、摇扳、拔伸等手法放松全身主要运动关节，牵拉四肢肌腱、韧带和肌

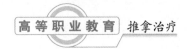

肉等。

3. 应有针对性地对不同运动项目运动员的主要运动部位进行推拿，如乒乓球、羽毛球运动员的颈部和上肢，柔道、摔跤运动员的腰背，田径运动员的下肢，足球运动员的腰部和下肢，篮球运动员的上肢和腰背等。

二、 赛前紧张的运动推拿

影响运动能力的一个重要因素是运动前的心理状态，许多运动员在赛前过度兴奋，表现为坐立不安、情绪激动、多尿、动作协调性下降等，此时推拿能降低神经系统的过度兴奋，调整自主神经的功能状态，使运动员进入良好的竞技状态。

对赛前精神过分紧张的运动员，主要采用以下推拿方法。

1. 先用缓和的头部推拿以起镇静作用，用拇指从印堂直推至上星，再分推前额至两侧太阳穴。

2. 用一指禅推法推眼眶 7 次，然后再分抹眼眶至太阳穴。

3. 大鱼际按揉前额。

4. 一指禅从前向后推头部，再扫散颞部，推拿五经。

5. 按、揉、振风池穴，再捏、拿颈项，叩、击颈肩背部。

6. 摩膻中穴，再向下直推、分抹胸部。

7. 揉摩、捏拿、分推腹部。

8. 在四肢、腰背相应肌肉紧张部位进行按揉、捏拿、拍击、搓抖、摇扳等。

上述操作手法要缓和，用力较小，推拿面积大，时间稍长，在赛前 3~9 分钟进行推拿效果较好。

三、 赛前精神不振的运动推拿

运动员精神不振，对比赛缺乏信心，首先查明原因，消除思想因素，结合推拿提高神经系统的兴奋性。在一般准备活动之后，受术者取坐位，术者站在其身后或身侧，先做较重刺激的头部推拿，然后对即将用到的部位和肌群施术。用力要大，速度快，时间短，推拿面积小。

1. 指端叩击头项部，点揉风池、太阳穴，使酸胀反应直达头部和眼部。

2. 拇指按揉、弹拨曲池、手三里、合谷、背部膀胱经腧穴及环跳、承扶、委中、承山、阳陵泉等穴。

3. 叩击腰背及四肢。

四、 赛前失眠的运动推拿

本法能镇定安神，用于赛前烦躁失眠、心慌不安。要求手法轻快柔和顺畅，节律有序。

1. 双手各指相对收拢如撮，指端如梅花状，分别于百会、印堂着力，微颤手指，使劲力深透，至施术部位有热感为度。

2. 摩掌益脑法。一手固定头部，一手五指叉开，自前发际沿头部推向后发际，由慢渐快反复摩擦头皮。接着十指交叉，双掌小鱼际合压风池，最后双手大把抓拿头皮数下。

五、 比赛间歇期的运动推拿

有的运动项目在竞赛进程中有间歇的时间，如投掷、跳跃、举重等项目。在间歇期推拿，可以保持和提高竞技状态。运动间歇的推拿，应根据运动项目的特点和间歇期的长短，采用短暂、兴奋的手法，消除肌体的紧张和疲劳。一般在活动负荷大的肌群施术。如对投掷运动员，推拿其用力臂（执器械侧上肢）；对跳跃运动员则重点推拿腰臀和下肢。

1. 上肢的推拿　用轻快柔和的揉拿手法向心推拿，即前臂→上臂→肩部，促进血液和淋巴液回流，消除肌肉紧张。

2. 下肢的推拿　运动员采取坐位，术者用轻快柔和的揉捏手法，自足部向腹部进行，以促进血液和淋巴液回流，提高局部肌群的运动能力。术后嘱运动员做缓慢的跑、跳活动，效果较静止休息好。

3. 腰背部的推拿　举重运动员腰部的负荷较大，在间歇时可推拿用力的肌群，保持其兴奋性。运动员俯卧或坐位，术者用掌根在背阔肌和骶棘肌部位做轻快的揉法3分钟。推拿后应做一些专项准备活动，以便发挥良好的竞赛水平。

六、 比赛后的运动推拿

激烈的运动训练或竞赛之后，运动员的神经、体液、循环、呼吸、消化、代谢和酸碱平衡等方面都会发生巨大的变化，这些变化破坏了机体内环境的平衡，但它很快又达到新的平衡。这个新的平衡，通常都标志着机体工作能力的提高。但是，在内环境各机能系统达到平衡的过程中，有时出现迟缓环节，表现为精神过度紧张、失眠、肌肉紧张及疲劳等。运动后的推拿，可以加速乳酸的消散，有利于在较短时间内消除肌肉酸痛和疲劳，使机体内环境达到新的平衡，从而恢复体能，提高运动负荷能力，加速完成对后续运动负荷的准备。

运动后推拿所采用的手法、用力的大小、时间的长短等，均应根据运动员的体质、性别、运动项目，特别是运动后的不良反应（如头昏胀、欲呕、四肢乏力、肌紧张、失眠等）来决定。然而，在具体操作中，还要遵守个别对待的原则，不可千篇一律。一般运用的手法有抚摩、揉捏、推压、振动和抖动等。对体质强壮、肌肉丰满者力量应当重些，时间适当长些，手法力量不够可配合运用踩跷法；反之，用力则要轻些，时间应当短些。

推拿部位应根据运动项目特点和疲劳情况而定，一般是推拿运动负担最大的部位，当运动员极度疲乏时，可做全身推拿。

1. **运动后的全身推拿**　一般在训练结束后进行，也可在洗澡后或夜里睡前进行。当运动员十分疲劳时，需让运动员休息 2～3 小时后再进行推拿。最好用温水洗浴后，舒适地躺在床上，裸露被推拿的部位，依照头面、胸腹、上肢、下肢、颈肩、背腰的顺序进行推拿。如推拿当中运动员安然入睡，应停止推拿，轻轻给其盖上被子，以防感冒。运动员睡醒之后，便会精神饱满，全身舒适。

2. **运动后的局部推拿**　不同的运动项目，身体各部肌肉的负荷量不同，疲劳程度也不同。运动后进行局部推拿就显得非常重要。局部推拿施术部位和方法如下。

（1）**上肢推拿**　重点推拿肱二头肌、肱三头肌、三角肌和前臂肌群，这是体操、投掷、游泳、举重、排球等运动项目容易疲劳的部位。常用的手法有揉捏、推压、搓、抖动、摇晃和屈伸关节等，每个部位操作时间约 10 分钟。除推拿上肢肌群外，还可在上肢腧穴施术，提高推拿效果。

（2）**腰背部推拿**　腰背部推拿的重点应放在背阔肌、斜方肌和骶棘肌上，这是体操、举重、跳水、排球等运动项目容易疲劳而又不易活动开的部位。运动员取俯卧，用按、揉、拨、摩、擦、推压、叩击等手法在施术部位操作，并在腰背部腧穴及骨盆边缘、肩胛骨内侧缘等部位，用揉、掐、推、拨法等进行操作。

（3）**胸部推拿**　在胸大肌、胸小肌和前锯肌等部位推拿，对排球、体操、投掷运动员是十分有益的。运动员坐位或仰卧位，用揉捏、推压、振动、提弹等手法在上述部位操作。推拿时，应从胸骨部缓缓向腋下移动。

（4）**臀部推拿**　田径、自行车、举重、排球、足球、竞走等项目，臀肌的工作负荷很大，是运动后推拿的重点。从腹股沟外侧端起，沿骨盆边缘（髂后嵴）到骶部、臀部用点、揉、拨和叩击等手法进行操作，用力大小因人而异。此外，还可用推拿等手法在臀部穴位和骨盆边缘（髂骨后嵴）进行经穴推拿。

（5）**下肢推拿**　下肢推拿几乎对所有运动员都非常必要。主要用拿捏、推压、叩击、抖动等手法，由下而上进行操作。同时配合经穴推拿，在下肢腧穴施以按、揉、掐、推等手法。

复习思考

1. 常用健体推拿方法有哪些？

2. 踩跷健体推拿的特点有哪些？简述其主要适用人群。

3. 踩跷健体推拿禁用人群有哪些？

4. 简述踩跷的基本脚法。

5. 足部反射区按摩的重点反射区有哪些？

6. 简述足部反射区按摩的顺序、方向和时间。

7. 简述运动推拿的作用和意义。

扫一扫，知答案

扫一扫，看课件

模块十三

海外保健按摩方法简介

【学习目标】

  1. 熟悉泰式、日式、港式保健按摩的特点和要领。

  2. 了解泰式、日式、港式保健按摩的程序和操作方法。

    随着全球一体化进程加快，世界各地多元文化发生碰撞。按摩作为人类最早的保健方法，虽然世界各地操作手法有相通之处，但因受到各地传统和文化的影响，而各具特色。近年来，国内引进几种不同的保健技法，与传统中式按摩互相借鉴与补充。

项目一 泰式保健按摩

    泰式按摩是由泰国御医吉瓦科库玛，根据古印度西部传入泰国的按摩法和当地中国移民的一些按摩手法组合而成，其有自成体系的经脉和伸展理论，多用手指、手臂、膝部和双腿等按摩受术者经脉，又在肌肉和关节上按压和伸展，令受术者身体、精神和心灵恢复平衡。定期调治会使人体精神和肉体保持最佳状态。

一、泰式按摩的特点

    1. 向心性　泰式按摩一般从足部开始，并向人体的中心部位运用多排点压按结合的手法。

    2. 细腻性　泰式按摩多采用细腻的指压手法，着重对人体四肢和大肌肉群进行重复按压推捏等，使手指手掌的力量均匀渗透到肌肉深层，起到疏通经络、调和气血的作用。

    3. 关节活动性　泰式按摩无须使用按摩油，非常注重舒展腰背部，利用独特的推、拉、蹬、摇、踩等手法，通过压足、压腰、反扳、背法等方式作用于肌肉筋膜和关节等部位，使受术者身体得到伸展和拉伸。按摩后如同进行了高强度运动，被称为被动瑜伽。第一次体验者，可能接受不了泰式按摩大背翻、小背翻的动作幅度，这时术者要与体验者沟通按摩力度，并提醒其彻底放松身体，不要对抗。

4. 治疗保健二重性　泰式按摩具有明显的消除疲劳、放松肌肉、调畅情志的作用，另外对于肌肉损伤、痛风、炎症等有明显疗效。

二、 泰式按摩的要领

泰式按摩，通常于地垫上施术，周围有较大的空间。为了便于施术，要求施术者跪式服务。用力要均匀柔和，速度适中，按序进行。基本操作顺序为：①仰卧位，足部→下肢部→上肢部。②侧卧位，下肢部→背部→上肢部。③俯卧位，腰及下肢后侧。④特殊体位，反向背→同向背等。⑤头部，眶下点压→轮推印堂等。

三、 泰式保健按摩程序及操作方法

（一）仰卧位

1. 足部操作　受术者取仰卧位，两腿分开略宽于肩，术者面向受术者跪于其两下肢之间。

（1）足背下压法　术者两手拇指置于受术者踇趾尖内侧缘，其余手指自然放在足背，手掌扇形扣住足五趾，两手交替下压。

（2）点压足心法　术者两手拇指置于受术者足心部，其余手指自然放在足背，虎口扣住足部内缘，拇指施力点压足心，两手交替操作。

（3）点揉足背法　术者两手拇指置于受术者足背上端，其余手指自然下垂，两手交替点揉足背并向足趾方向缓慢移动。

（4）牵拉足趾法　术者两手拇、食指夹住受术者足趾，从小趾依次牵拉至大趾，两手交替进行。

（5）推扳足趾法　术者两手五指扣住受术者两足五趾，做往返推、扳，两手交替进行。

2. 下肢部操作　体位同上。

（1）指压双侧小腿内侧法　术者两手拇指指面置于受术者小腿内侧，其余手指自然下垂，从内踝向上至胫骨内侧髁缓慢移动，两手交替按压。

（2）按揉膝部　术者双掌心置于受术者髌骨上，身体稍前倾，施力按、揉。

（3）掌按大腿前侧　术者双掌置于受术者大腿前侧，从膝上部开始，逐渐向上按至大腿根部，两手交替。

（4）指压单侧大腿内侧法　受术者一侧下肢侧放，膝关节屈曲成90°，术者面对其弯

曲的下肢而跪。拇指指面置于胫骨内侧缘，另一手扶住膝部，从内踝至胫骨内侧髁进行单侧按压。

（5）双手指压单侧大腿内侧法　术者两手拇指反向并拢，从膝部至大腿根部按压大腿内侧肌肉。

（6）双手拿人腿内侧法　术者双手拿住大腿内侧肌肉，自膝内侧向上拿至大腿根部。

（7）下肢单侧叩打法　术者双掌相合，五指呈扇形分开，掌指自然放松，以手掌尺侧缘从受术者大腿根部至小腿下端叩打下肢内侧肌肉，往返3遍。

（8）前臂、肘点按大腿法　术者将受术者一侧大腿放在自己的外侧下肢上，内侧下肢压住其小腿，沿大腿内侧上端至大腿内侧下端用前臂和肘点按并用前臂外旋下压。

（9）前臂、肘点按小腿外侧法　术者双膝跪在床上，将受术者一侧小腿支起放在自己双下肢之间并夹住受术者的小腿，用前臂和肘点按小腿外侧，然后自小腿上端至小腿下端，用小臂伸直下压。

（10）抹足背法　术者背向受术者并跪坐其两腿之间，将其一侧小腿放在自己大腿上，两手扶住其足的两侧，两大拇指分别由内向外做"倒八字"抹法。

（11）向内扳足法　术者背向受术者并跪坐其两下肢间，将其一侧小腿放在自己大腿上，双手扣住其足的前端，向内用力做扳的动作。

（12）肘点按足心法　术者一手托住受术者足部，面向受术者而跪，用肘尖着力点按足心。

（13）蹬大腿内侧法　术者两下肢伸直，坐在受术者两下肢之间，两手握住受术者足部，将其大腿屈曲成90°。然后术者一足蹬住腘窝处不动，另一足由大腿根部逐渐蹬至大腿内侧近腘窝处。

（14）指按小腿内侧法　术者盘腿坐在受术者双下肢间，受术者两下肢屈曲成90°。术者一手扶住被按摩下肢的膝盖，另一手拇指自踝关节至腘窝依次按压小腿内侧。

（15）搂大腿外侧法　受术者被按摩侧下肢屈曲30°放于床面上，术者双下肢盘曲面向受术者，一手扶住被按摩下肢膝盖，另一手扣住被按摩大腿外侧肌肉，向内做搂的动作，依次由大腿根部搂至膝部。

（16）掌按大腿内侧法　术者双膝跪在受术者双下肢之间，面向被按摩肢体一侧，外侧手扶住膝部，内侧手掌按于被按摩大腿内侧，由大腿根部至腘窝处施术。

（17）叩打大腿内侧法　术者盘腿坐于床上，受术者大腿置于术者大腿上，术者双手握空拳，有节奏地自大腿根部至腘窝处叩打大腿内侧。

（18）小腿外侧按法　受术者仰卧，被按摩的一腿蜷曲，术者两膝跪压在被按摩下肢的足背上，一手轻扶蜷腿的膝部，另一手拇指指面着力沿小腿胫骨、腓骨之间的骨缝自下而上依次进行按压。要领：术者一定要用膝部压住受术者的足背使其固定，用拇指指面着力，缓慢自下向上移动，用力要均匀、柔和。

（19）大腿外侧按法　受术者被按摩的一腿蜷曲，术者两膝跪压在被按摩下肢的足背上，一手轻扶被按摩下肢的膝部，另一手拇指指面着力自腘窝外侧至大腿根部按压大腿外侧。要领：指面着力按于肌缝间，用力要均匀、柔和，并沿腿缓慢而上。

（20）大腿正侧夹法　受术者下肢蜷曲，术者两膝跪于床上，两腿夹住受术者足部，两手十指交叉，夹住大腿正、侧面肌肉，由松到紧、自下而上用力。要领：夹起肌肉时，不可用蛮力，以受术者能忍受为度。

（21）搂小腿法　受术者被按摩一腿蜷曲，术者双膝跪压在被按摩下肢的足面上。术者一手扶住被按摩下肢的膝部，另一手手掌搂住小腿后部肌肉并由里向外用力。要领：用全掌和指腹着力，不得用指尖，以免划伤肌肤；用力不可过度，以受术者能忍受为度。

（22）提足跟法　受术者下肢蜷曲，术者取蹲跪式，双膝固定受术者足面，两手十指交叉，以两掌夹住足跟，用力向上提，使受术者足跟离开床面。

（23）拉蹬踩压法　术者取坐式，双手握住受术者被按摩下肢的踝部，一脚蹬在被按摩下肢的腘窝部不动，另一脚自腘窝部至大腿根部依次进行踩压。

（24）提压股前肌肉法　术者一下肢跪在床上，另一下肢屈膝呈弓步。受术者将小腿伸直搭在术者屈膝弓步的膝上，术者一手握住被按摩下肢的足踝部，另一手按压受术者大腿前部的肌肉组织。

（25）屈膝、屈髋下压法　术者双膝跪在受术者被按摩下肢的一侧，被按摩下肢屈膝屈髋，使大腿靠近腹部。术者一手压住受术者膝部，另一手握住屈膝下肢的踝部，并用前臂压住小腿，利用身体前倾重量下压。

（26）弯腰双压膝法　术者直立，面向受术者，弯腰将受术者双下肢抬起，将其两脚跟抵放在自己的大腿根部，两手置于受术者双膝上用力下压。

3. 上肢部操作

（1）肩部压法　术者一手轻握受术者腕部，另一手掌根着力按压受术者肩前凹陷处。

（2）手臂内侧按压法　受术者手臂自然伸直、放松，术者一手轻握其腕部，另一手大拇指指面着力由上肢根部至腕部依次按压上肢内侧。

（3）掌心搓推法　受术者屈肘、伸腕，术者并齐两手拇指指面，然后自掌根部用力向掌心处搓推。

（4）环摇叩击掌心法　术者五指分开，与受术者五指交叉相扣，进行环绕摇腕，并向背侧扳压其手掌，然后另一手握空拳叩击掌心。

（5）前臂背屈压法　受术者前臂背屈，术者一手扶住受术者肘部，另一手拇指着力自肘部至腋后部依次按压上臂外侧。

（6）肘部屈伸压法　术者一手握住受术者掌部，另一手扶住其肘部，拇指指面着力点压肘窝，同时两手配合进行屈伸肘关节活动。

（二）侧卧位

1. 下肢部操作

（1）腿部后侧压法　受术者被按摩下肢屈膝，术者跪于受术者两下肢之间，两手拇指相对，自小腿侧面骨缝间经大腿侧后方至大腿根部，自下而上依次按压。

（2）足跟蹬压法　术者坐于受术者两下肢之间，被按摩者下肢屈膝。术者一手握住被按摩下肢的足踝部，另一手扶住另一侧下肢的小腿部，一脚抵于被按摩下肢腘窝处，另一脚足跟踩压臀部肌肉和大腿后部肌肉。

2. 背部操作

（1）揉颈项部法　术者跪于受术者背后，一手扶在受术者肩部，另一手拇指及其余四指揉捏颈项部肌肉。

（2）顶揉背部法　术者跪于受术者背后，一膝自上而下顶揉背部，顶压完毕后，术者用手掌揉摩放松背部。

（3）侧摇髋法　术者跪于受术者背后，一手扶住其肩，一膝顶住其腰骶部，另一手扶住其被按摩下肢腘窝处将腿抬起，摇转屈曲大腿，活动髋关节。

3. 上肢部操作（拉臂法）　术者立于受术者背后，一脚踩踏其髋部，双手握住其卧侧手指，向上牵拉。

（三）俯卧位

1. 压腰法　术者蹲跪于受术者臀部上方，双手掌根相对，从腰部正中开始用力按压并向两侧分推，往返数次。

2. 牵拉脚踩压法（单侧）　术者立于受术者一侧，一手牵拉其一侧手腕，另一手握住同侧脚踝，用脚掌踩压其背部肌肉。

3. 牵拉脚踩法（双侧）　术者立于受术者两下肢之间，双手握住其双踝部，将下肢拉起，用单脚掌自上而下依次踩压受术者背腰部。

4. 后伸坐扳腰法　受术者两膝屈曲，两脚掌并拢，两手十指交叉置于脑后，术者坐于其两脚掌上，双脚置其体侧，两手握住其两肘，重心后移，使其腰部后伸。

5. 后伸扳腰法　受术者两下肢伸直呈"八"字形，术者两脚踩在其臀根部，两手握住其两腕，受术者双手反手握住术者两腕，然后术者身体重心后移，使受术者腰部大幅度后伸。

6. 顶压小腿法　术者背向坐于受术者腰骶部，两手扶其两踝，使其两小腿直立，然后以双膝自上而下顶压小腿后部肌肉。

7. 倒提腿后伸腰法　术者背向受术者直立，双手扶住其双膝部，使其双腿后伸，被倒提的双下肢置于术者两侧肋部，使腰后伸。

8. 提腿敲击法　术者背向受术者直立，屈腰，一手托起其膝部，另一手握空拳依次自膝部外侧叩击至大腿根部外侧。

（四）其他体位

1. 反向背法　受术者仰卧，术者取跪位，抬起其两下肢和腰臀部，以两膝抵于其腰部，两手扶其双膝两侧，缓慢将身体后仰使自身重心后移，带动受术者由倒立式变成仰卧腰后伸式；受术者两脚自然分开置于术者头部两侧，同时，术者两手自然握其两手，两膝顶住其腰部，形成一个稳定的弓形。

2. 同向背法　受术者取坐位，两手交叉置于头后，术者取蹲位，两膝抵住受术者腰部，两手从其腋下穿过，握住其同侧腕部。术者重心后移，臀部着床，然后缓慢后倒至整个肩背着床，从而带动受术者屈膝仰卧后伸腰部。术者将手从受术者臂弯撤出，扶住受术者后头部，并用双膝顶住受术者腰部。

3. 腰前屈牵拉法　受术者仰卧，两下肢屈曲交叉，术者面向受术者而坐，以双脚跟抵住受术者两侧臀根部，双手交叉拉其双手。术者重心缓慢后移，带动受术者被动前屈弯腰并直立坐起，俗称"划小船"。

4. 坐位斜扳腰法　受术者取坐位，双腿盘曲，两手十指交叉抱住后头部，术者单腿跪其背后，另一腿呈弓步跨于其身前，一手自对侧腋下穿过握住其腕部，另一手扶持其同侧肩部，两手配合向一侧用力使其腰部斜向扳动，听到"咔嚓"声响立即停止。

5. 倒拉踩背法　受术者取坐位，两手后伸，术者坐于其后，互相握住对方手腕，以一足抵住受术者腰骶部，另一足掌踩压其背部至腰部。

（五）头部

受术者仰卧位，术者坐于其头侧。

1. 眶下点压法　术者两手拇指指面自受术者眶内缘开始，依次沿眼眶下缘经眉梢点压至太阳穴处。

2. 轮推印堂法　术者两手拇指指面交替自受术者两眉心起，推抹至前发际处。

3. 分抹额头法　术者两手拇指指面自受术者额部正中分别向两侧太阳穴推抹。

4. 搓擦鼻法　术者以食、中指轻夹受术者鼻部，上下反复搓擦。

5. 唇周推抹法　术者两拇指指面自受术者人中穴起，沿唇周环口推抹至唇下部。

6. 搓耳揉面法　术者两手拇、食指搓捻受术者整个耳郭，然后以两手食、中指夹住其双耳郭，做上下搓擦两耳动作，最后以两手掌根置于两侧颧骨部，两掌着力回旋揉搓面部。

7. 头部按压法　术者两手拇指指面并拢，沿受术者头前正中线自发际处向后按压至百会穴，再沿前正中线两侧发际向后按压至耳尖上方。

8. 头部叩打法　术者两手合掌，手指张开呈扇形，用小指和无名指尺侧由左到右、由上到下叩打受术者头部。

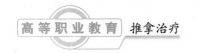
项目二 日式保健按摩

日式保健按摩受中国古代针灸、按摩医术影响很大，至今已演变为具有日本特色的"指压疗法"。

日式按摩手法细腻，节奏感强，特别注重按压类和摩擦类手法的应用，尤其是按压类手法。按压时，不单独使用指尖，而是应用手指的指腹着力。所有的手法手臂一定要伸直，利用自身的体重，向下垂直向着肢体的中心部位施力，通过手指将力量传导到受术者身上并停留3~5秒，按压力量介于使人感到快感和微痛之间。指压的部位是某个较大的局部，而不是特定的点，与中医学某个经穴可能巧合，但不称穴位，而称指压点。按摩过程中，按摩师会均匀缓慢地增加力度。按摩背部时，按摩师还会跪在受术者背上用膝盖进行按摩，体现出日本风格。为了舒缓指压对身体某些部位可能造成的不适，会结合搓、揉和拍打等按摩手法。

日式按摩操作分俯卧、仰卧两种体位和头颈、肩背、腰腿、胸臂、腹部和面部6大部位，共有60余步手法，不需要用按摩床，只需在日式房间的榻榻米上进行，或者地板上放一床垫也可。日式按摩时间为45~60分钟，若需做得更细或身体某一部位有病或不舒服，可有针对性地增加手法或重复操作。

一、俯卧位

（一）头颈部操作

1. **按压百会穴** 术者中指指面，在受术者百会穴上先右后左各旋转按压7次，将五指分开，每指间隔一指宽左右，从前发际依次压至后发际，反复3次。

2. **按压曲鬓穴** 术者两手中指指面，向前旋转揉压受术者头部两侧曲鬓穴10次，再将食、中、无名指和小指并排，沿前发际按压至哑门穴3次。

3. **按压哑门穴至第7颈椎** 术者单手拇指指面按压受术者哑门穴7次，再自哑门穴按压至第7颈椎，由上而下反复5次。

4. **按压风池穴至第7颈椎侧** 术者单手拇指和食、中指指面相合，揉按受术者两侧风池穴10次，再沿颈椎两侧向第7颈椎两侧揉按，由上而下反复5次。

5. **按压翳风穴** 术者两手中指指面，在受术者翳风穴做揉动按压7次。

（二）肩背部操作

1. **按压锁骨上窝部** 术者位于受术者背后，用中指指面着力按揉受术者两锁骨上窝处7次。

2. **揉拿肩部** 术者拇指指根部放在受术者背部肩侧，其余四指放在锁骨上部，两手五指同时揉拿肩部，反复 5 次。

3. 按压肩部诸经穴　术者两手中、食指重叠，依次在受术者肩中俞、天宗、肩井、秉风、巨骨各揉按 5 次。

4. 按压脊柱两侧　术者跨坐在受术者腰部或站在其一侧床边，两手拇指指面分别按压受术者脊柱两侧的足太阳膀胱经循行内侧线，由上至下重复按压 5 次。

5. 叠掌上推脊柱　术者位于床边一侧，叠掌轻轻揉摩受术者脊柱两侧肌肉。然后掌根向上用力推按 1 次，再向下移动，由上而下逐节推按。

6. 叠掌推按背部　术者两掌重叠，放在受术者一侧背部肌肉隆起处，由第 1 胸椎至第 12 胸椎，沿左右肋骨间隙向外推按，每肋间隙分推 1 次。

7. 侧掌按揉腰部　术者侧掌沿受术者第 11 胸椎至腰骶部两侧肌肉，边揉按边移动，由上至下反复 3 次。

8. 双掌分推脊椎　术者两掌根按在受术者脊柱上，同时向两边用力推按，边移动边按压，从第 7 胸椎按压至腰骶部。

9. 双掌拉长背肌　术者一手掌放在受术者骶骨处，另一手掌放在第 1 胸椎处。同时做反方向推压，使其脊柱和肌肉拉长伸展，左右手交替，各做 3 次。

10. 按压肩胛骨中部　受术者被按摩侧上肢屈曲，术者一手放在其前面肩头固定肩部，一手用掌根揉按天宗穴，反复 5 ~ 10 次。

11. 按压肩胛骨内侧　术者沿受术者肩胛骨内上缘与脊椎外侧缘间，用一掌侧着力从上而下按压至肩胛骨内下端，反复 3 ~ 5 次；接着另一手扳起肩胛骨，使肩胛骨内侧缘出现凹陷；最后术者拇指指面沿肩胛骨内上缘揉按至肩胛骨内下缘，反复 3 ~ 5 次。

（三）腰及下肢部操作

1. 指按腰骶部　术者双手拇指指面着力于受术者两肾俞穴揉按 7 次；然后自大肠俞揉按至尾骨两侧，由上而下反复 3 ~ 5 次。

2. 掌按腰骶部　术者两掌重叠，由上至下揉按受术者腰骶部 5 ~ 7 次。

3. 双掌挤压腰骶部　术者两手五指交叉，以两掌根部着力挤压受术者腰骶部 3 次。

4. 下肢部屈曲按摩　①术者掌根着力沿受术者下肢外侧即足少阳胆经循行路线按压 5 ~ 7 次。②术者掌根着力从受术者膝部向下按压至小腿足踝部 5 ~ 7 次。

5. 下肢后面经穴按压　术者两手拇指指面着力，沿受术者两下肢后面的足太阳膀胱经依次按压承扶、殷门、委中、委阳、阴谷、承山，每穴揉按 5 ~ 7 次。

6. 按压委中穴　术者双手拇指指面着力，在受术者委中穴反复揉按 30 秒左右。

7. 按压三阴交穴　术者拇指指面着力，其余四指助力相握，在受术者三阴交穴处反复揉按 30 秒左右。

8. 握拳按压足底　术者拳面着力，在受术者足底部自足跟按压至足尖 3 ~ 5 次。

9. 按压足两侧　术者拇、食和中指相合，自受术者三阴交穴合力按压至足踝两侧3次。

10. 脚踩足底部　①术者双脚掌前部自受术者足尖踩踏至足跟部3次。②术者站于床上，用足跟自受术者足跟踩踏至足尖部3次。③术者一脚固定受术者一只脚底，另一脚踩其足跟部，并来回搓搓数次。

11. 旋转踝与膝关节　术者一手握住受术者足底脚掌部，另一手置于膝后并屈曲膝关节，向外、向内回旋踝、膝关节各7次。

12. 小腿完全屈曲按压　术者一手握住受术者脚掌，另一手置于腘窝处，握脚之手用力将其足跟压向臀部3次，两腿交替进行。

13. 两小腿交叉屈曲按压　受术者两膝屈曲，两足尖交叉，靠拢臀部，术者握住受术者两脚掌，用力压向臀部；接着交换两脚位置，重复以上操作。

14. 分脚屈膝按压　受术者双膝并拢，两脚分开倒向大腿侧面，术者握其足掌部，用力向下按压3次。

15. 回转拉举髋关节　术者立于受术者腰骶部一侧，两手握住其膝部，做外旋、内旋各5次，左右腿分别施术1遍后，将下肢上提拉举，感到拉紧时，再用力上提1次。

16. 跪压腰背部　术者屈膝相并，以膝部着力自受术者脊椎两旁的大杼穴缓缓跪压至腰骶部的会阴穴，由上至下反复1~3次。

二、 仰卧位

（一）下肢部操作

1. 按压足趾部　术者坐于按摩床一侧，一手扶住受术者足踝部，另一手拇、食、中指自其足趾根部向足尖部逐一按压并拔伸足趾，每趾反复1~3次。

2. 按压外侧足掌部　术者一手扶住受术者足踝部，一手拇、食和中指自其足小趾和第4趾间至外踝部按压外侧足掌3次。

3. 回转运动足踝部　术者一手握住受术者足踝部，一手握住其足掌部，做踝关节回转运动，左右各5次。

4. 屈伸足踝部　术者一手握住受术者足踝部，一手握住其足掌部，做踝关节屈伸活动3~5次。

5. 按压小腿　术者立于受术者足底侧，两掌根夹住其小腿两侧，自足踝部至膝部往返按压小腿3次。

6. 按压小腿及膝部经穴　术者拇指指面着力，按压三阴交、悬钟、丰隆、足三里、阴陵泉、阳陵泉、内膝眼、外膝眼、血海、梁丘等穴位，每穴各揉按5次。

7. 揉按膝部　术者一手扶住膝上，一手拇、食指指面揉按受术者膝关节周围，然后用掌心压住膝盖，做内旋和外旋揉按各 5 次。

8. 揉按脾经、胃经　术者一手扶于受术者髂骨前，一手指面在其大腿部的脾经、胃经循行部位进行按揉，上下反复 3 次。

9. 揉压腹股沟部　术者叠掌着力于受术者腹股沟处轻轻揉压，左右各 5 次。

10. 按压下肢内侧肝经　受术者一侧膝关节屈曲，脚底贴住另一侧膝关节，术者一手固定其踝部，一手掌根按压下肢内侧肝经循行路线 3 次。

11. 按压下肢内侧肾经　接上势，术者仍用一手握住受术者足踝部，一手掌根按压下肢内侧肾经循行路线 3 ~ 5 次。

12. 调整按压髋关节　术者把受术者的脚掌靠在其大腿根部内侧，一手按压其髂前上棘，一手按压膝部，用力要缓慢柔和，不可突施暴力，反复按压 3 次。

13. 按压下肢外侧胆经　受术者膝关节屈曲，小腿直立，术者一手扶受术者膝部，一手掌从其大腿根部向膝关节方向按压下肢外侧胆经循行路线 3 次。

14. 回转膝部运动　受术者两膝屈曲，术者双手扶住其膝部，使两膝靠近前胸，做膝部回转运动，左右各 5 次。

15. 捻拉调整足趾关节　术者左右手拇、食和中指同时捏住受术者两脚相同足趾，从小趾至姆趾逐个做捻拉，每趾做 1 ~ 3 次。

16. 振动下肢运动　术者握住受术者两足，将其两下肢抬离床面至与术者心脏同高处，做上下连续振动数十次。

17. 调整足踝部　术者两手分别握住受术者两足掌前 1/3 处，缓慢用力将足跟内翻、合拢，并使足尖内翻，反复 3 ~ 5 次。

（二）前胸及上肢部操作

1. 指压胸肌　术者食、中和无名指指腹，自受术者锁骨按压至肋胸肌沟处 5 次。

2. 指压锁骨上部　术者四指呈钩状按在受术者锁骨上部凹陷处，边按边做横向内外移动，往返施术 5 次。

3. 旋压肩部　术者一手置于受术者肩胛骨下部固定，一手放在受术者肩前部旋压，反复旋压 10 余次。

4. 抚按侧颈部　受术者脸偏向一侧，术者用小指根部抚按其侧颈部（颈动脉处），两侧交替。

5. 按压侧体部　①术者一手握住受术者肘部，一手指面按压京门穴 3 次；然后用掌根按压体侧至肩胛骨外侧 3 次；再用手指按压极泉穴 3 次。②术者一手握住受术者腕部，一手拇指指面和其余四指相合，从受术者极泉穴抓握到肘部 3 次。

6. 按压上臂经穴　①术者一手握住受术者腕部，一手拇指指面和其余四指相握，按压肩髃、臂臑、曲池、中府、侠白、消泺、尺泽、天井、小海穴，反复按压 3 次。②术者换手握住受术者腕部，另一手拇指指面从曲池、小海按压到温溜、支沟穴，反复按压3次。

7. **按压前臂经穴** 术者一手握住受术者腕部，一手指面按压其前臂的天井、支沟、外关、阳池、阳溪、阳谷、太渊、神门、孔最、尺泽、少海、大陵、内关、曲泽穴，反复按压3次。

8. **按压掌骨间隙** 术者一手扶住受术者掌侧，一手拇指指面按压各掌骨间隙3次。

9. **按压手指** 术者一手扶住受术者掌侧，一手拇、中指相合，自受术者手指根部捏至指尖部，从小指捏起，依次捏至拇指，每节捏3次，逐个手指按压1~3次。

10. **按压手掌部** 术者一手握住受术者掌侧，一手拇、食和中指相合，按压受术者整个手掌部3次，同时按压鱼际、少商、劳宫穴3~5次。

11. **回转手腕运动** 术者一手与受术者一手相互交叉相扣，另一手握住手腕，做顺时针或逆时针回转运动，顺逆各做7次。

12. **捻指拔伸** 术者一手握受术者腕部，一手拇、食指相合夹住手指，先做捻转手指动作，然后再拔伸牵拉手指，从小指依次至拇指，每指各做3次。

13. **抖动上肢运动** 术者将受术者食、中及无名指、小指分开，用两手分别握住，嘱受术者上肢伸展，做上肢的上下抖动，左右上肢各抖10余次。

（三）腹部及面部操作

1. **按推腹正中线** 术者右手指面着力于受术者鸠尾穴，左手重叠按压在右手上，随受术者呼吸边按边推至耻骨联合处，初按较轻，逐渐加重，反复7次。

2. **轮状掌压腹** 术者两手重叠呈碗状，掌压受术者腹部，用力顺序是两手的掌根、左手的小指侧、两手的四指、右手的小指侧，如此旋转按压全腹50~100次，左右方向交替进行。

3. **按压前头部** 术者两手拇指或中指指面按压受术者攒竹、迎香、太阳、四白、睛明、人中、下关、听宫各5次。

4. **按压眼窝周边** 术者两手中指指面按压受术者眼窝周边的攒竹、丝竹空各5次。

5. **按压上颌部** 术者两手中指指面按压上颌部的迎香、下关各5次。

6. **按压口唇周围** 术者双手中指指面按压受术者口唇周围的人中、地仓各5次。

7. **按压耳部周围** 术者两手中指或拇指指面按压受术者耳周围听宫、耳门各5次。

项目三　港式保健按摩

港式保健按摩是在我国南方沿海地区澡堂搓背、掏耳等卫生保健方法的基础上，吸取西方的推油手法，结合我国独有的踩跷疗法形成的一种保健按摩方法。

港式按摩是在中式按摩的基础上演化而成，它更讲究舒适感，其手法简单实用，轻柔舒适，施术过程很容易使受术者昏昏欲睡，彻底松弛紧绷的神经。

所谓推油是指按摩师将精油涂抹于相应部位，双手顺着淋巴循环的方向进行按摩，其按摩产生的与体温相近的温度可以促进各类精油很快渗透进入身体并作用于身体的经络、穴位和局部组织，帮助改善血液循环、增强细胞再生、排出体内毒素，还可以使皮肤得到护理，避免皮肤干燥和瘙痒。推油是一种正规、有效、健康的保健活动，它和其他类保健一样对身体有利，甚至有很多其他保健方法所不具备的保健功效。

一、 推油法

以背腰部为例。

1. 涂抹精油　受术者裸露背腰部俯卧在床上，术者站其旁边，以双手将精油均匀地自腰部向背部涂擦。涂抹时，油要适量。

2. 推摩　以双手掌面均匀柔和地推摩受术者背部。手法要轻柔、缓和、灵活，动作协调。

二、 港式全身保健按摩操作顺序和方法

（一）俯卧位操作

1. 起式　时间为 1~2 分钟。受术者俯卧于按摩床，头面部放入呼吸孔，两侧上肢分别置于按摩床两侧。

（1）肩臀反向分推法　术者两手掌面从受术者背腰部正中起，反向分推至一侧肩部及对侧臀部。

（2）压足、骶法　术者一手抵压住受术者骶骨，一手按压住受术者一侧足跟（脚尖朝内，足跟朝外）用力下压。

（3）双掌叠压上背法　术者站于受术者头部正前方，双掌叠成"X"形按压其上背部，用力后随即放松弹起。

2. 颈肩部操作　时间为 2~3 分钟。

（1）上背部定位指压法　术者以双手拇指指腹，自肩胛骨下角平行于脊椎处，依次沿着胸椎双侧与肩胛骨内侧缘之间上下相距约一个肋间隙按压，最后双拇指压至肩胛骨上角与椎骨之间隙处。

（2）点压肩三角法　双手拇指指腹依次指压肩部三点，即锁骨、肩胛骨和颈项根部所围成的锁骨上方的三角形凹陷的三个顶点。

（3）按颈后三点法　术者双手拇指指腹自上而下按压受术者侧颈部三点，即项韧带交斜方肌点与项韧带入发际点连结的起、中、终点。左右侧相同，分别按压。

3. 后头部操作　时间为 3~4 分钟。

（1）按压后发际一线三点法　术者两手拇指并拢，按压受术者后发际中点，即枕外隆凸下凹陷处及枕外隆突与乳突连线中点下方凹陷处。

（2）指压头后正中线法　术者两手拇指并拢，从受术者枕外隆突上方开始依次按压至头顶处，每个按压点相距 1 寸左右。

（3）指压双侧线法　术者两手拇指自受术者头后正中线外 2 寸的地方，从下而上沿后发际依次按压至耳尖上部，每个按压点相距 1 寸左右。

（4）十指耕梳法　术者以两手十指的伸屈动作，类似于耕种或梳头样，擦搓受术者头后部皮层及头发。

（5）悬发刺骨法　术者以两手十指抓住受术者头后部头发，迅速向上提拉，并瞬间松开，一拉一松，自下而上依次进行。

（6）头部叩击法　术者将两手小指与无名指交叉握好，合拢两手的中、食指，指间分开，在双手拇指叠压的配合下，沿受术者头后部正中线和旁侧线叩击。

4. 肩胛及上肢部操作　时间为 5~6 分钟。

（1）压肩胛骨缝法　把受术者的一侧手臂后背在腰部，将自己靠近床尾的一侧腿屈膝抬至床上，抵住后背手臂的肘部，两手拇指压肩胛骨内侧缘与脊柱之间隙，取正中点两拇指合压，取两侧点分压。

（2）点按冈下窝法　让受术者恢复原位，术者以拇指点压受术者肩胛冈冈下窝。

（3）揉按肩胛法　术者整个手掌以掌根着力，揉按受术者肩胛部，放松肩胛周边的肌肉等组织。

（4）点按上臂内侧法　术者两手拇指并拢从腋下至肘部按压受术者上臂内侧。

（5）前臂压筋法　术者面朝床尾，两手拇指从肘部至腕部依次交替按压受术者前臂屈肌肌腱。

（6）推压掌法　术者两手拇指并拢压住受术者掌根部（即大、小鱼际之间），并用力推压至掌心处。

5. 背、腰、骶部操作　时间为 6~8 分钟。

（1）压背法　术者两手虎口张开，两拇指沿受术者脊柱两侧，自肩胛骨上角平脊柱处开始，向下依次按压背部，每个按压点间距 1 寸左右。

（2）压腰法　接上法，自受术者肩胛骨下角起向下依次按压至腰部，每个按压点间距 1 寸左右。

（3）压骶法　术者两手拇指分别点压受术者髂后上棘下方凹陷处，然后两手拇指叠压骶管裂孔处。

6. 臀及下肢外侧、后侧部操作　时间为 8~10 分钟。

（1）按压"臀三角"法　术者站在受术者下肢一侧，用拇指依次按压其"臀三角"（由臀大肌下缘与髂骨翼后凹陷中三个陷窝组成）。

（2）大腿外侧按法　将被操作一侧下肢屈膝，在大腿外侧均匀取 5 个点，两手拇指并拢，自上而下依次按压。

（3）小腿外侧按压法　术者两拇指自上而下用力按压受术者小腿外侧胫、腓骨之间的骨缝。

（4）大腿后侧按压法　将受术者大腿后侧从臀横纹至腘窝处分成 4 份，术者两手拇指取每份的分界点自上而下依次按压。

（5）点揉腘窝法　术者以拇指单独点压受术者腘窝正中，并缓缓揉动。

（6）小腿后侧按压法　将受术者小腿后侧正中线平均划分为 5 个等分点，术者两手拇指相对，自上而下依次用力按压每一点。

（7）掐捏跟腱法　术者拇、食指相对用力，掐捏受术者跟腱。

（8）搓足跟法　术者两手十指交叉，夹住受术者足跟做往返搓擦运动。

（9）指压足底法　术者两手拇指自受术者足底上部正中之凹陷处向下按压至足掌心部。

（10）屈膝按压足趾法　受术者屈膝，小腿屈起与床面垂直，术者一手扶住足跟，一手拇指将受术者的足趾由小趾到大趾，依次向下按压至一定限度，可闻及"咔咔"响声。

（11）肘压足心法　受术者体位同上，术者一手扶住脚趾，一手以肘尖顶压足心。

（12）空拳捶足法　术者手握空拳，有节奏地捶击叩打受术者足掌中后部。

（13）摇踝法　受术者体位同上，术者一手扶住足跟，一手握住足趾及足背上部，由慢到快，分别沿顺、逆时针方向摇踝关节。

（14）搬弹小腿法　术者一手握住踝关节，一手由其膝内伸进，托住受术者膝部并快速向上用力托起，同时握踝关节的手臂用力下压，两手配合使受术者膝关节伸直。

（15）卧位捶、叩腰背法　术者以空拳或小指侧捶打、叩击受术者背、腰、腿的各处肌肉组织，发出捶击声或叩打声。

（二）仰卧位操作

1. 肩及上肢部操作　时间为 5~6 分钟。

（1）掌根压肩法　术者一手扶住受术者上肢前臂部，一手掌根压住受术者肩关节内侧部，借身体前倾和重心前移，将重力传给掌根。

（2）指压肩关节法　术者拇指点按受术者肩关节内侧三点凹陷处。

（3）松弛肩部法　术者一手握住受术者腕部，一手五指揉捏受术者肩关节周围肌肉组织。

（4）松弛上臂、前臂肌肉法　术者以手五指及手掌自上而下抓揉受术者上臂肱三头肌及前臂各伸肌。

（5）推抹掌心法　受术者手臂屈曲 90° 与床面垂直，术者两手拇指从受术者掌心处分别向手掌两侧做 "倒八字" 推抹。

（6）叉手摇腕法　术者一手握住受术者腕部，一手五指与受术者五指交叉相扣，并向后方压腕关节，然后摇腕部，并迅速向前牵拉。

（7）牵拉上肢法　受术者上肢举过头部，术者立于其头前方，以两手握住其手指，并向上方用力牵拉。

（8）捏揉虎口法　术者拇指点压受术者 "虎口" 处，然后捏揉。

（9）拔伸手指关节法　术者一手托腕，一手食、中两指夹住受术者的指节末端迅速向上拔伸，由拇指至小指依次操作。

（10）抖臂法　术者两手握住受术者指掌做连续的小幅度抖动，使手臂有松动感。

2. 下肢部操作　时间为 6~8 分钟。

（1）指压下肢外侧法　术者两手拇指相并，依次按压受术者大腿及小腿外侧部。大腿外侧均匀分 4 点按压，小腿外侧均匀分 5 点按压。

（2）指压大腿前部法　术者两手拇指相对，手掌分开，以两拇指按压受术者大腿前部肌肉组织，均分 4 点进行按压。

（3）揉髌骨法　术者以掌根扣住受术者髌骨，前后推移揉动。

（4）屈膝外展按压腿后侧和内侧法　受术者采取屈膝外展位，术者两手拇指从两侧伸入大腿后部，按压后侧肌群，然后双手按压大腿内侧肌群，并以单手捏拿内侧肌肉，两手拇指按压小腿内侧肌肉，双手十指交叉，一松一紧依次夹压小腿后侧肌肉。

（5）捏提足趾法　术者拇、食指捏住受术者足趾并向上提拉，从踇趾至小趾依次进行。

（6）扳筋法　术者一手掌抵住受术者足跟，五指包住足跟及跟腱部，手臂抵住前脚掌，一手按住其膝部。五指紧抓足跟，形成力扳足趾之式，以牵压下肢后部大筋。

（7）曲蹬法　术者一手扶住膝部，一手握住踝部，使受术者屈膝屈髋，然后握踝之手迅速下拉，以绷直其下肢部。

3. 头面部操作　时间为 3~4 分钟。

（1）眶下点压法　术者坐在受术者头侧，两手拇指指尖由内向外，分别点压两侧眼眶上缘的眉头、眉中和眉梢三点。

（2）眼外侧三点法　术者两手拇指分别点按受术者双侧目外三点，即太阳、眉梢和眼角梢三处。

（3）轮推印堂法　术者双手拇指交替自受术者两眉心推抹至前发际处。

（4）分抹额头法　术者两手拇指指面由受术者额部正中分别推抹至两侧太阳穴。

（5）搓擦鼻法　术者食、中两指轻夹受术者鼻部，做上下反复搓擦。

（6）鼻旁点压推抹法　术者两手拇指在受术者鼻根两侧点压，然后从鼻翼两侧呈"倒八字"推抹至鼻翼旁。

（7）唇周推抹法　术者两手拇指自受术者鼻翼旁先推抹至"人中"处，然后从"人中"处推抹至嘴角，再由嘴角推抹至唇下中央。

（8）搓擦双耳法　术者两手拇、食指搓捻受术者整个耳郭，然后双手食、中指夹住两耳根部，上下搓擦两耳及耳根。

（9）擦面法　术者两手掌根夹压受术者两侧颧骨部，两手十指轮替自面颊下方依次向上擦抹。

（10）头部按压法　术者两手拇指并拢，自受术者前发际处向上至头顶按压头部正中线，然后按压距正中线2寸平行于正中线的两侧线。每个按压点距2寸左右。

（三）结束式

时间为1~2分钟。

1. 托头起身法　术者两手前臂交叉，置于受术者头下，左手搭其右肩，右手搭其左肩，两臂用力将其头部及上半身抬起，使受术者处于坐位。

2. 拿肩整理法　受术者坐位，术者跪其身后床上，两手捏拿其肩部肌肉，并叩击、拍打两侧肩、颈及上背部。

复习思考

1. 简述泰式保健按摩的特点和要领。

2. 简述日式保健按摩的特点。

3. 何谓港式推油？

扫一扫，知答案

主要参考书目

[1] 吕选民．推拿治疗．北京：中国中医药出版社，2015

[2] 吕选民．推拿学．北京：中国中医药出版社，2006

[3] 成为品．保健按摩师（初级、中级、高级）．2版．北京：中国劳动社会保障出版社，2007

[4] 罗才贵．推拿治疗学．北京：人民卫生出版社，2004

[5] 吕选民，权觉武．中国整脊学．西安：陕西人民出版社，2004

[6] 刘智斌．临床推拿治疗学．北京：人民军医出版社，2008

[7] 于天源．推拿临床诊疗纲要．北京：人民军医出版社，2009

[8] 李先梁．实用推拿治疗．成都：四川出版集团天地出版社，2011

[9] 邵铭熙．实用推拿学．北京：人民军医出版社，1998